おいしい食事で健康に暮らす

肝臓病の人の食事

GOT、GPT値が
正常にもどるメニュー

熊田博光
池上保子
監修

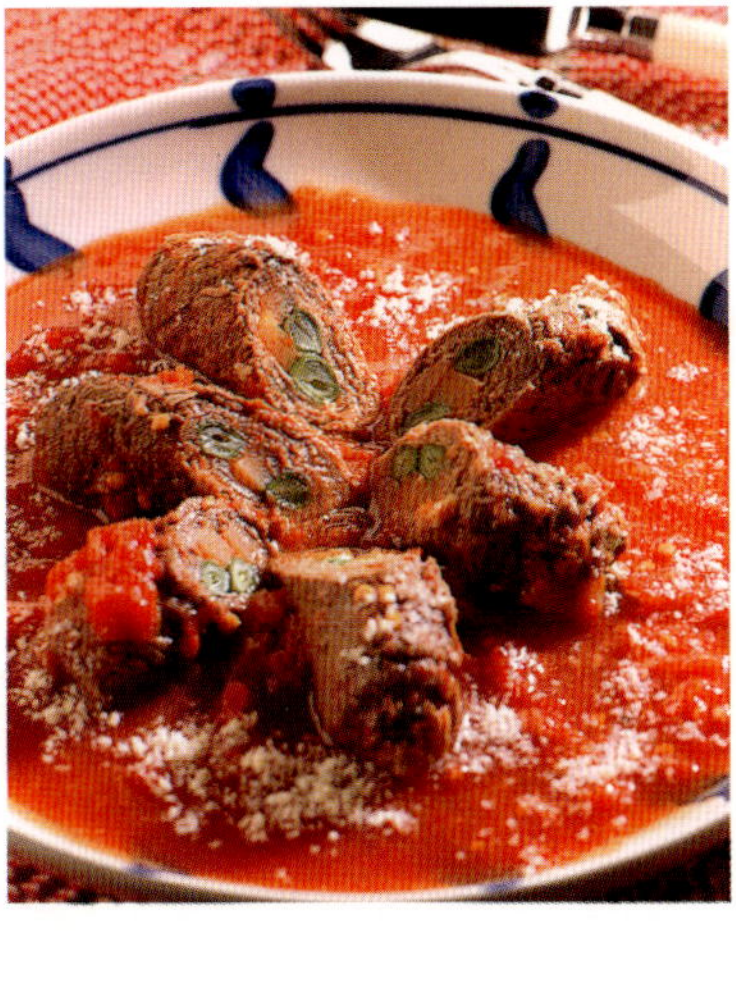

成美堂出版

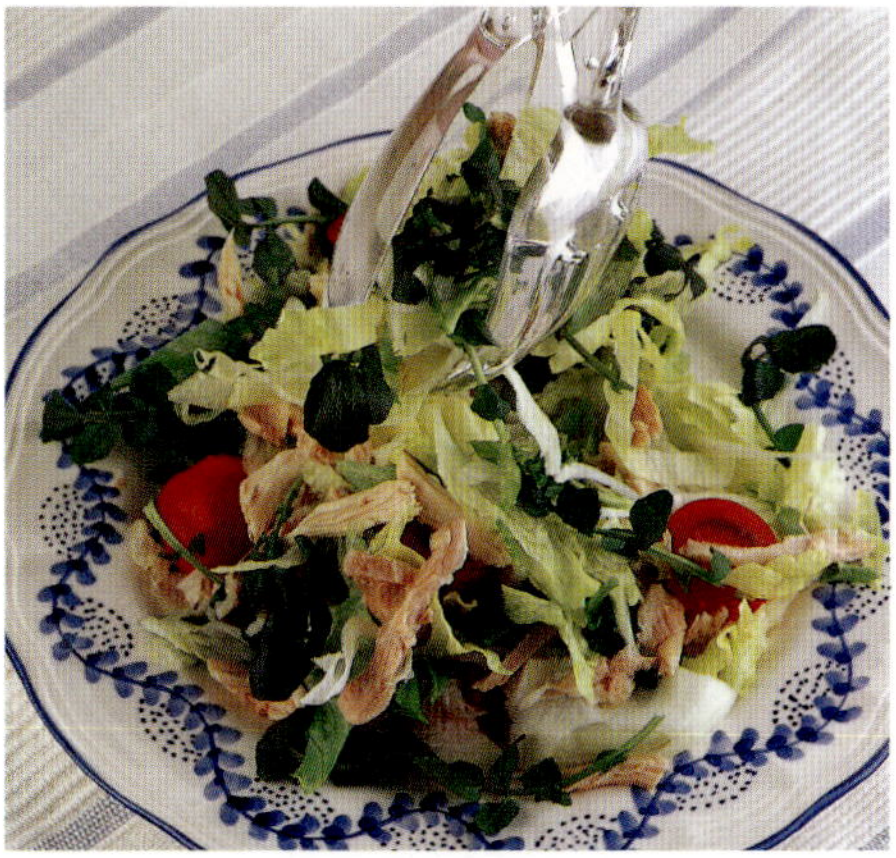

はじめに

　肝臓病の人にとって、毎日の食事からとれる栄養素は、即、肝臓の再生を促す材料になったり、肝臓の機能を高めたりする大切なものです。ところが、患者さんの多くが、「だるい」「食欲がない」などの症状を訴えるために、充分に栄養をとれるような状況ではありません。そうした現状をふまえて、この本では見た目も味も食欲を増進させ、食べた後はだるさが軽減するようなおいしいメニューをそろえました。さらに、患者さんの食べたい素材が選べるように、セットメニューではなく、主菜、副菜、小鉢・汁物それぞれの単品メニューから、食べたいものを選んで、毎日の献立作りができるように工夫しました。病状が安定している人であれば、どれを組み合わせても、しっかり治療ができるようになっています。家族みんなで食べられ、短時間でできるメニューばかりですから、作る負担も軽減されます。

　巻末には、病気の知識Q&Aを設け、肝臓の働きや仕組み、肝臓病の基礎知識、治療法についてわかりやすく解説しました。ウイルス性肝炎によって、患者が急増していますが、決して不治の病ではありません。この本を活用して、肝臓病の治療に励んでください。

もくじ

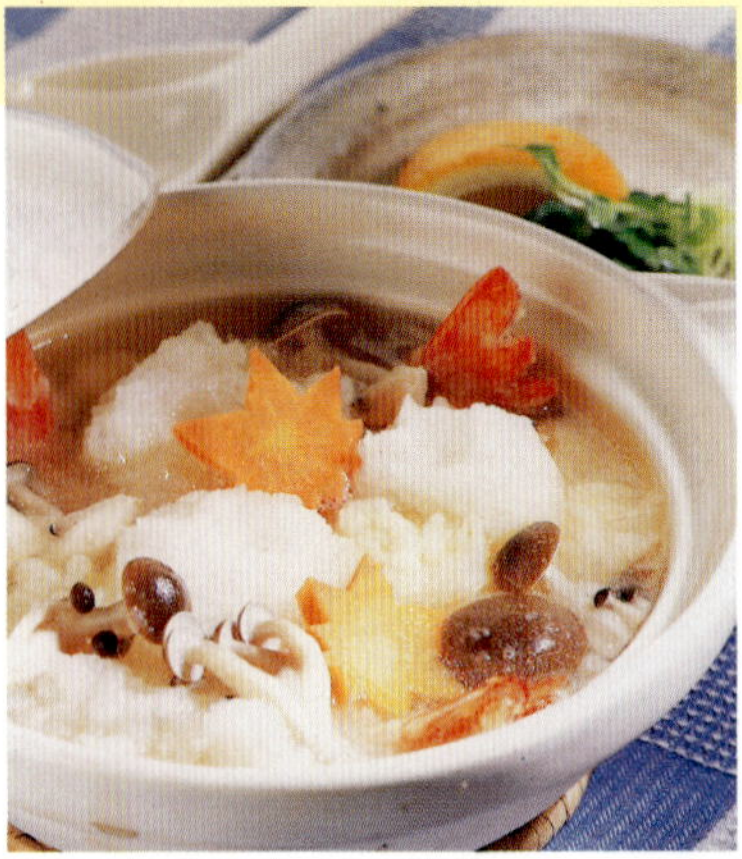

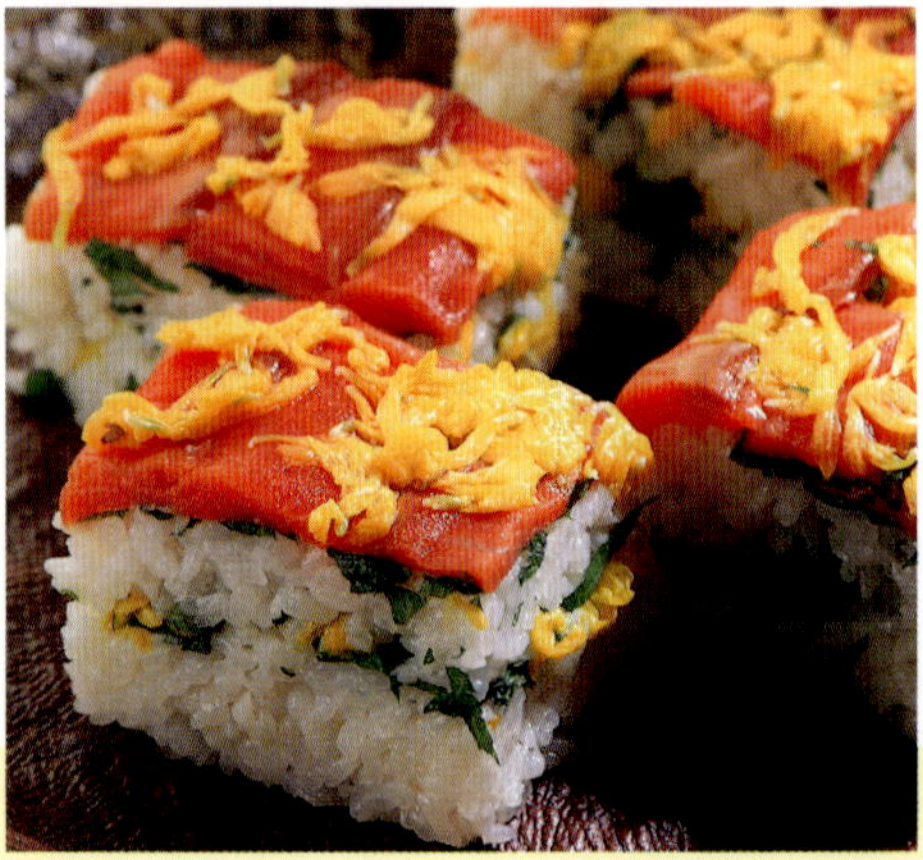

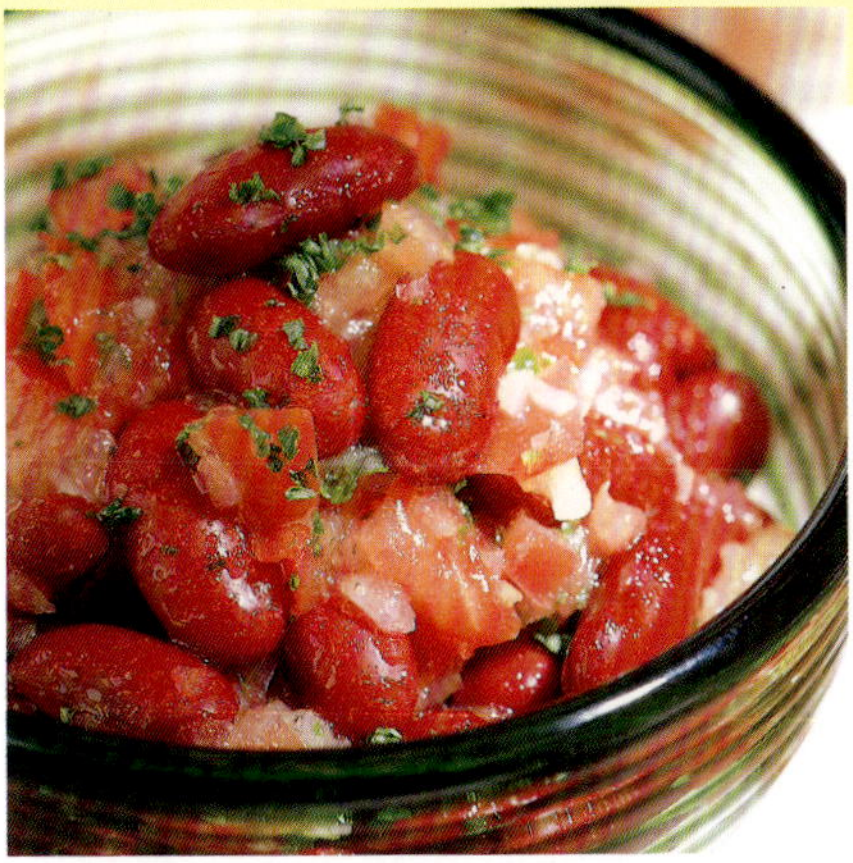

食 欲増進の一品完結メニュー

短 時間で必要な栄養素がとれる決め技メニュー

食 欲増進の手作り調味料

病 気の知識Q&A

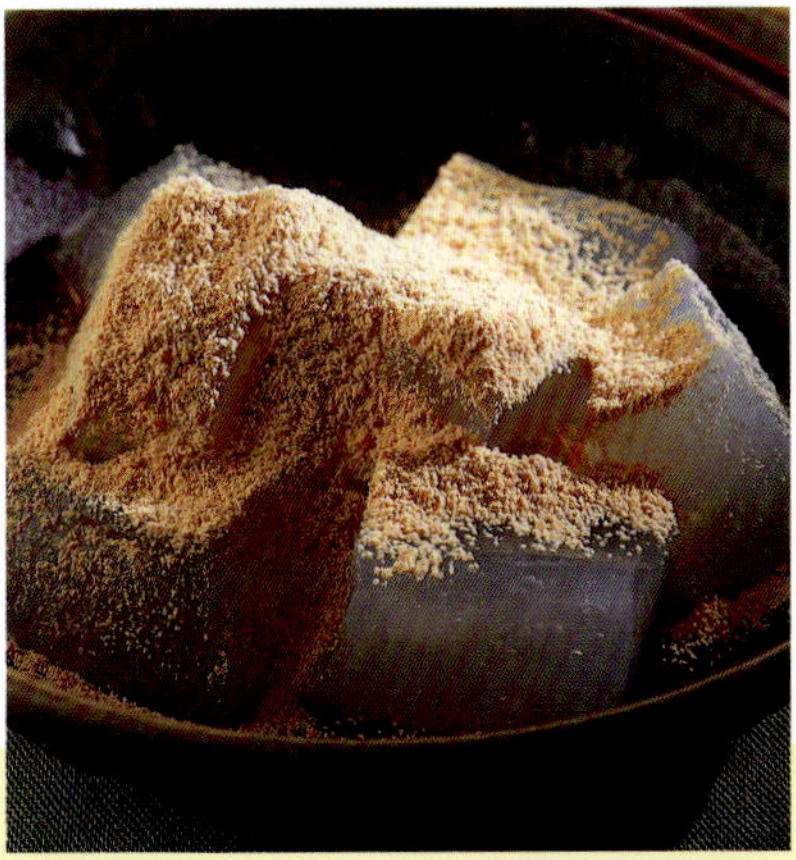

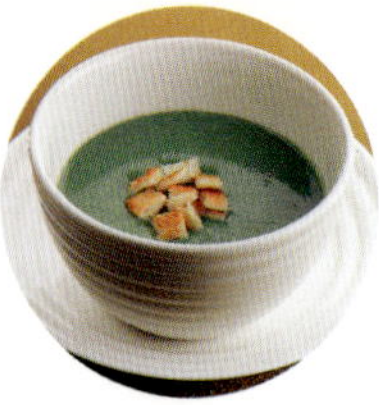

プロフィール
PROFILE

熊田博光
（くまだ　ひろみつ）

医学博士。岐阜大学医学部卒業。虎の門病院消化器科部長。日本肝臓学会評議員、日本消化器学会評議員、門脈圧亢進症学会評議員、日本内科学会指導医など。

池上保子
（いけがみ　やすこ）

管理栄養士、料理研究家。20数年間病院で各種病気の治療食の作成、栄養指導業務に携わった後独立。手軽に作れ、栄養豊かな料理を提案する料理家としてテレビ、雑誌などで活躍中。著書は60冊ほど。主な著書は『素の食卓』（ブロンズ新社）、『野菜料理早わかり事典』（三笠書房）。

デザイン●福田みよこ
料理製作●池上保子
栄養計算●池上保子　沢井君代
スタイリング●松尾恵子
編集協力●WILL
イラスト●カワキタカズヒロ
さとう久美
カメラ●向村春樹（WILL）

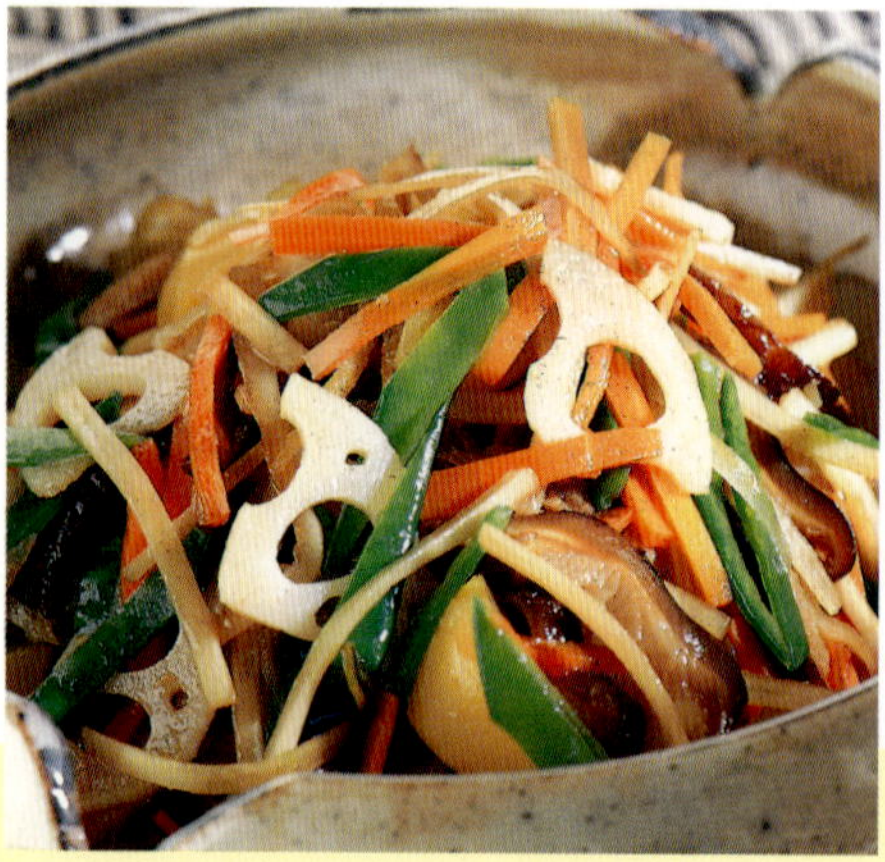

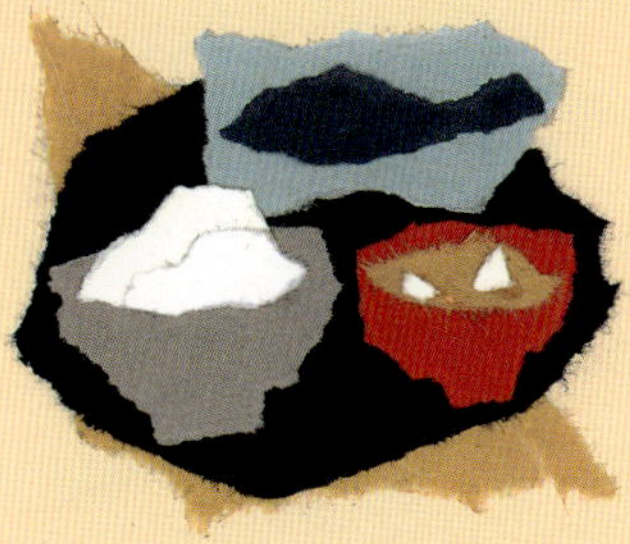

毎日の食事の基本原則

傷んだ肝臓にとって、毎日の食事は
肝臓を回復させる栄養になります。
肝臓を修復するための、
食事のルールを
完全に覚えましょう。

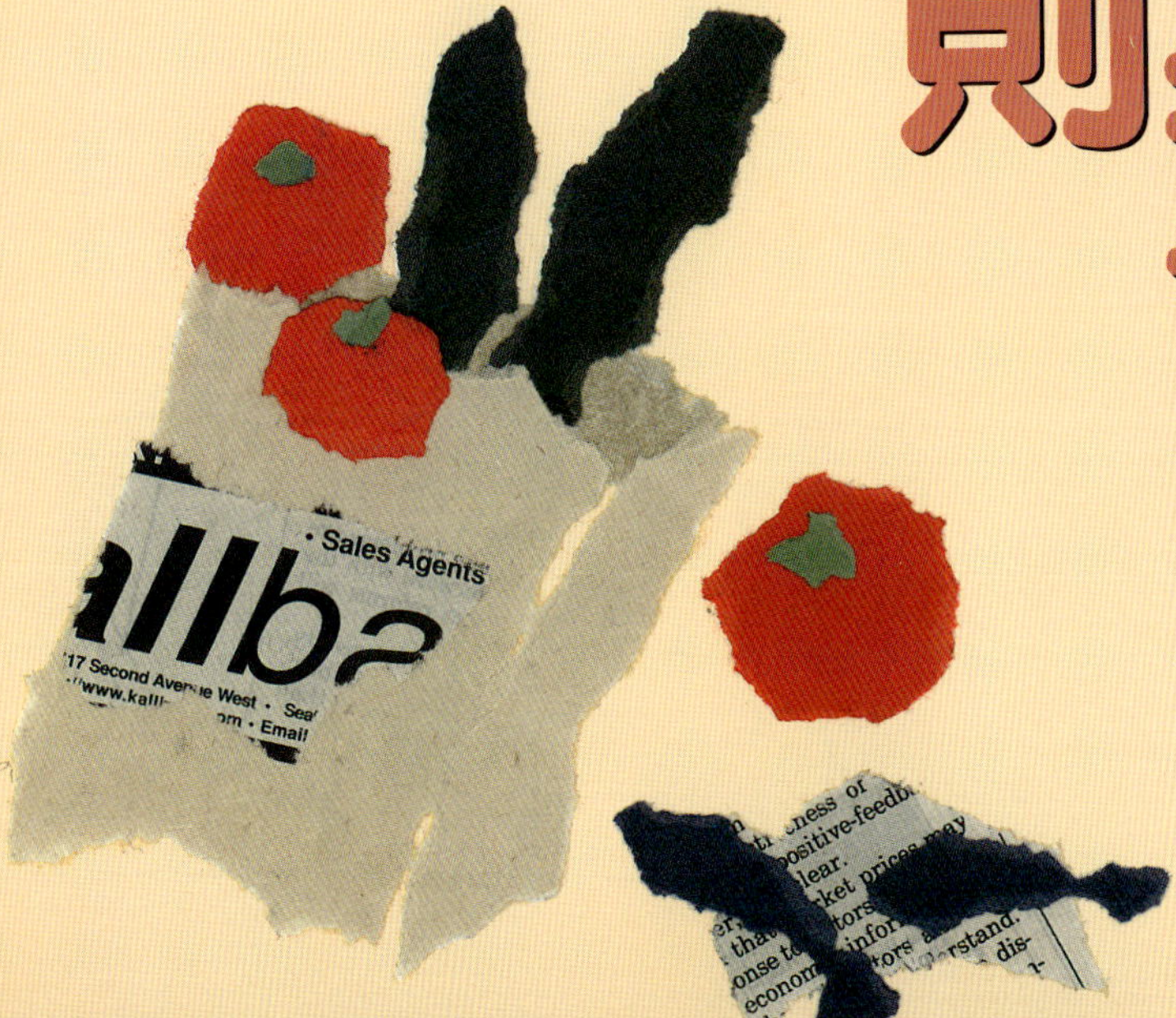

肝臓をいたわる食事していますか？

食事5原則

肝臓の細胞を破壊するか再生させるかは、毎日の食事次第。あなたの食生活は、どうでしょうか。次の5つの項目で、自分の食習慣は○か×かチェックしてみましょう（正しいかどうかは、肝臓病の食事として適切かどうかです）。

1 肉が大好きで毎日食べる

×

肝臓病の食事のポイントは、良質のタンパク質をたっぷりとること。タンパク質は肝細胞の主原料となるためです。しかし、脂肪が多い肉類から補給すると、脂肪分解のためにかえって肝臓に負担がかかります。タンパク源は豆製品や魚類、脂身の少ない赤身の肉から選ぶようにしましょう。13〜14ページで良質タンパク質がとれる食品を紹介しています。

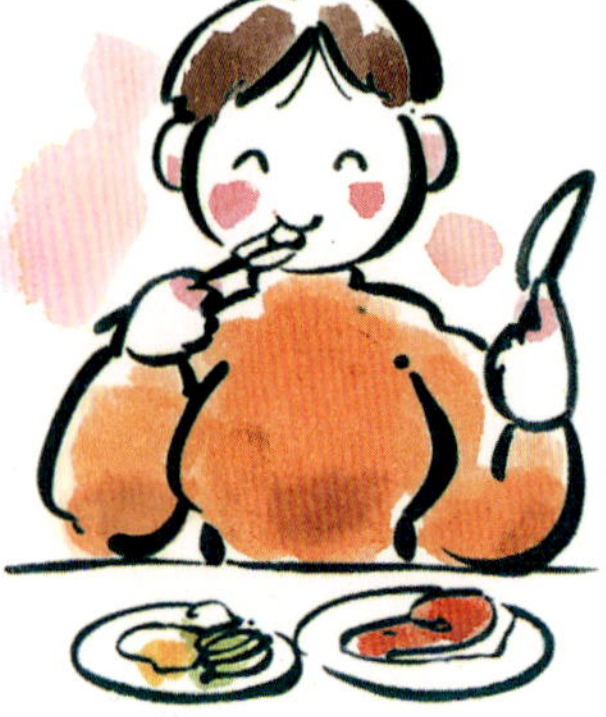

2 晩酌するので、ご飯はほとんど食べない

×

お酒は肝臓に負担をかけるのでよくないばかりか、栄養分がほとんどありません。ご飯などの主食に含まれる糖質は、分解されると肝臓のエネルギー源であるグリコーゲンに変化します。ですから糖質はしっかりとることが必要です。11ページの糖質の効果的なとり方を参考にしましょう。

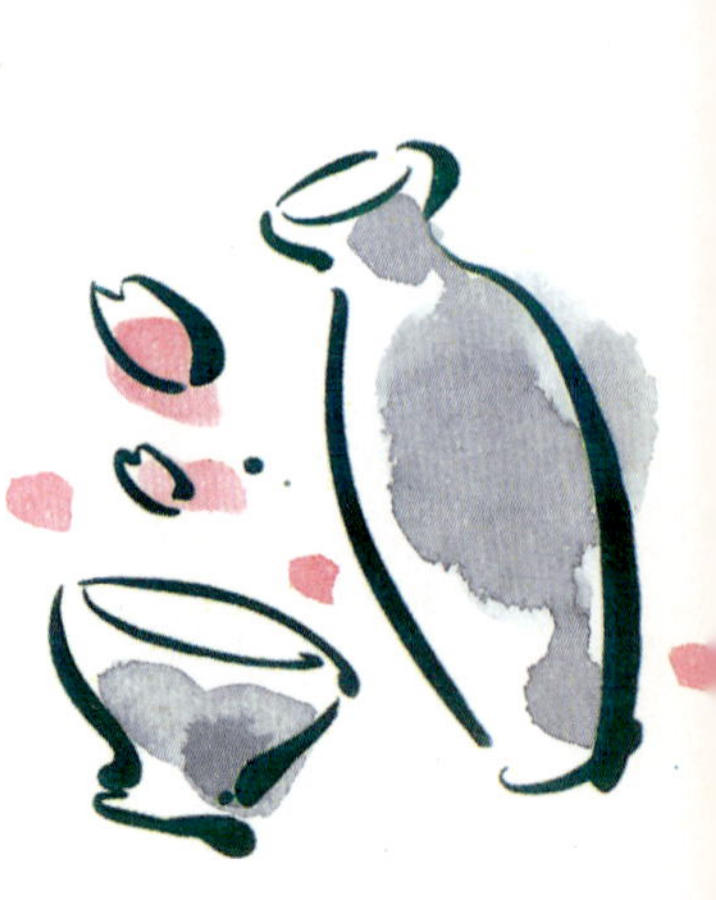

3 ○ 野菜はたっぷりとる

肝臓は、ビタミンを貯蔵したり合成したりする働きがあります。肝臓の機能が低下した状態では、健康なときよりビタミン・ミネラルが不足しがち。野菜や、海藻などを、人の2～3倍の量を意識してとるようにしましょう。ビタミン、ミネラルが豊富な素材は15～18ページで紹介しています。

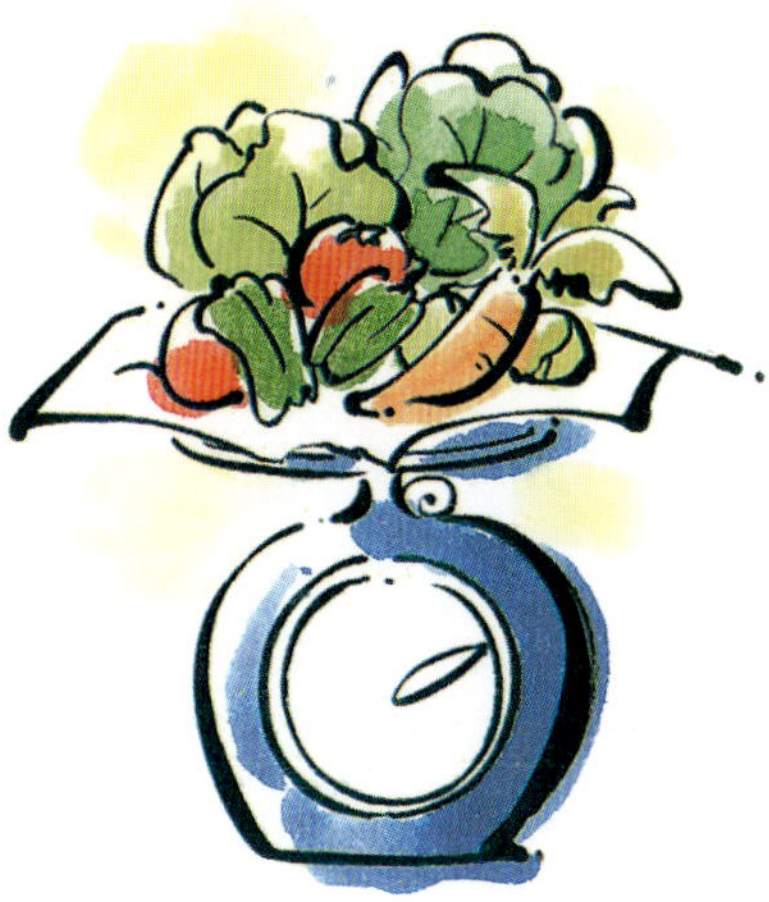

4 ○ ごぼう、れんこん、海藻はよく食べる

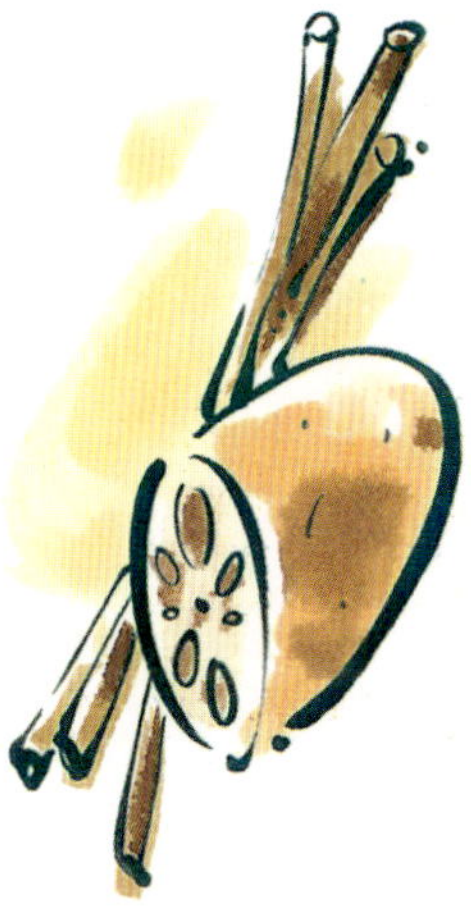

ごぼう、れんこん、海藻などには、便秘を防ぐ食物繊維がたっぷり含まれています。便秘をすると、腸内で発生したアンモニアが、血液中に吸収されます。アンモニアの毒を肝臓が分解しなければなりませんから、それだけ負担が多くなるのです。朝食は必ず食べ、その後のトイレの習慣をつける、外食はできるだけ避けることを心掛けましょう。食物繊維を含む食品は、15～18ページを参照してください。

5 ○ かきやたこ、いか、あさり、えびなどは好きでよく食べる

これらの食品にはタウリンが豊富。タウリンとはアミノ酸の一種で、コレステロールを胆汁酸に変え、胆汁の分泌を促し、肝細胞の膜の再生を促進させる作用があります。この作用が注目され、肝炎の治療薬としても利用されているほど。実際、治療効果となると食品に含まれる量では充分ではありませんが、バランスよい食事をとるためにも、意識するとよいでしょう。

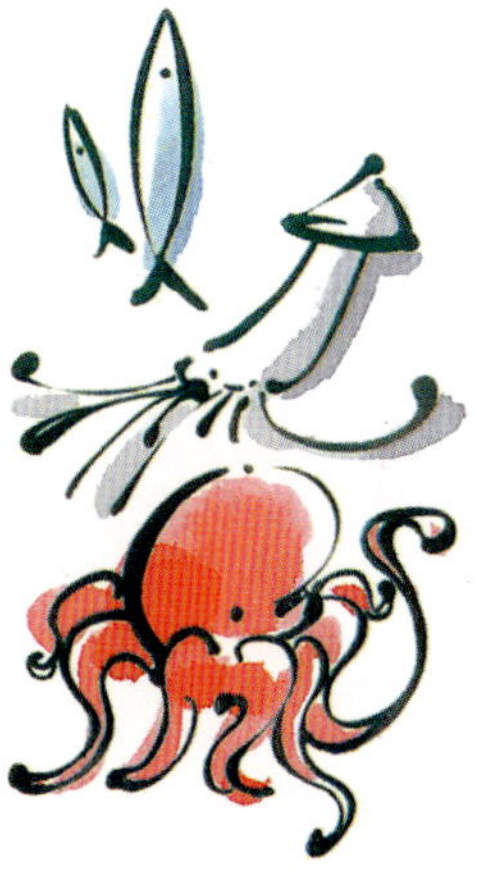

肝臓をいたわる食事のコツ 1

栄養素は信号機の赤青黄にそろえる

肝臓病の食事治療には3つの栄養素群が基本となります。傷んだ肝細胞を再生するための原料である「タンパク質」、肝臓病の人が不足しやすい「ビタミン、ミネラル」、そしてエネルギーとなる「糖質」です。

この本では、この3つの栄養素を信号機の赤、青、黄の3色に当てはめ、栄養のバランスがとれた献立作りが、簡単にできるようにしました。以下にそのコツをくわしく述べています。

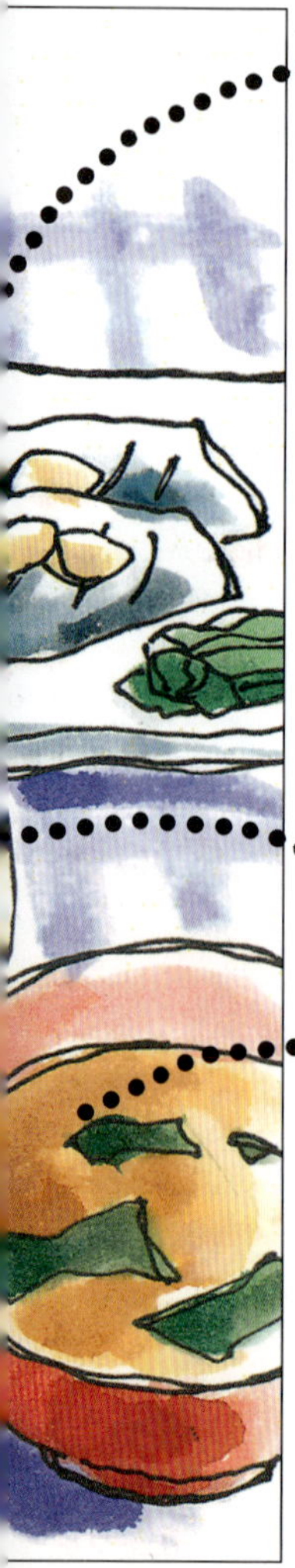

タンパク質は赤の主菜でとる

「赤」は、「タンパク質」を指します。主な食品は肉や魚、豆腐で、体の中に入ったときに血や筋肉になります。血や筋肉が赤い色をしているために、タンパク質食品は「赤」の食品に属します。

赤、青、黄の３つをバランスよくとるためには、赤の栄養素は主菜からとるのが最良の方法です。肝臓病の人の場合は肝臓の機能が低下しているので、消化吸収がよく脂肪の少ないタンパク質を選びましょう。また、朝が卵なら昼は魚、夜は肉という風に、できるだけ幅広い食品から摂取することも大事です。

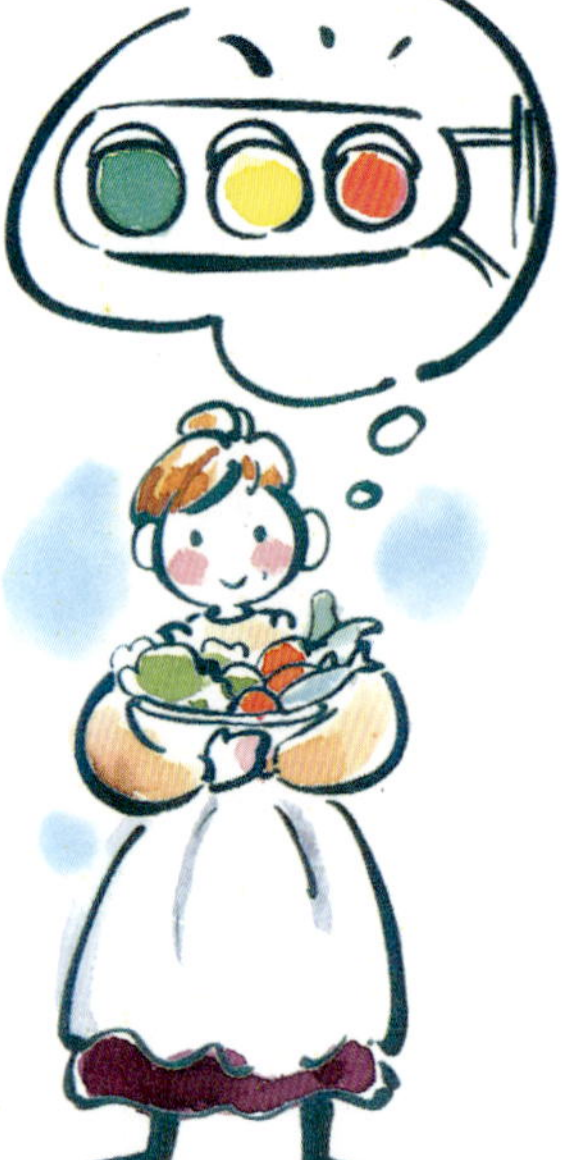

赤や青は小鉢、汁物で補充する

不足しがちな野菜、いも、大豆製品、海藻などを補います。副菜１品で１食に100ｇ以上の野菜をとるのは難しいですが、もう１品添えることで献立が充実しバランスも整います。

●肝臓病の人の摂取エネルギーの目安

病　状	総エネルギー（kcal）		タンパク質（g）	糖質（g）	（参考まで）脂肪（g）
	成人男性	成人女性			
急性肝炎	1800～2000	1500～1700	80～85	300～350	30～40
慢性肝炎、肝硬変（代償期）	2200～2300	1800～1900	90～100	300～350	40～50
脂肪肝	1200	1200	80	150	30～40

肝臓病の食事はエネルギーはやや控えめ、タンパク質は高めが基本。エネルギー量は糖質の量で調整します。

ビタミン、ミネラルは青の副菜でとる

「青」はビタミン、ミネラル。主な食品は野菜、いも、大豆製品、海藻で、体の中に入ったときに体の調子を整えます。信号機の青が「進め」や「安全」を意味することから、これらの食品は「青」の食品に属します。

全体のバランスをとり、素材の栄養素を生かすために、青の栄養は副菜でとるのが理想。肝臓病の人は、ビタミンやミネラルの貯蔵・合成能力が低下していますから、１日300ｇ、１食100ｇ以上は使うようにしましょう。味を出すために使う肉や魚介類は控えめにし、調理法や味つけは、主菜と重ならないように。

糖質は黄の主食でとる

「黄」は糖質を指します。主食となるご飯やパン、めん類に含まれ、体内でエネルギーに変化します。体をあたためる炎のような役割をし、炎の色が黄であるところから、「黄」の食品に属します。

糖質が不足するとタンパク質がエネルギー源となり、代謝の過程でアンモニアが発生、肝臓に負担がかかります。つまり、治療のためには適正な量の糖質が必要ということ。消化のよさと栄養の点では、胚芽米がおすすめ。エネルギー代謝を促進させるビタミンB_1を含みます。パンやめん類が好きな方も偏らないよう、最低でも１食はご飯にしましょう。

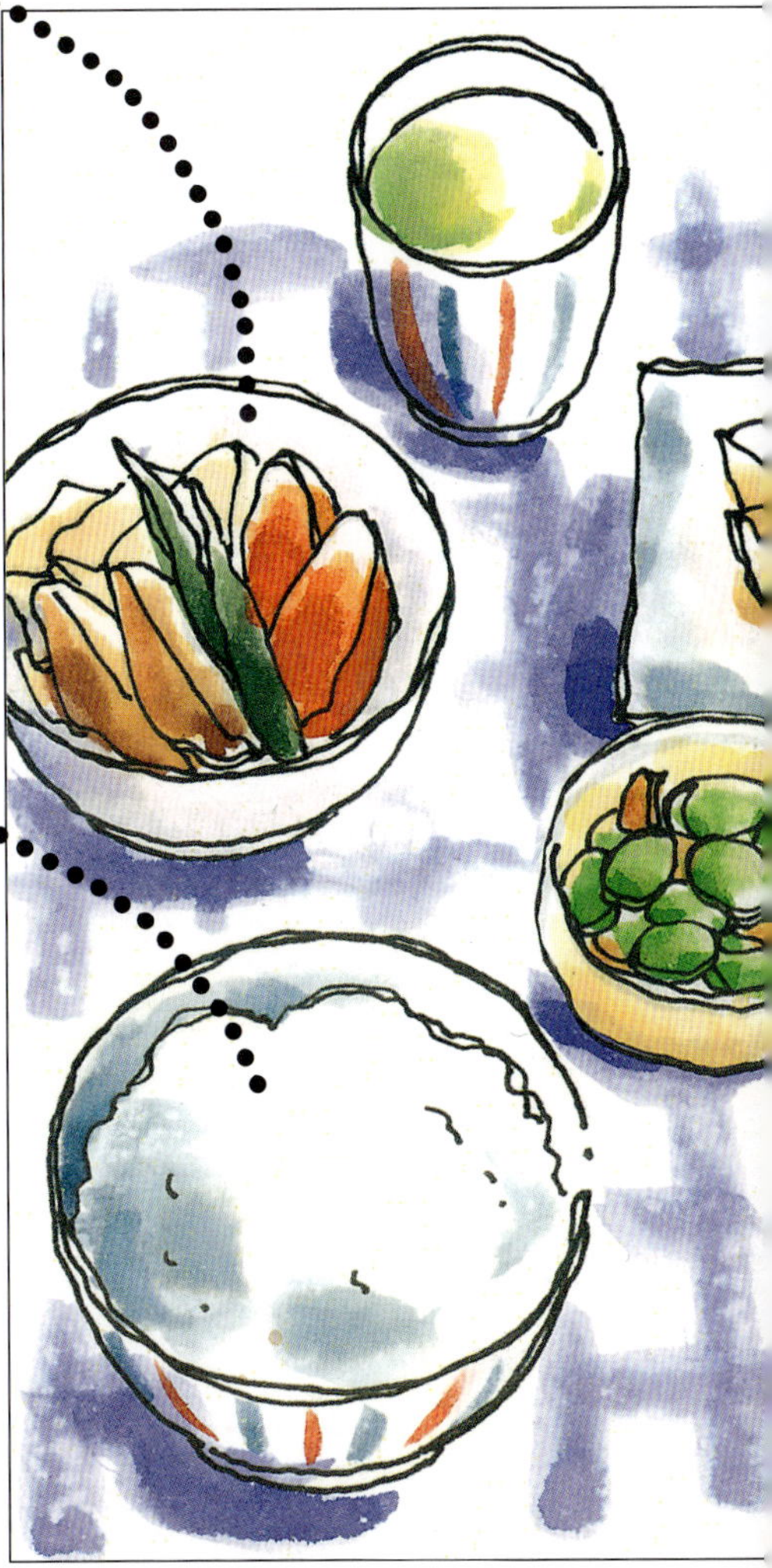

分量は赤青黄が1対1対1になるように

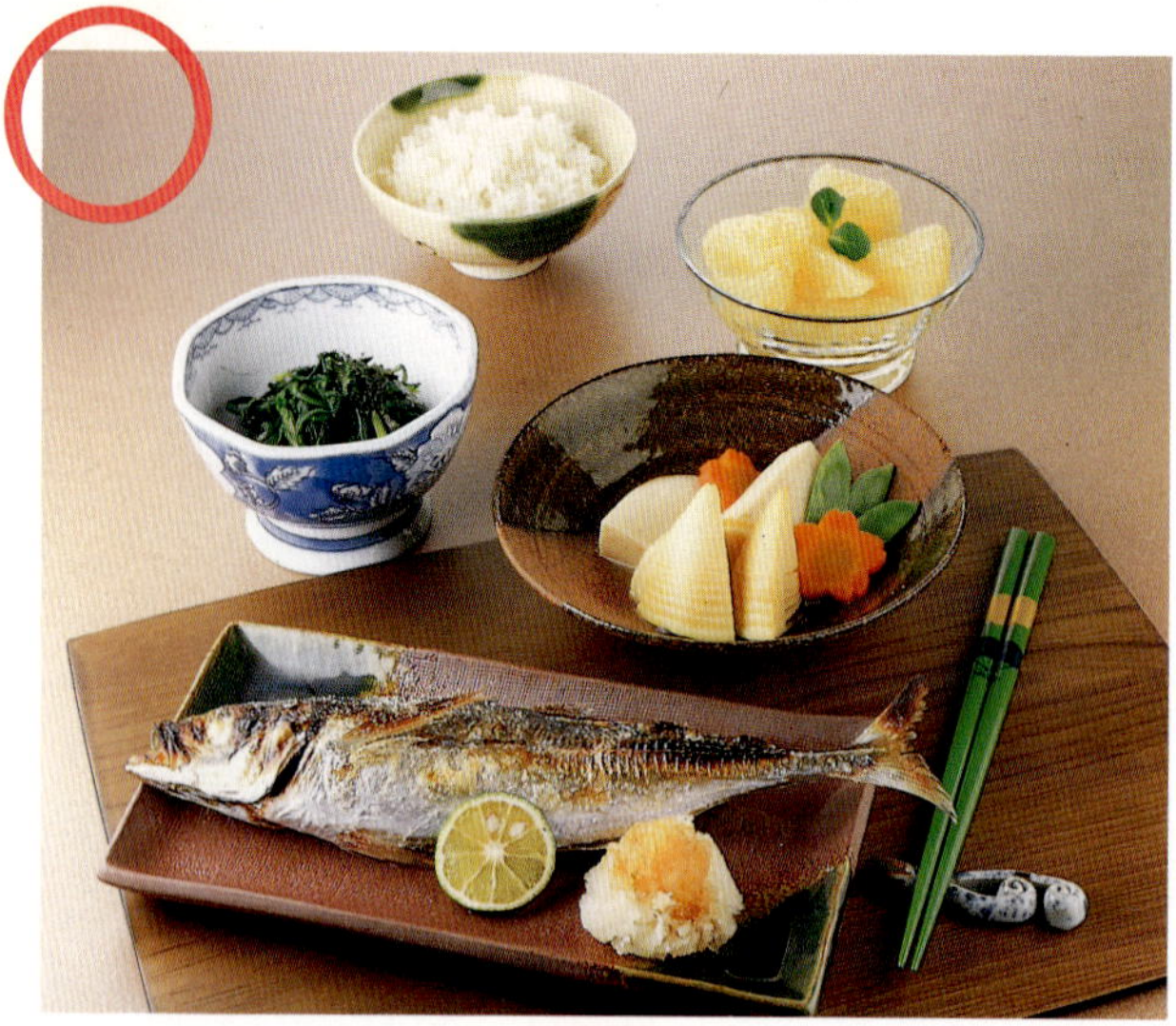

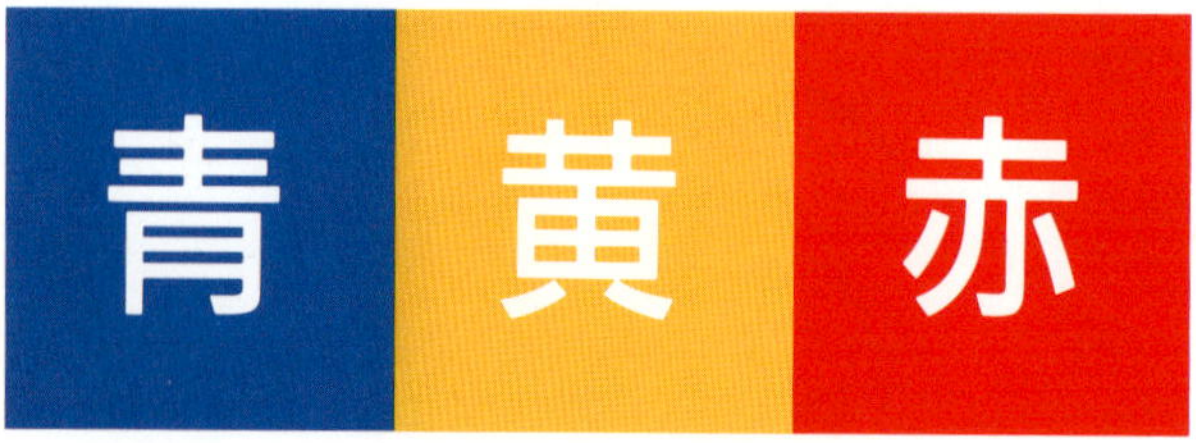

赤、青、黄ともほぼ同じ量がとれます。

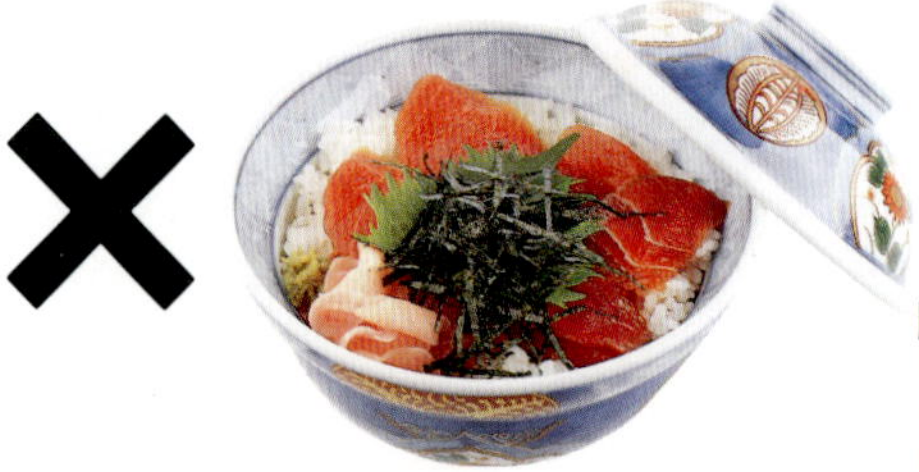

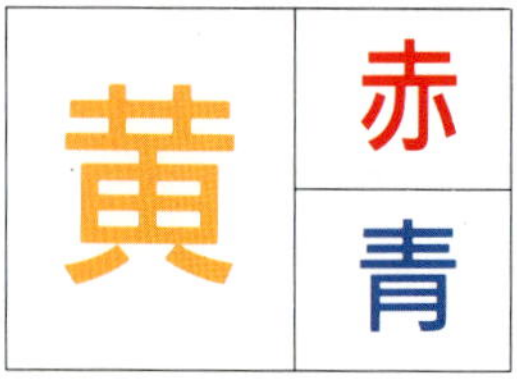

お弁当箱に詰めてみると黄がほとんどで赤と青がほんの少しだけです。

治療効果を上げるためには、3つの栄養素がそろっているだけではいけません。例えばラーメンも赤はチャーシュー、青はねぎやのり、ほうれん草、黄はめんというふうに3つの栄養素がそろっていますが、肝臓病治療の1食分としては不適切です。本来ならたっぷりとりたい青の栄養素が一番少ないですし、糖質が極端に多いからです。3つの栄養素の量は1食分をお弁当箱に当てはめて、同じぐらいになるのが理想です。

良質タンパク質がとれるおすすめ赤の素材

消化がよく、脂肪の少ないおすすめ赤の素材を厳選しました。おすすめベスト3をあげましたが、かたよらないようさまざまな食品を食べましょう。

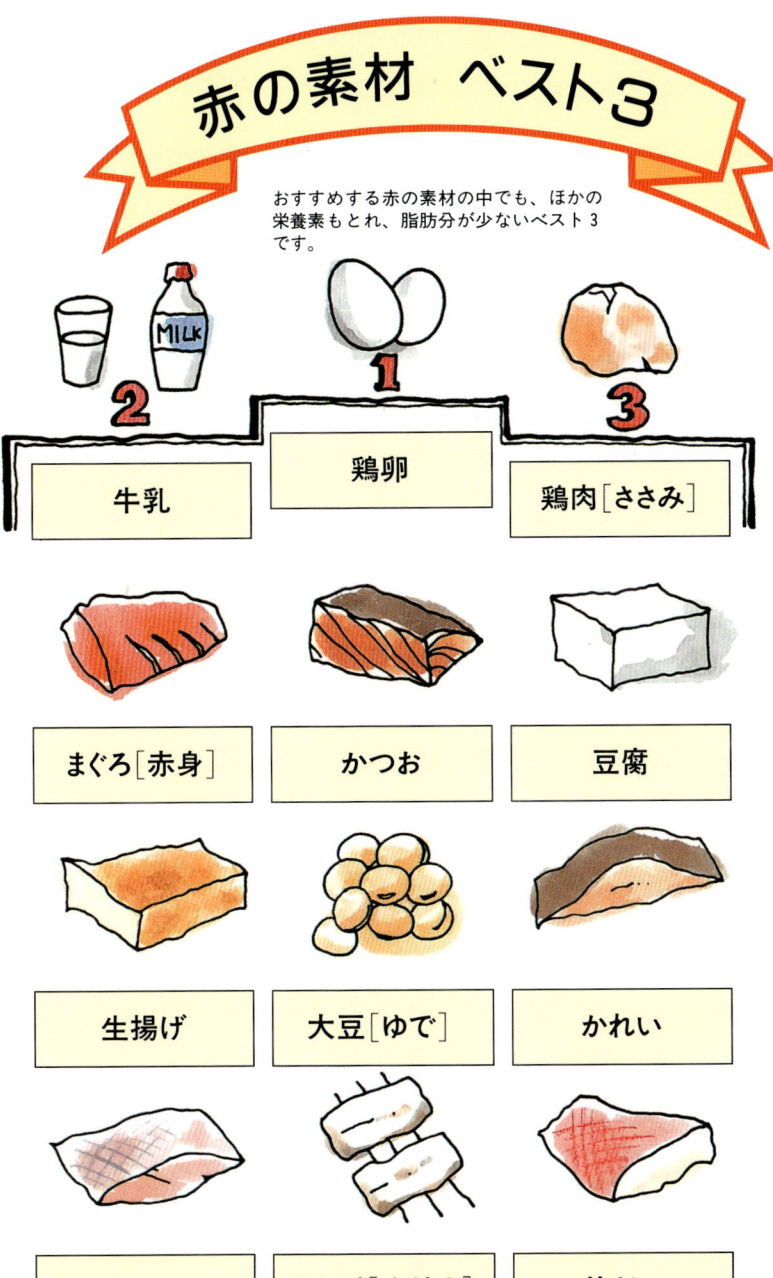

赤の素材　ベスト3

おすすめする赤の素材の中でも、ほかの栄養素もとれ、脂肪分が少ないベスト3です。

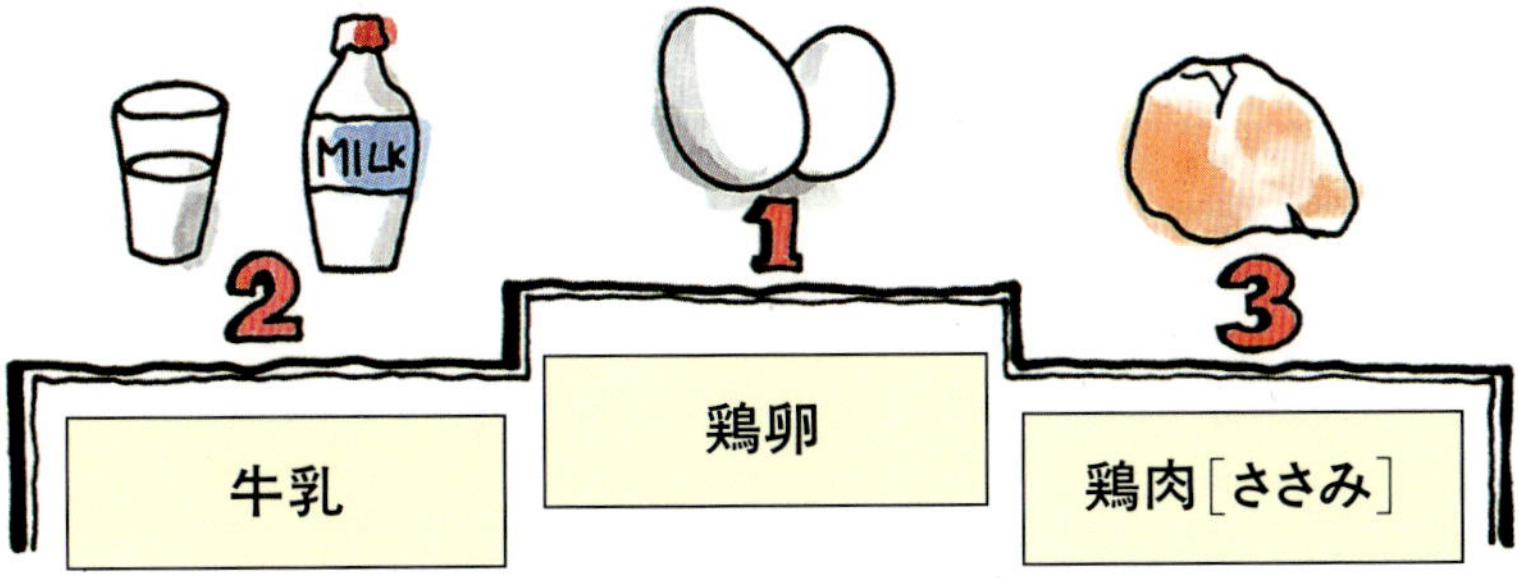

牛乳　　鶏卵　　鶏肉［ささみ］

まぐろ［赤身］　　かつお　　豆腐

生揚げ　　大豆［ゆで］　　かれい

まだい　　うなぎ［白焼き］　　甘だい

良質のタンパク質を含む その他赤の素材

あゆ

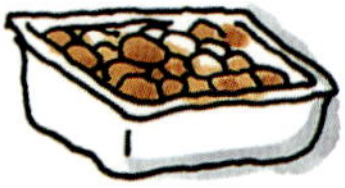
納豆

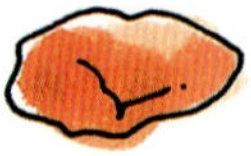
牛肉［ヒレ］

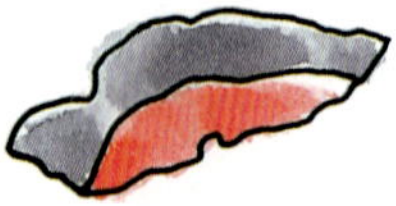
さけ

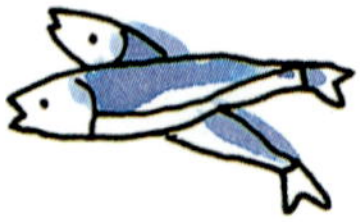
いわし

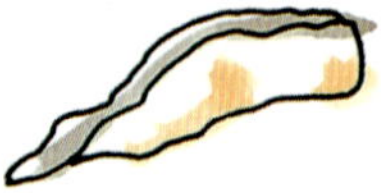
たら

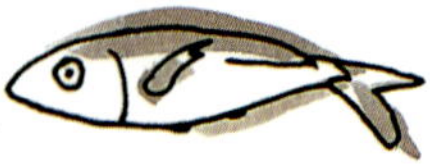
あじ

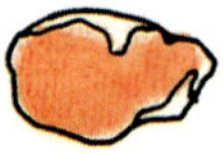
豚肉［ヒレ］

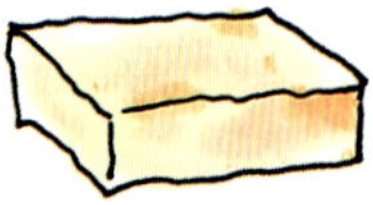
高野豆腐

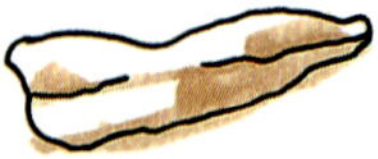
あなご

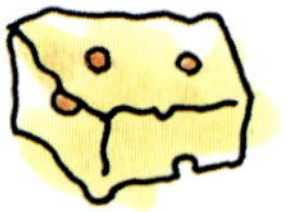
チーズ

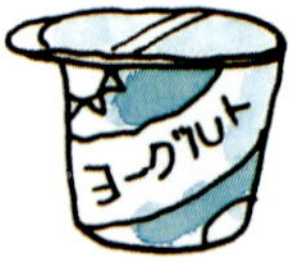

ヨーグルト

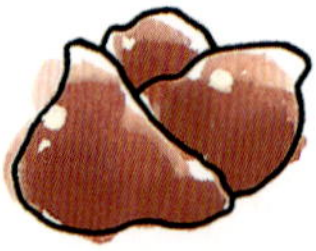
レバー［豚］

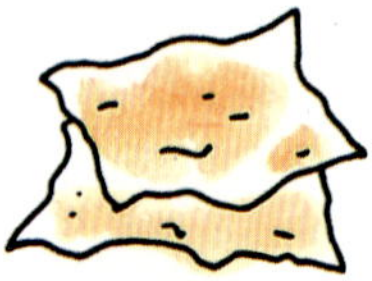
湯葉

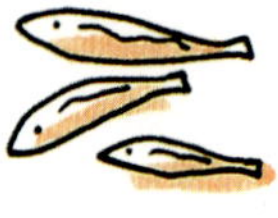
わかさぎ

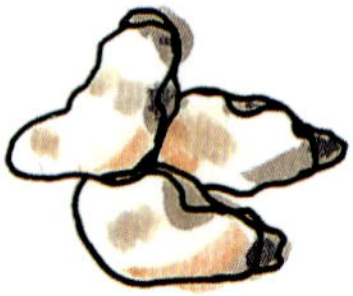
かき　タウリン

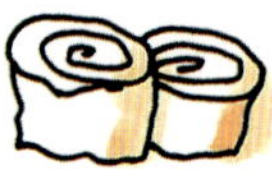
麩［焼き］

ビタミン、ミネラルがたっぷりとれる青の素材

食物繊維は１g以上とれるものを表示しました。

免疫力を高めるカロチンを含む素材

１食分の目安量（ ）内。単位はg）でとれるカロチンの量を赤の数字で表しました。単位はμgです。

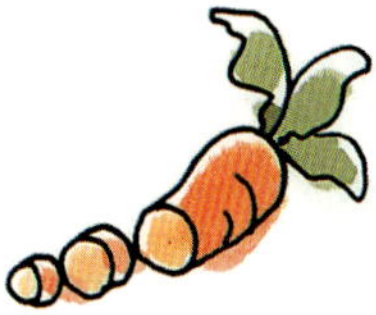

1/2本

にんじん（70）
6,370
食物繊維

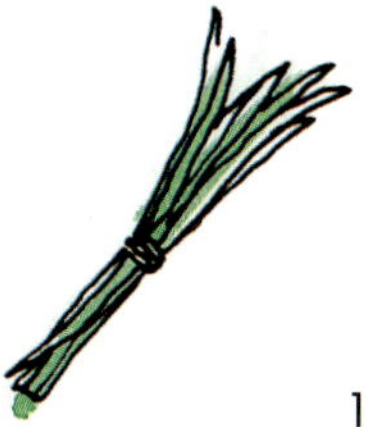

1わ

にら（70）
2,450
食物繊維

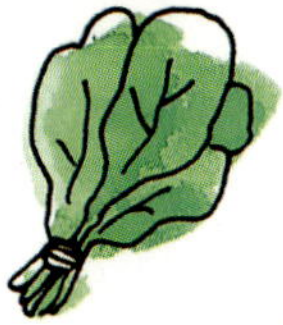

1株

こまつ菜（70）
2,170

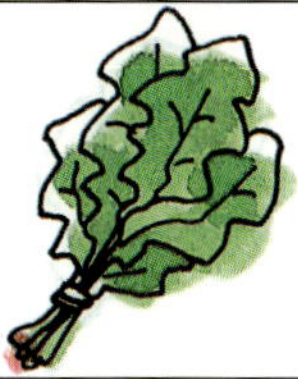

ほうれん草（70）
2,940
食物繊維

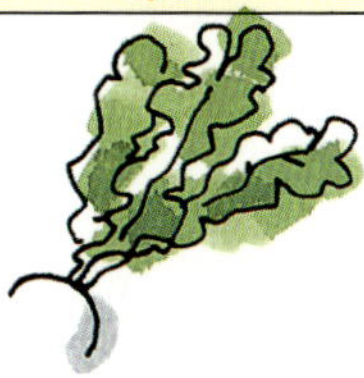

大根葉（70）
2,730
食物繊維

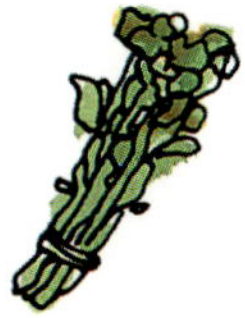

1本

菜の花（80）
1,760
食物繊維

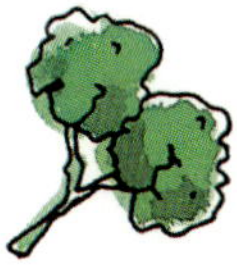

1本

パセリ（10）
740

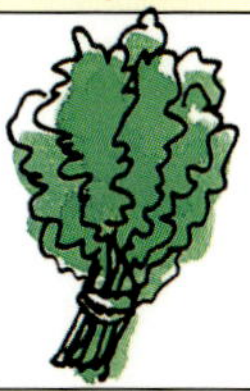

1株

しゅんぎく（50）
2,250
食物繊維

1わ

クレソン（40）
1,080
食物繊維

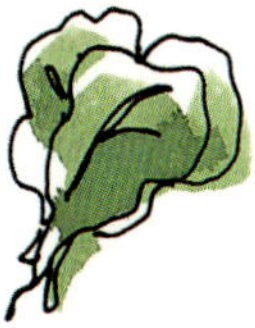

サラダ菜（70）
1,540
食物繊維

チンゲンサイ（70）
1,400

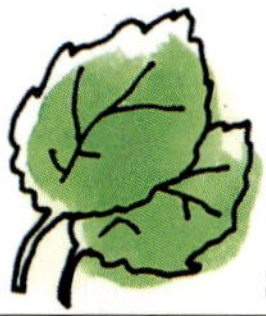

8枚

しそ（8）
880

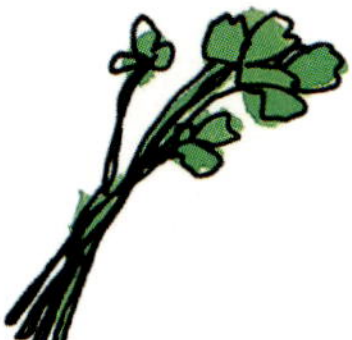

1株

根三つ葉（15）
255

グリコーゲンを増やす ビタミンB_1を含む素材

1食分の目安量〈（ ）内。単位はg〉でとれるビタミンB_1の量を赤の数字で表しました。単位は㎎です。

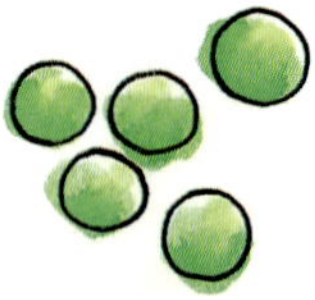

グリーンピース［ゆで］（70） 食物繊維
0.19

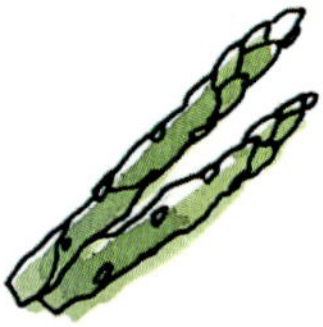

グリーン アスパラガス（70） 食物繊維
0.10

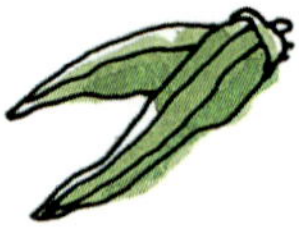

オクラ（70） 食物繊維
0.06

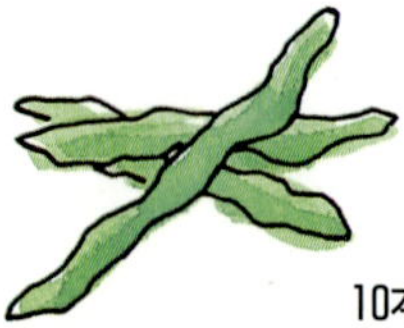

10本

さやいんげん（65） 食物繊維
0.04

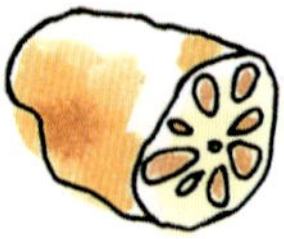

れんこん（90） 食物繊維
0.09

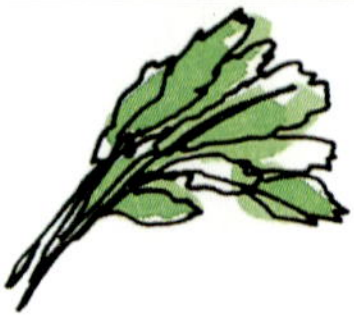

あしたば（70） 食物繊維
0.07

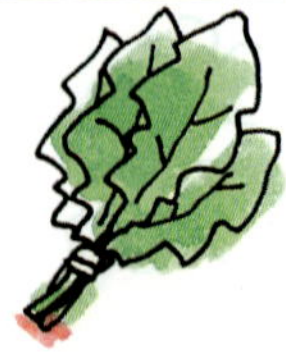

ほうれん草（70） 食物繊維
0.08

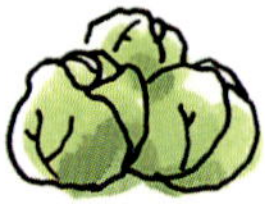

4個

芽キャベツ（60）
0.11

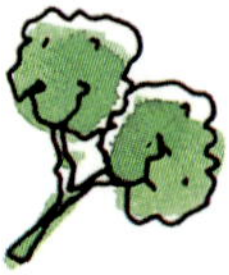

1本

パセリ（10）
0.01

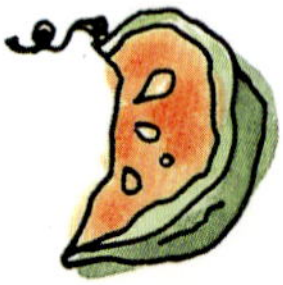

かぼちゃ（70）
0.05

まだある！肝臓によいビタミン

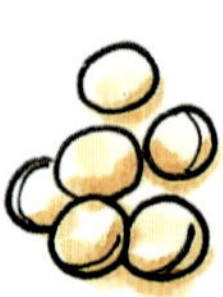

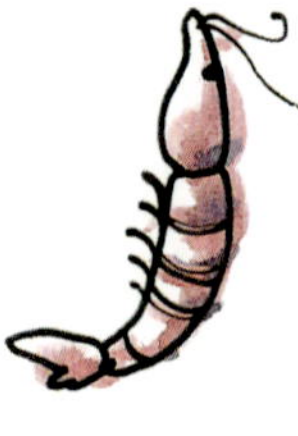

葉酸（ビタミンM）
食欲を増進させたりする効果がある。大豆やえびに多く含まれている。

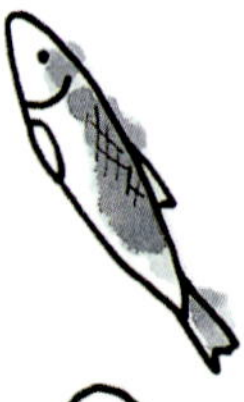

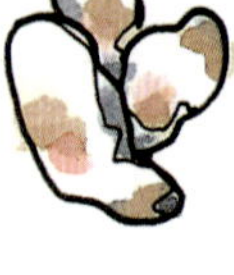

ビタミンB_{12}
脂肪肝を予防する作用がある。肝臓がタンパク質を組み換えるのにも役立つ。

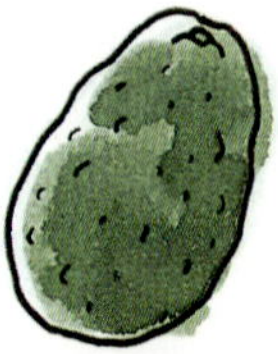

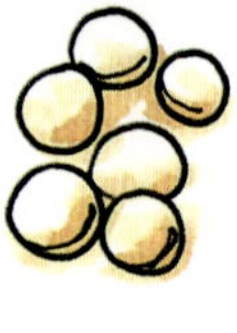

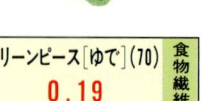

ビタミンE
若返りのビタミンとも呼ばれる。疲労を解消したり、血液の流れをよくしたりする作用がある。

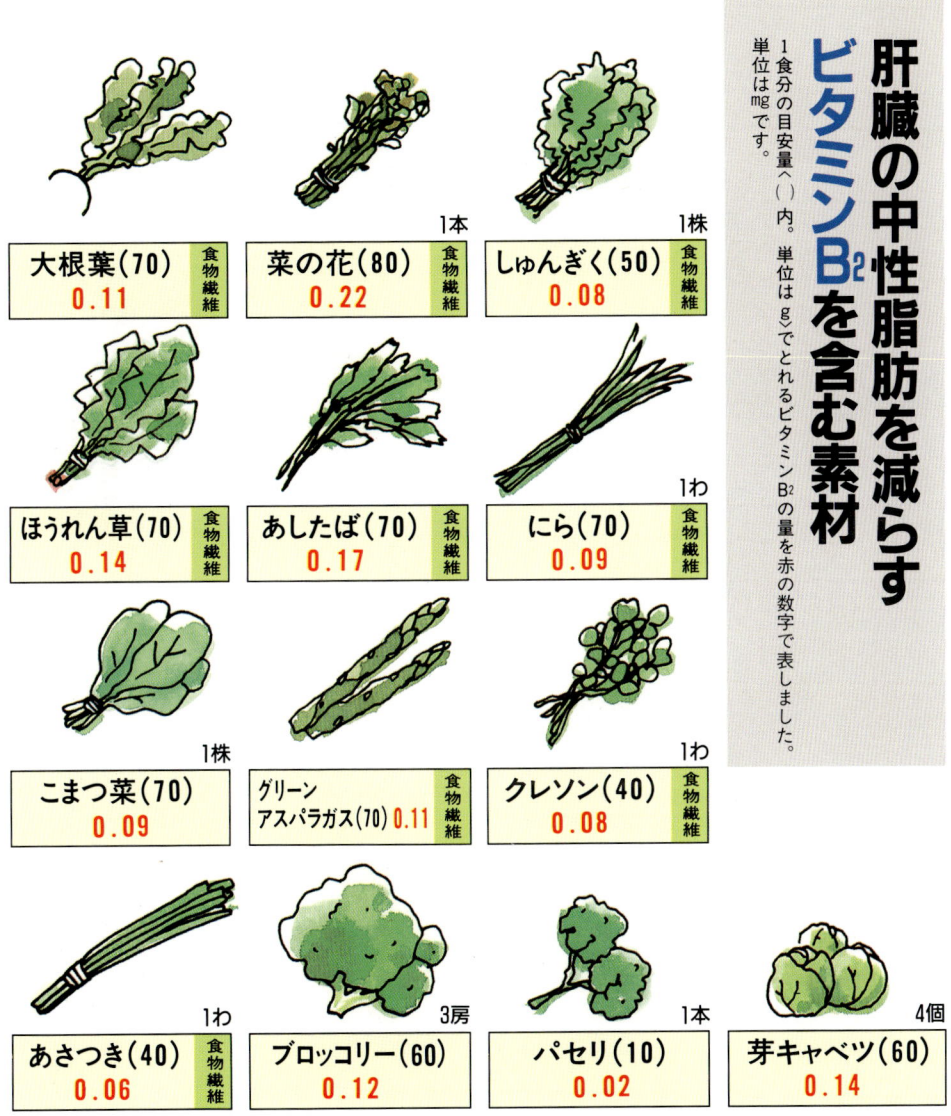

肝臓の中性脂肪を減らす
ビタミンB_2を含む素材

1食分の目安量〈( )内。単位はg〉でとれるビタミンB_2の量を赤の数字で表しました。単位はmgです。

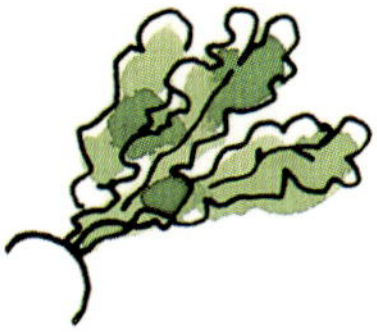

大根葉(70) 0.11 食物繊維

1本

菜の花(80) 0.22 食物繊維

1株

しゅんぎく(50) 0.08 食物繊維

ほうれん草(70) 0.14 食物繊維

あしたば(70) 0.17 食物繊維

1わ

にら(70) 0.09 食物繊維

1株

こまつ菜(70) 0.09

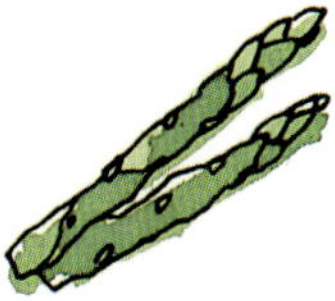

グリーンアスパラガス(70) 0.11 食物繊維

1わ

クレソン(40) 0.08 食物繊維

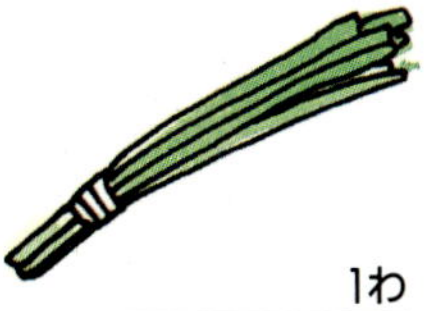

1わ

あさつき(40) 0.06 食物繊維

3房

ブロッコリー(60) 0.12

1本

パセリ(10) 0.02

4個

芽キャベツ(60) 0.14

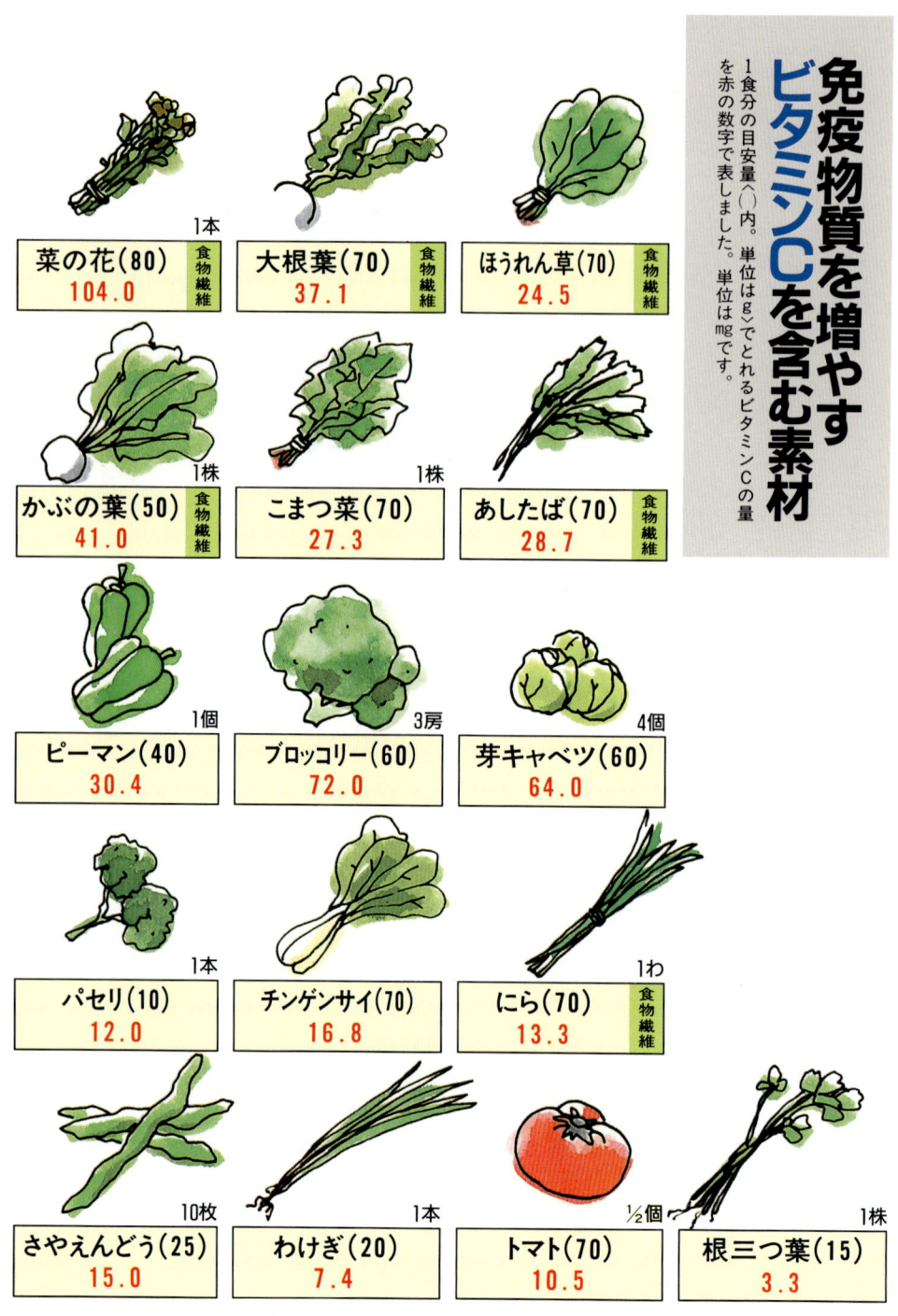

免疫物質を増やすビタミンCを含む素材

1食分の目安量〈( )内。単位はg〉でとれるビタミンCの量を赤の数字で表しました。単位はmgです。

1本

菜の花(80) 104.0 食物繊維

大根葉(70) 37.1 食物繊維

ほうれん草(70) 24.5 食物繊維

1株

かぶの葉(50) 41.0 食物繊維

1株

こまつ菜(70) 27.3

あしたば(70) 28.7 食物繊維

1個

ピーマン(40) 30.4

3房

ブロッコリー(60) 72.0

4個

芽キャベツ(60) 64.0

1本

パセリ(10) 12.0

チンゲンサイ(70) 16.8

1わ

にら(70) 13.3 食物繊維

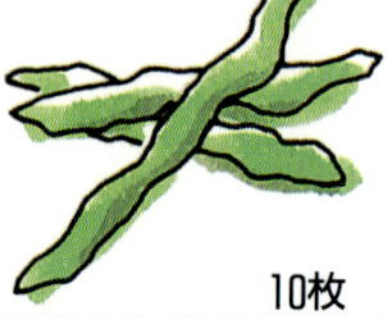

10枚

さやえんどう(25) 15.0

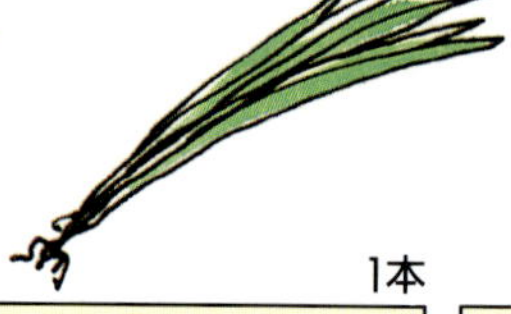

1本

わけぎ(20) 7.4

1/2個

トマト(70) 10.5

1株

根三つ葉(15) 3.3

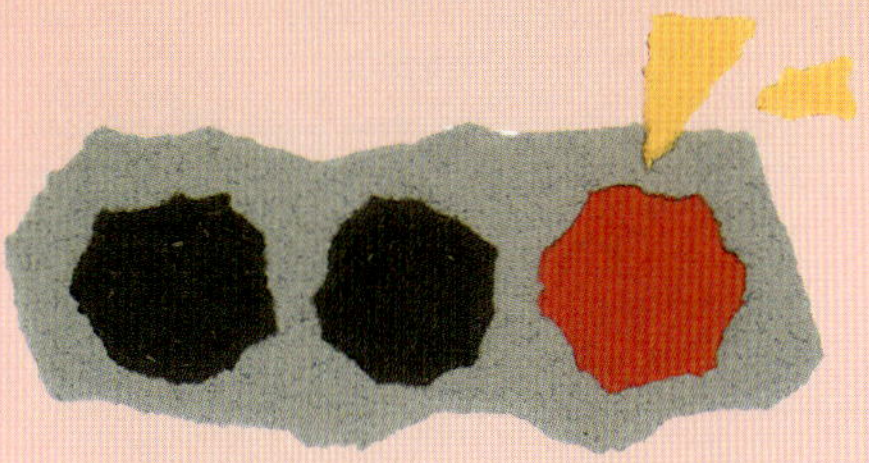

良質タンパク質が低エネルギーでとれる

赤の主菜

タンパク源の魚や肉は、
こってりして、もたれがちですから
調理に一工夫。口当たりよく、
低エネルギーの主菜を集めました。
香りづけにこだわりましたので、
食欲のない人でも食べられます。

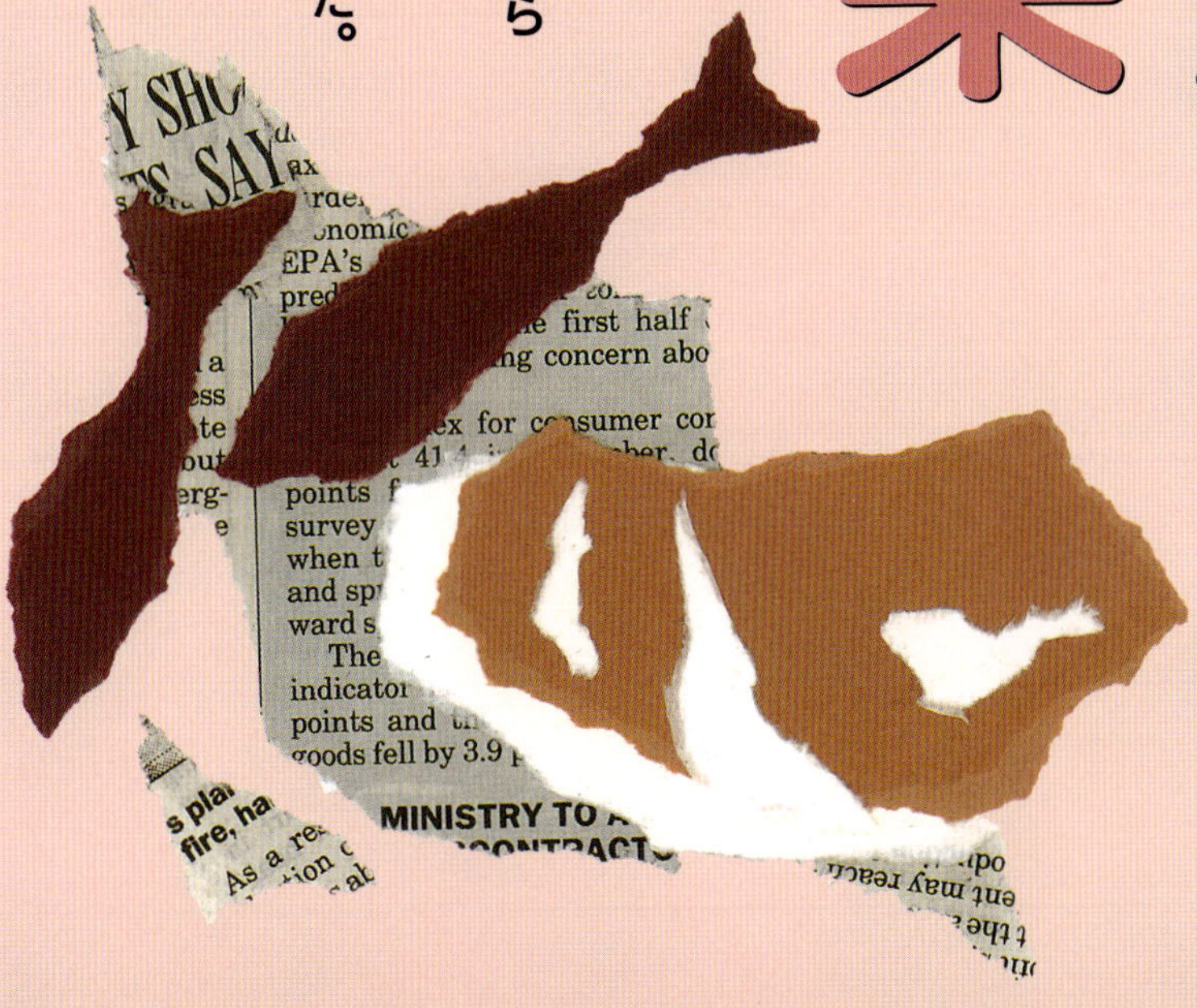

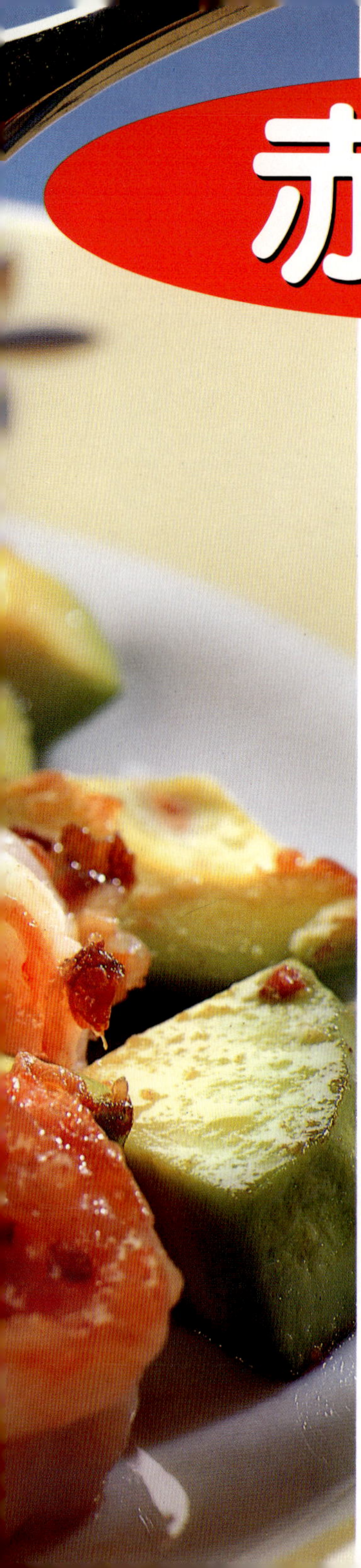

赤の主菜

消化吸収のよいメニューを厳選しました。タンパク質量は30ｇ以下なので肝硬変（代償期）の人でも安心です。

※熱量、タンパク質量は１人分です。

エネルギー控えめでも、こってり感が楽しめる

えびとアボカドの炒め物

熱量 190 kcal
タンパク質 12 g

材料（4人分）

大正えび（小）……20尾
アボカド……2個
Ⓐ
- 塩……少々
- こしょう……少々
- 酒……大1
- 片栗粉……大1

アンチョビー……2枚
にんにく……1片
トウバンジャン……小1
油……大1

作り方

❶えびは殻を除き、背開きにして背わたを取り、Ⓐで下味をつける。
❷アボカドは種と皮を除き、１cm幅のいちょう切りにする。
❸アンチョビー、にんにくはみじん切りにし、トウバンジャンを入れて油で炒め、香りが出たらえびを入れて強火で炒める。色が変わったらアボカドを入れ、くずさないようにさっと炒めて器に盛る。

POINT

葉酸がとれるお得な１品

アボカドは、すべての栄養素を含むバランス栄養食品。ビタミンEもたっぷり。えびはタウリンと葉酸を含みます。

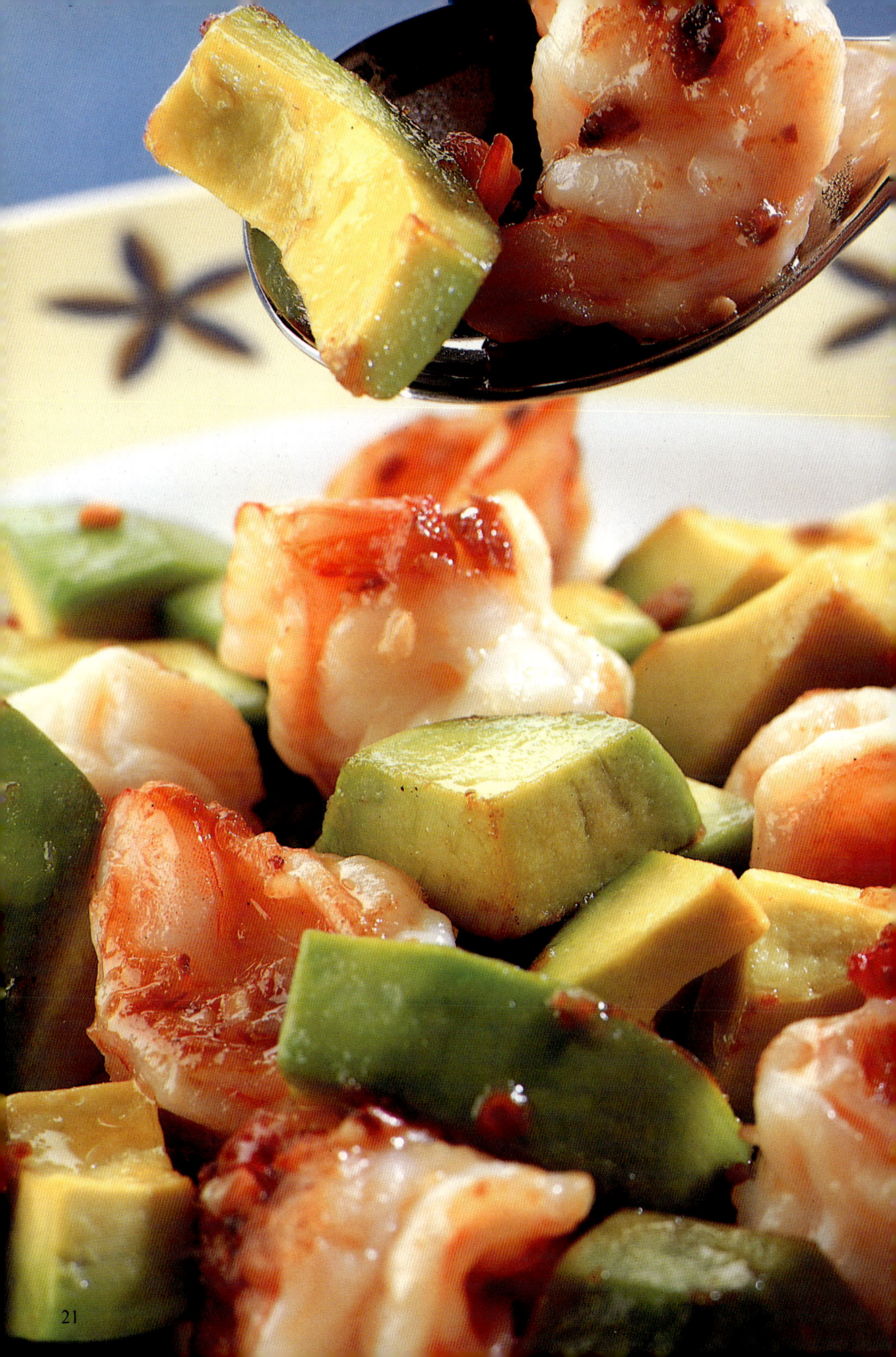

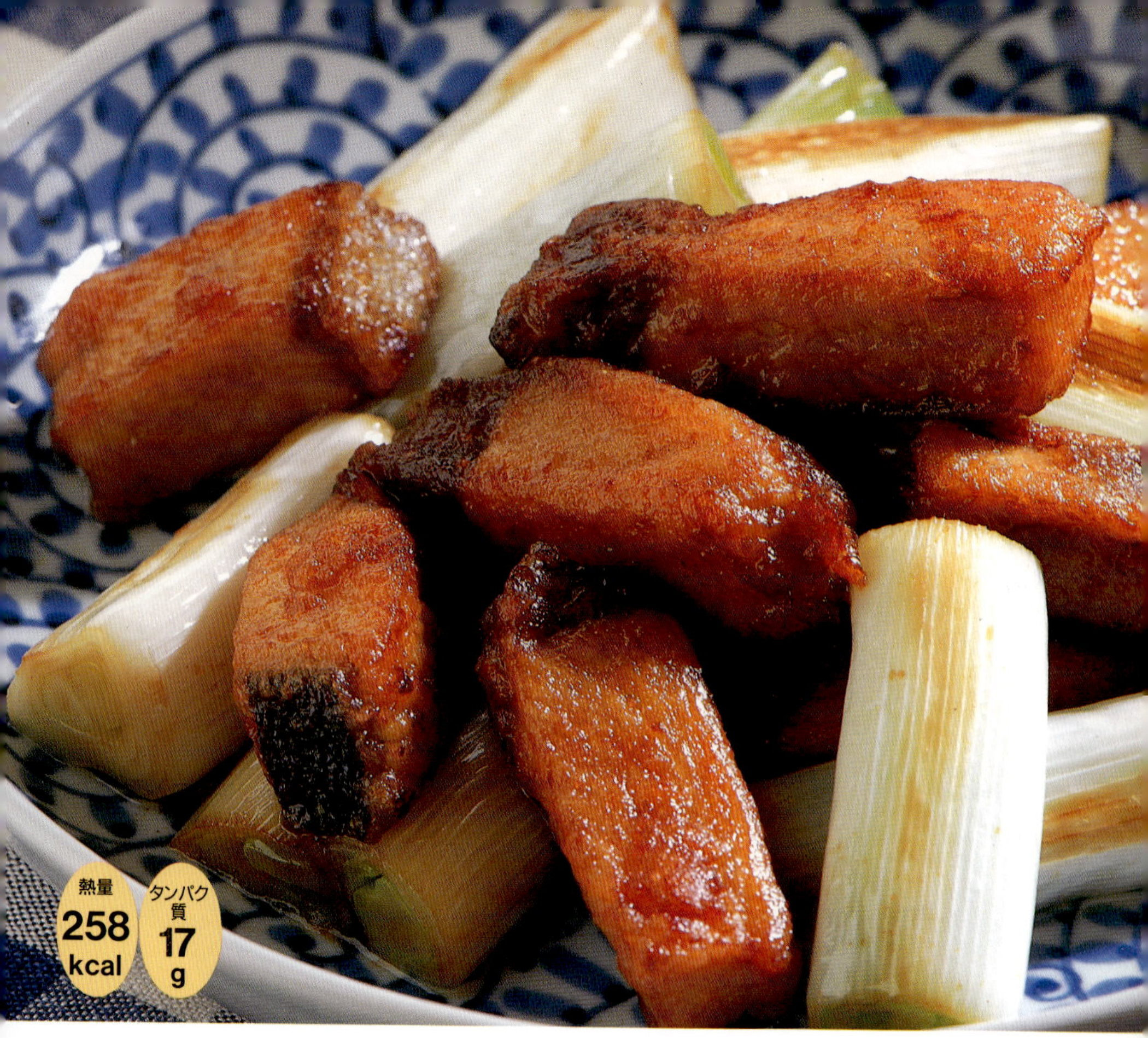

タンパク質の活用度を高める優等生ペア

ぶりねぎ

●材料(4人分)

ぶり……………………4切れ
ねぎ……………………4本
Ⓐ{しょうが汁……1片分
　しょうゆ…………大1
Ⓑ{しょうゆ…………大2
　酒…………………大2
　ラー油……………小1
片栗粉………………適量
揚げ油………………適量

●作り方

❶ぶりは1cm幅の棒状に切り、Ⓐをまぶして下味をつける。片栗粉をまぶし、油で揚げる。

❷ねぎは5cm長さのぶつ切りにし、油大1½でさっと炒め、Ⓑを加え、ぶりをもどし入れてからめながら、汁気がなくなるまで炒める。

POINT

ねぎがくさみ消しと代謝アップに

豚肉の代わりに、ぶりを使った1品。タンパク質のほか血管をしなやかにする不飽和脂肪酸のEPAやPOA（パルミトオイレン酸）とビタミンB群をたっぷり含みます。硫化アリルを含むねぎを組み合わせることで、ぶりのくさみが消えるだけでなくビタミンB群やタンパク質の活用度がぐーんとアップします。

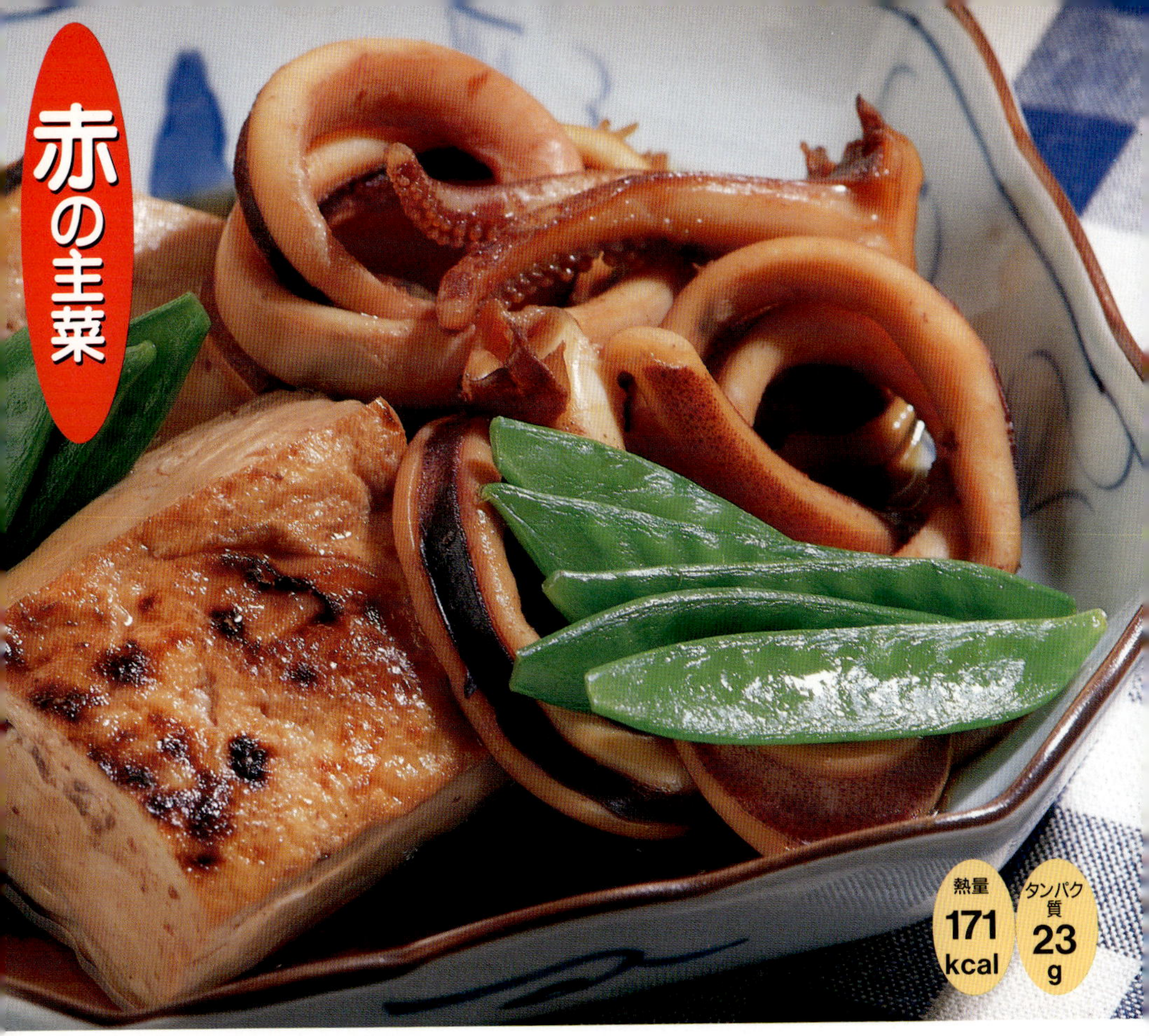

低エネルギー高タンパクメニューのお手本

いかと焼き豆腐の煮つけ

●材料(4人分)

いか	2はい
焼き豆腐	2丁
さやえんどう	50g
Ⓐ 酒	大2
Ⓐ しょうゆ	大3
Ⓐ 砂糖	大2
だし汁	1C

●作り方

❶いかの胴と足を離し、内臓を取る。胴を1cmの輪切りにし、足は先を切り落として2本ずつに切り分ける。焼き豆腐は1丁を4つに切る。

❷鍋にⒶを入れて煮立て、いかを入れてかき混ぜ、色が変わり味がからまったら引き上げる。

❸②にだし汁を加え、焼き豆腐を入れてじっくり煮含める。煮汁が鍋底に少し残るくらいになったら、さやえんどうといかをもどし入れ、汁をからませて少し煮る。

POINT

おふくろの味が糖質をとりやすくする

いかも豆腐も低エネルギー高タンパク食品。いかを1度引き上げているのは、やわらかさを損なわないためです。さやえんどうを加えることで、彩りだけでなくビタミン類が補給できるので、栄養のバランスもよくなっています。「おふくろの味」で、ご飯もすすみ糖質も補給できるはず。

食欲増進、だるさ軽減に

さけと野菜の甘酢漬け

（写真手前）

熱量 169 kcal

タンパク質 17 g

●材料（4人分）

さけ……4切れ
塩、小麦粉、パセリ……適量
油……大1
たまねぎ……½個
セロリ……2本
にんじん……½本
Ⓐ
　酢……大4
　砂糖……大1
　塩……小½
　だし汁……大3
　赤唐辛子……1～2本（種は除く）

●作り方

❶さけに塩をふり、しばらくおいて半分に切る。小麦粉をまぶして油で焼く。

❷野菜はすべてみじん切りにする。たまねぎ、パセリは水にさらす。

❸Ⓐを鍋に入れて火にかけて温め、砂糖と塩を溶かす。

❹焼いたさけに野菜を加え、③をまわしかけてしばらくおく。

ビタミン、ミネラルたっぷり

わかさぎのごまびたし

（写真奥）

熱量 172 kcal

タンパク質 17 g

●材料（4人分）

わかさぎ……350g
塩……少々
小麦粉……適量
油……適量
すりごま……大2
Ⓐ
　しょうゆ……大2
　だし汁……大2
　みりん……小1

●作り方

❶わかさぎに塩をふってしばらくおき、水気をふく。小麦粉をまぶし、余分な粉を落として少量の油で焼くように揚げる。

❷Ⓐの中につけてからめ、すりごまをまぶす。

ここがポイント！ 肝硬変の人のメニュー

腹水やむくみがあるときは塩分の制限を

肝硬変の人で、腹水やむくみが出ているときは、症状を悪化させないために塩分の制限が必要です。汁物も、みそ汁などは避け、市販の調味料や加工品のめんつゆや漬け物、干し魚、佃煮類は食べないようにしましょう。しょうゆも減塩しょうゆに変え、塩分を1日7g以下に抑えましょう。

薄味でもおいしく食べるには、①新鮮な素材を使うこと、②三つ葉やしそ、パセリなどの香味野菜を組み合わせること、③レモンやゆずなど酸味のあるものを加えることがポイントです。

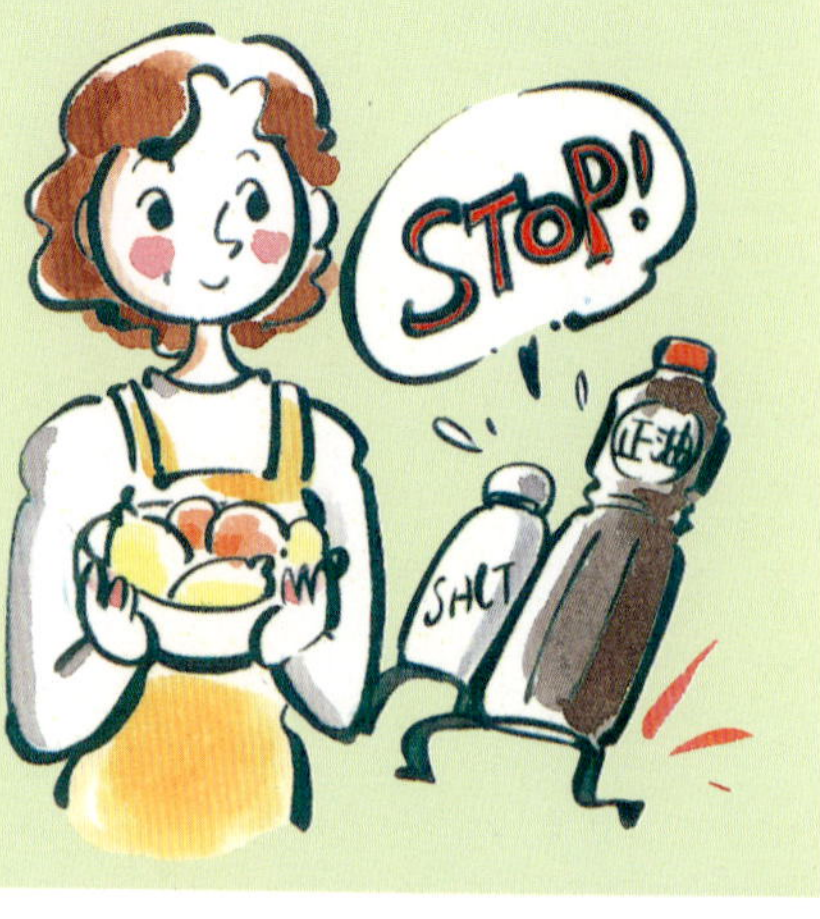

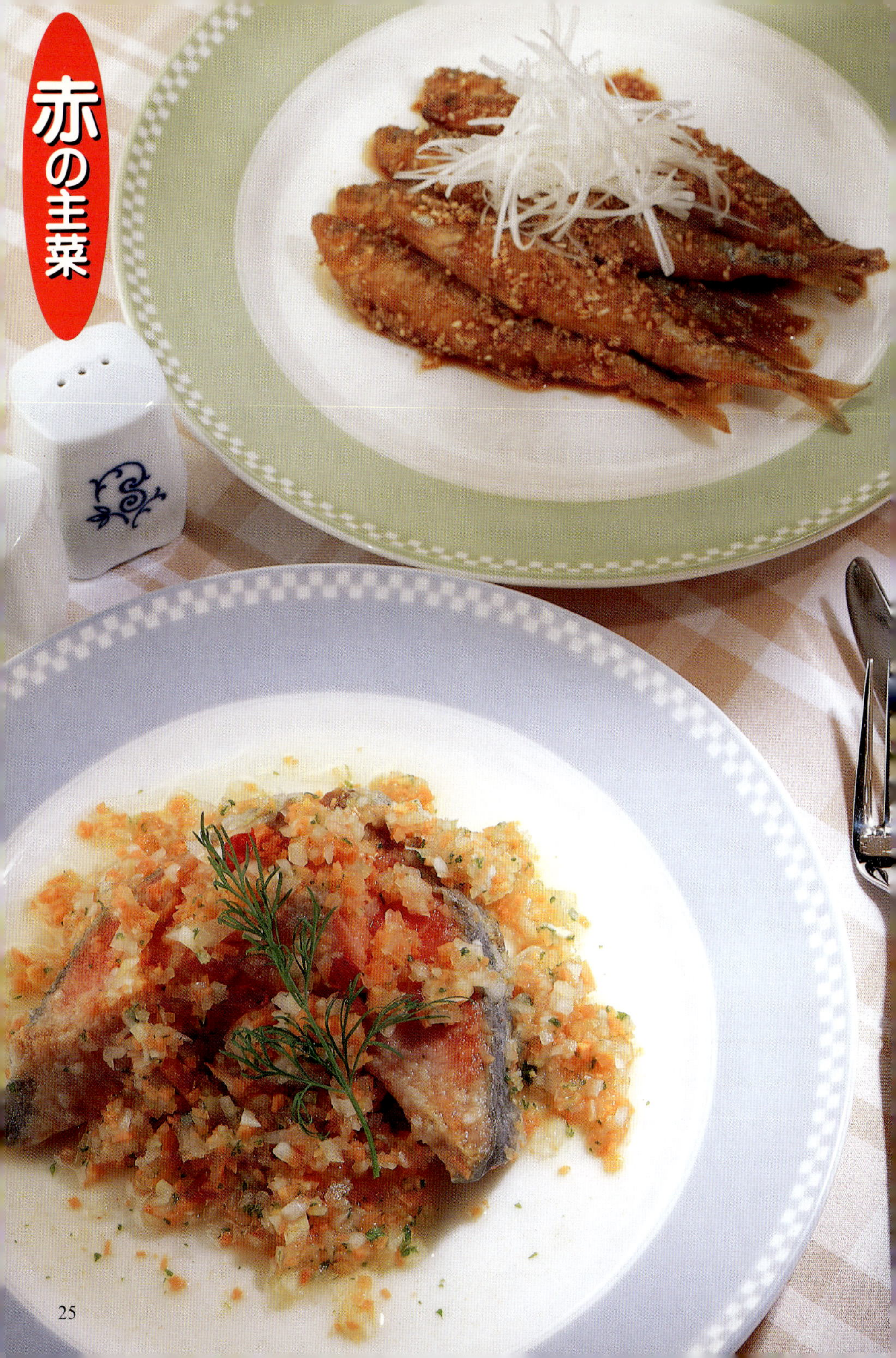

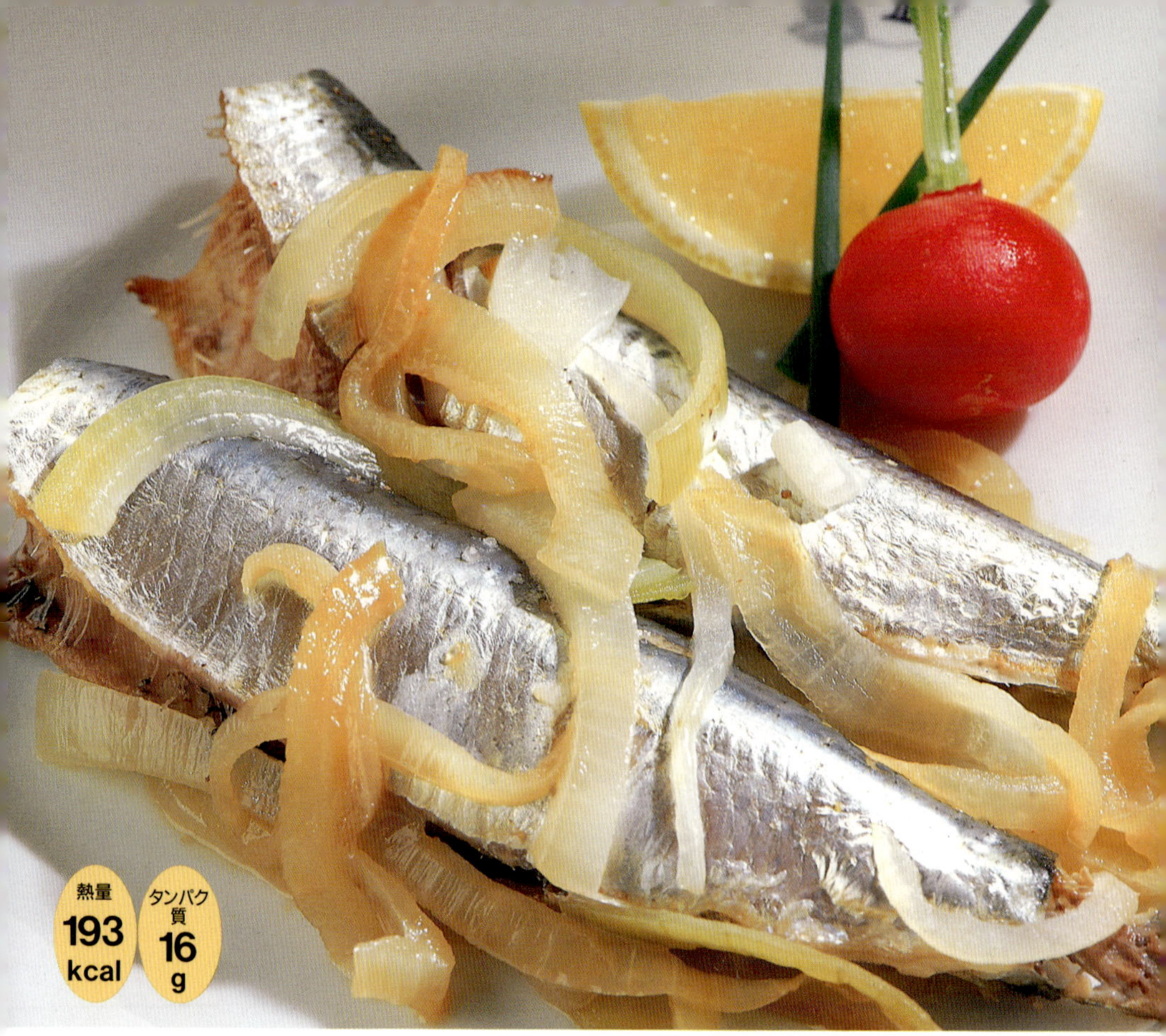

レモンの酸味で口当たりさっぱり

いわしのワイン蒸し

●材料（4人分）

いわし……………8尾
たまねぎ…………1個
塩、こしょう……少々
白ワイン…………1/2C
レモン……………1個
Ⓐ｛ラディッシュ……4個
　 ハーブ（生）……少々

●作り方

❶いわしは頭と内臓を取ってよく洗い、水気をふいて塩、こしょうをする。
❷たまねぎは薄切りにし、半量を鍋底に散らす。その上にいわしを並べ、残りのたまねぎを散らす。
❸ワインをふりかけ、ぴったりとふたをして12～13分中火で蒸し煮にする。
❹器に盛り、Ⓐを添え、レモン汁をかけて食べる。

POINT

レモンのビタミンCがタンパク質合成を促進

肝臓病の人は、動脈硬化予防が大事。EPAを含むいわしは積極的にとりたい食品です。脂っこさやくさみが気にならないよう、ワインやレモンでさっぱり仕上げています。レモンのビタミンCはインターフェロンの合成とタンパク質の一種、コラーゲンが作られるのを促進します。

赤の主菜

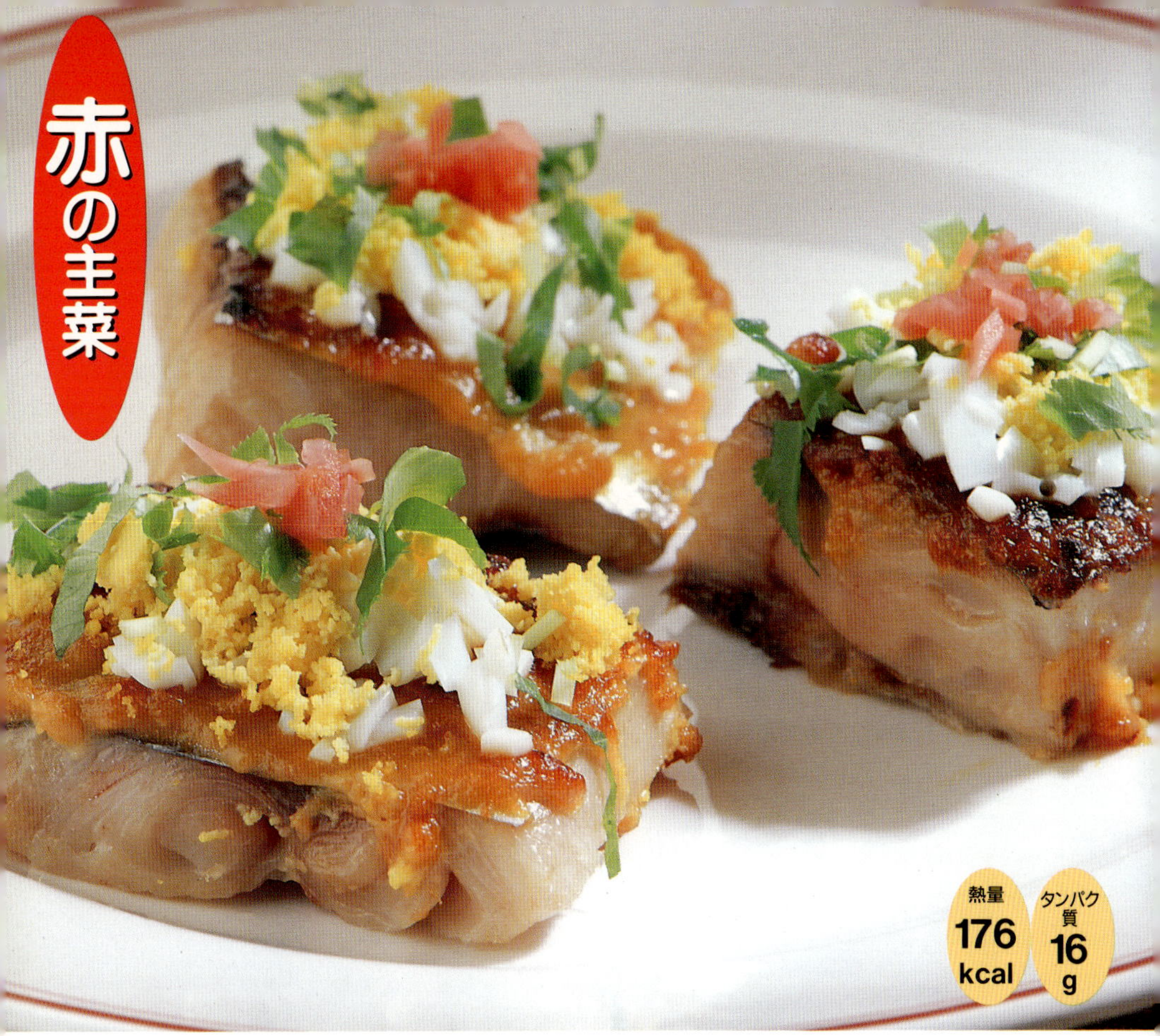

熱量 176 kcal
タンパク質 16 g

みそマヨネーズソースが香ばしい

さわらの菜種焼き

●材料（４人分）

さわら……………4切れ
塩…………………少々
卵…………………1個
三つ葉、紅しょうが…少々

Ⓐ（みそ……………大1
マヨネーズ………大1

●作り方

❶さわらに塩をふり、10分ほどおく。
❷水気をふいて半分に切り、混ぜ合わせたⒶをぬる。オーブントースターで6分ほど焼く。
❸卵をゆでて、黄身は裏ごしし、白身は刻む。
❹③を魚の上に彩りよくのせ、三つ葉と紅しょうがを散らし、さっと焼く。

POINT

ビタミンB群も豊富なさわらを使って

黄、ピンク、緑の彩りと、みそマヨネーズの香ばしさが食欲をそそります。魚が嫌いな人でも、おいしく食べられるはず。さわらは消化がよく、タンパク質の他、ビタミンB_2、ナイアシンを多く含みます。皮膚を健康に保つ働きをします。三つ葉の香りが食欲を高める働きをもつので、胃腸の機能が低下しているときでも大丈夫です。

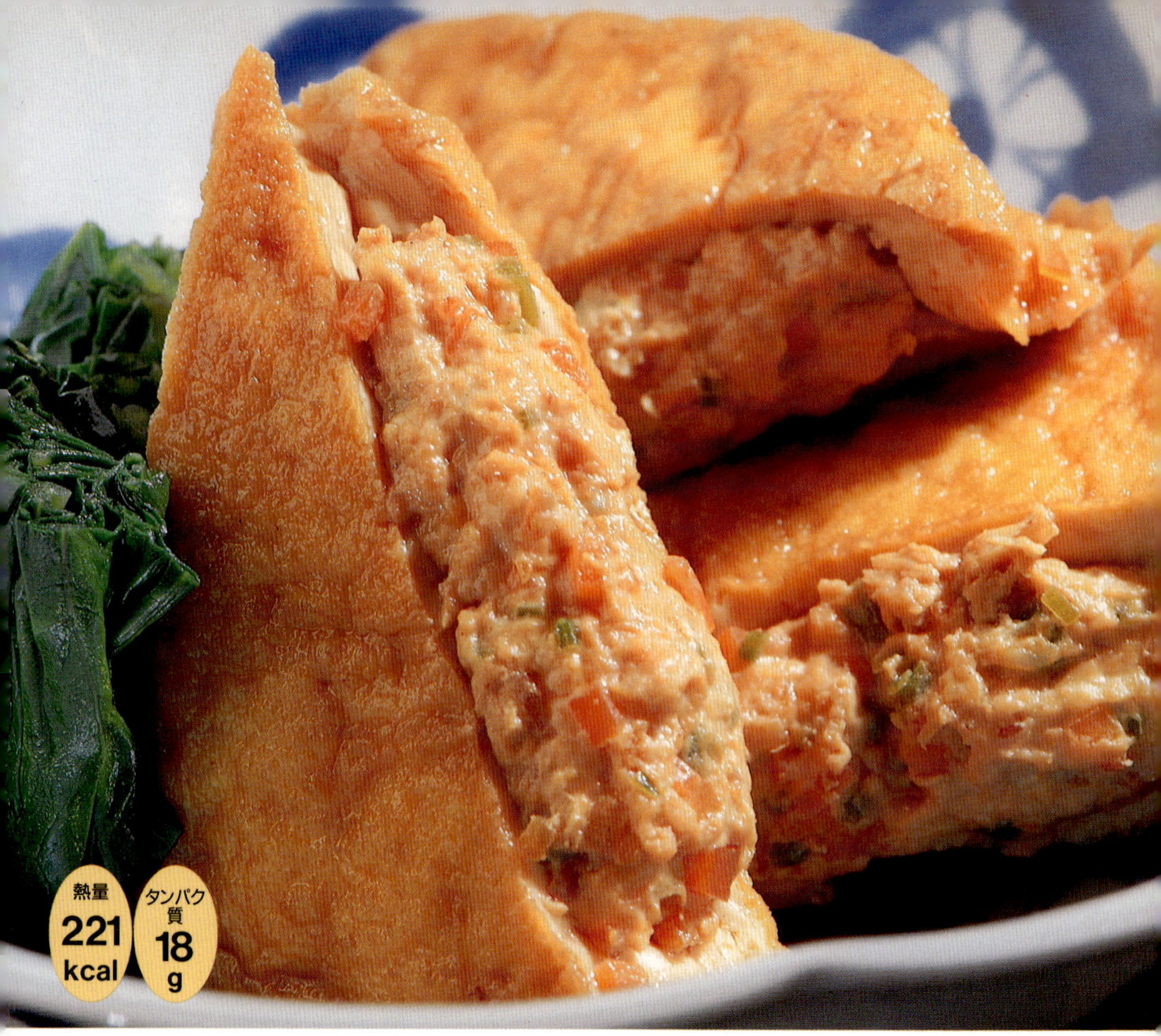

大豆の脂肪がコレステロール値をダウン

生揚げのはさみ煮

●材料（4人分）

生揚げ……2枚
鶏ひき肉……150g
にんじん……1/4本（40g）
さやえんどう……8枚
こまつ菜……1/2束
Ⓐ しょうゆ……大1/2
　 みりん……小1
Ⓑ だし汁……2C
　 砂糖……大1
　 しょうゆ……大3

●作り方

❶生揚げは熱湯をかけて油抜きをし、半分に切って、さらにそれぞれを斜め半分に切る。中に詰めものができるようにスプーンで豆腐をくり抜く。
❷こまつ菜以外の野菜はみじん切りにし、くり抜いた豆腐、鶏ひき肉、Ⓐを混ぜ合わせる。
❸生揚げの中に片栗粉（分量外）を軽くふり、②を詰めて、上からも片栗粉を軽くふる。
❹沸騰したⒷに入れ、中火で煮含める。
❺こまつ菜を4cm長さに切り、残った煮汁で煮てつけ合わせる。

POINT

大豆製品の成分が光る

肝臓病の人は、コレステロール値が高くなりがち。大豆製品にはコレステロール値を正常に戻す物質が含まれていますので、積極的に食べましょう。

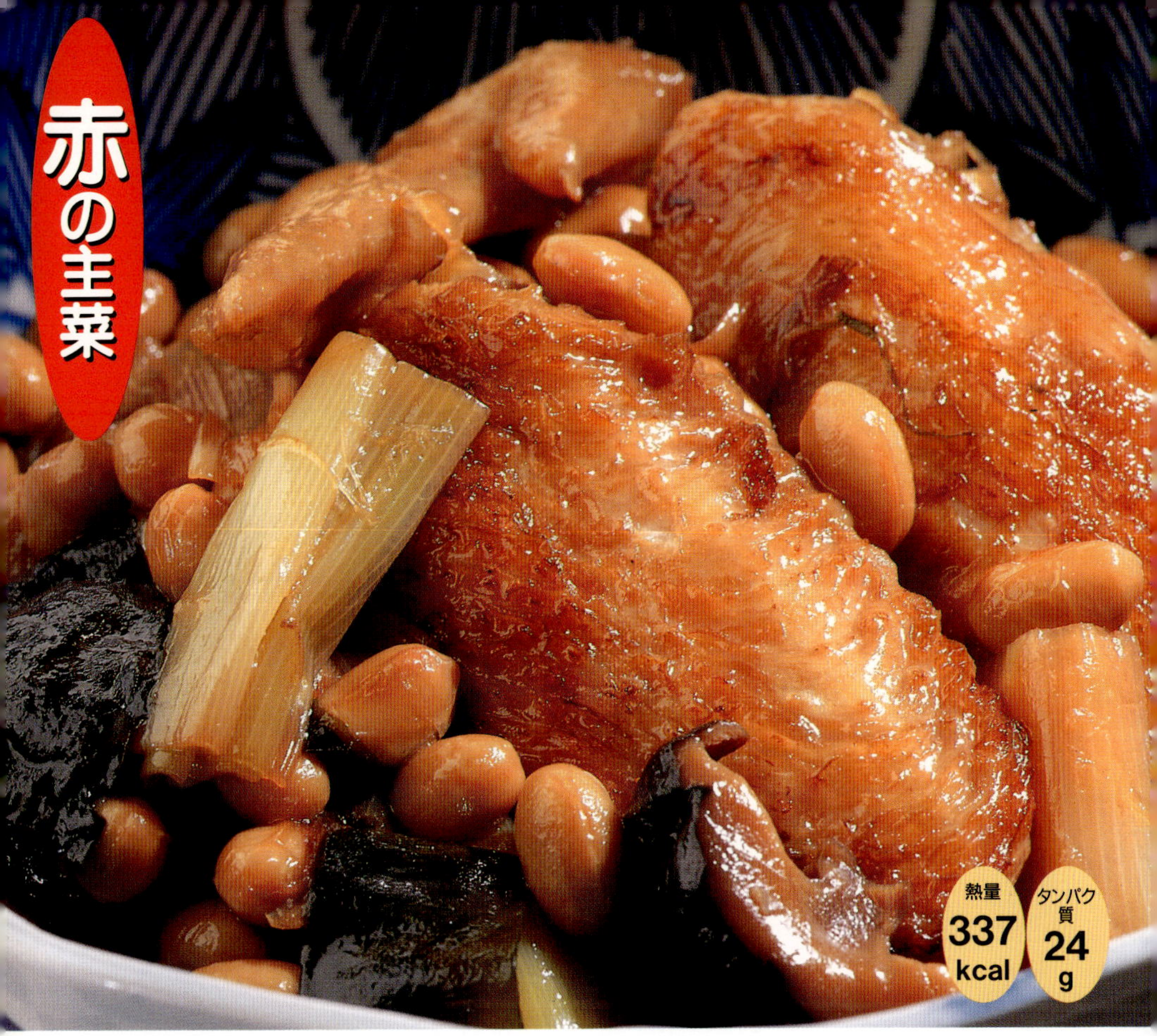

昆布のうまみで食が進む

手羽先と大豆の煮込み

●材料（4人分）

- 手羽先……400g
- 大豆(乾)……100g
- 干ししいたけ……4枚
- 長ねぎ……1本
- しょうが……1片
- 昆布……10cm
- 油……大1
- Ⓐ
  - しょうゆ……大3
  - 砂糖……大1
  - 酒……大2
  - チキンスープの素少々
  - 水……2C

●作り方

❶大豆を水に6時間ほどつけて、やわらかくなるまで煮る（水煮缶を使用してもよい）。干ししいたけは水でもどしてそぎ切りにする（もどした水は使う）。長ねぎは3～4cmの長さに切り、しょうがはせん切りにする。

❷油を熱し、長ねぎ、しょうがを炒め、手羽先を入れて炒めて焼き色をつける。

❸大豆、しいたけ、昆布を入れ、Ⓐを入れてじっくり味がしみこむまで煮込む。

POINT

煮汁にもタンパク質豊富

冷えたとき固まる煮汁は、コラーゲンを含むので、捨てないで。昆布は成人病予防に役立つ栄養豊富な食品です。コレステロール値の上昇を抑える食物繊維の一種、アルギン酸を含みます。

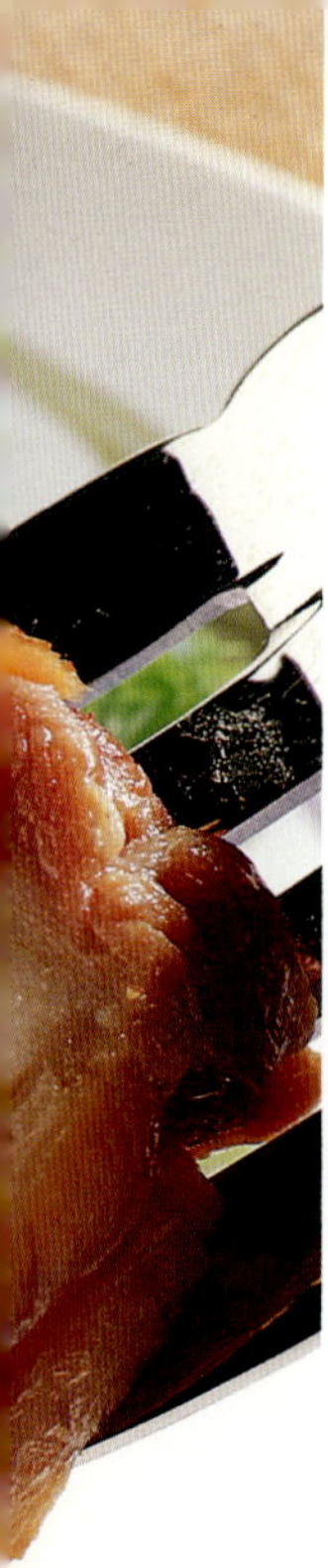

胃腸の不調におすすめ

鶏ロールのりんごソースかけ

●材料（４人分）

鶏肉……………………2枚
塩………………………少々
こしょう………………少々
クレソン………………1束
しょうゆ………………少々
りんご…………………2個
バター…………………大1
白ワイン………………大2

●作り方

❶鶏肉は厚みをそいでなるべく平らにし、塩、こしょうをふる。

❷クレソンを芯にして鶏肉を巻き、たこ糸でしばる。

❸②の外側に、まんべんなくしょうゆをはけでぬりつけ、電子レンジの焼き網にのせる。時々しょうゆを全体にぬりながら12～13分焼き、こんがりとキツネ色になるよう色づけをする。

❹りんごソースを作る。りんごの皮をむいて6つ割りにし、薄切りにする。鍋に入れ、白ワインをふってぴったりふたをして、形がなくなるまで中火で煮る。ソース状になったらバター、塩、こしょうで味をつけて、混ぜながら少し煮る。

❺焼き上がった③をオーブンから取り出し、たこ糸をはずす。食べやすい厚さに切り分けて、ソースをかける。

熱量 307 kcal

タンパク質 25 g

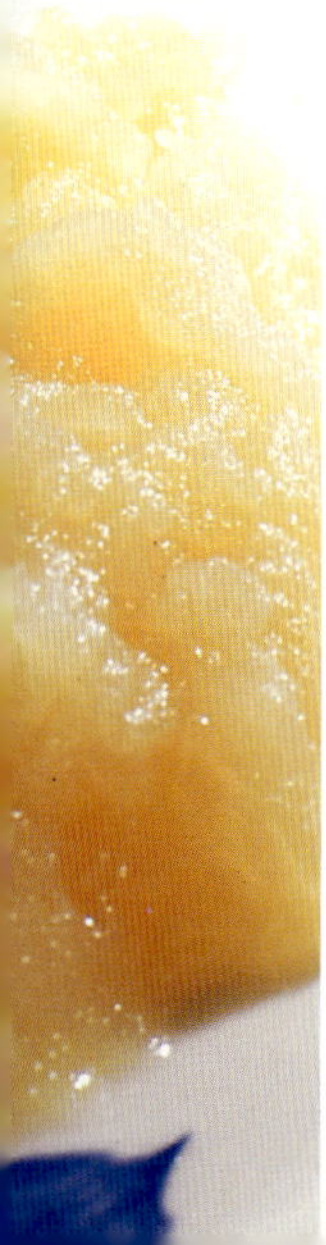

ここがポイント！ 肝硬変の人のメニュー

症状が悪化しているときは タンパク質量を50ｇ程度に

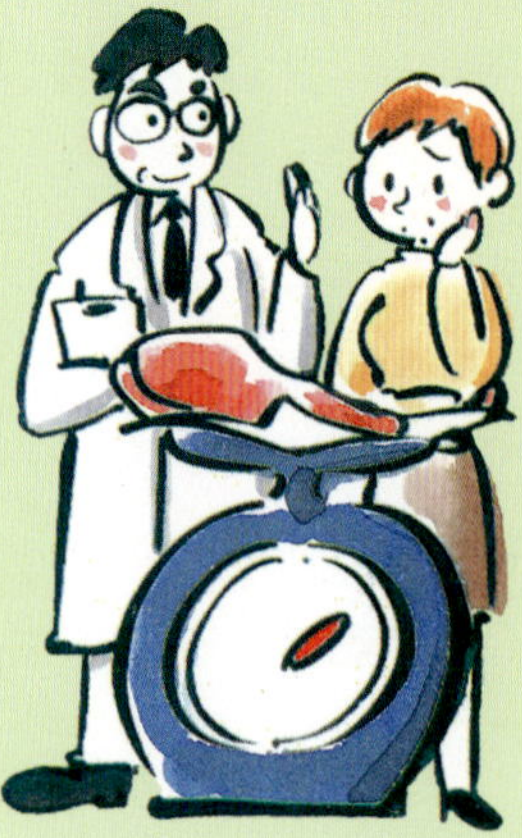

主治医から「血液中のアンモニア値が高い」といわれた場合は、肝硬変の悪化に注意する必要があります。タンパク質が体の中で分解されるとアンモニアが作られますが、肝臓の機能が低下するとアンモニアが処理されにくくなるために血液中にあふれ、意識がなくなる恐れがあるのです。

医師の指導のもと、厳密な食事制限が必要ですが、基本の考え方としてはタンパク質の量を１日50ｇ程度に減らし、糖質、脂肪の量を調整し、総エネルギーを1500kcalに抑えるのがポイントです。

赤の主菜

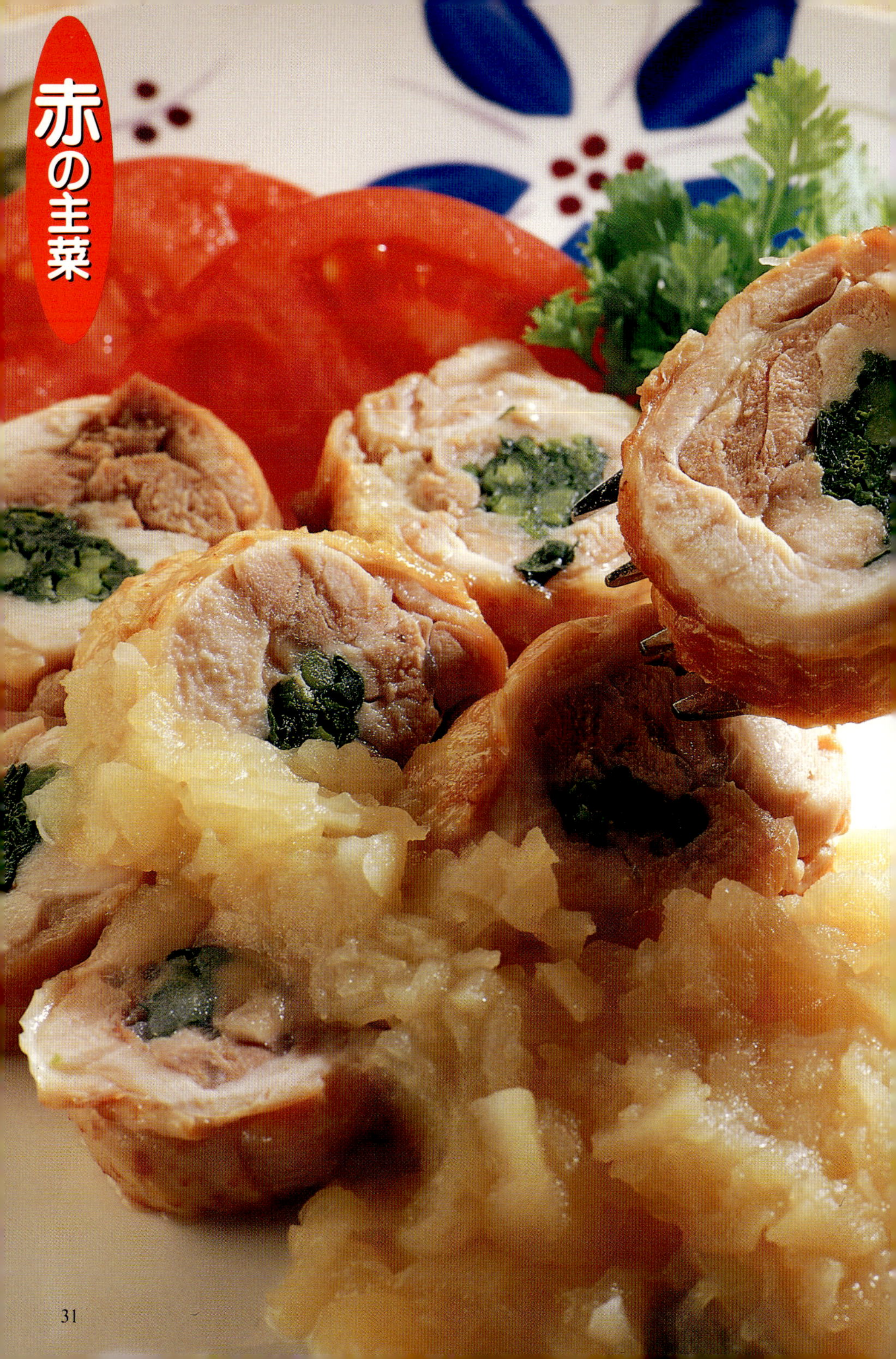

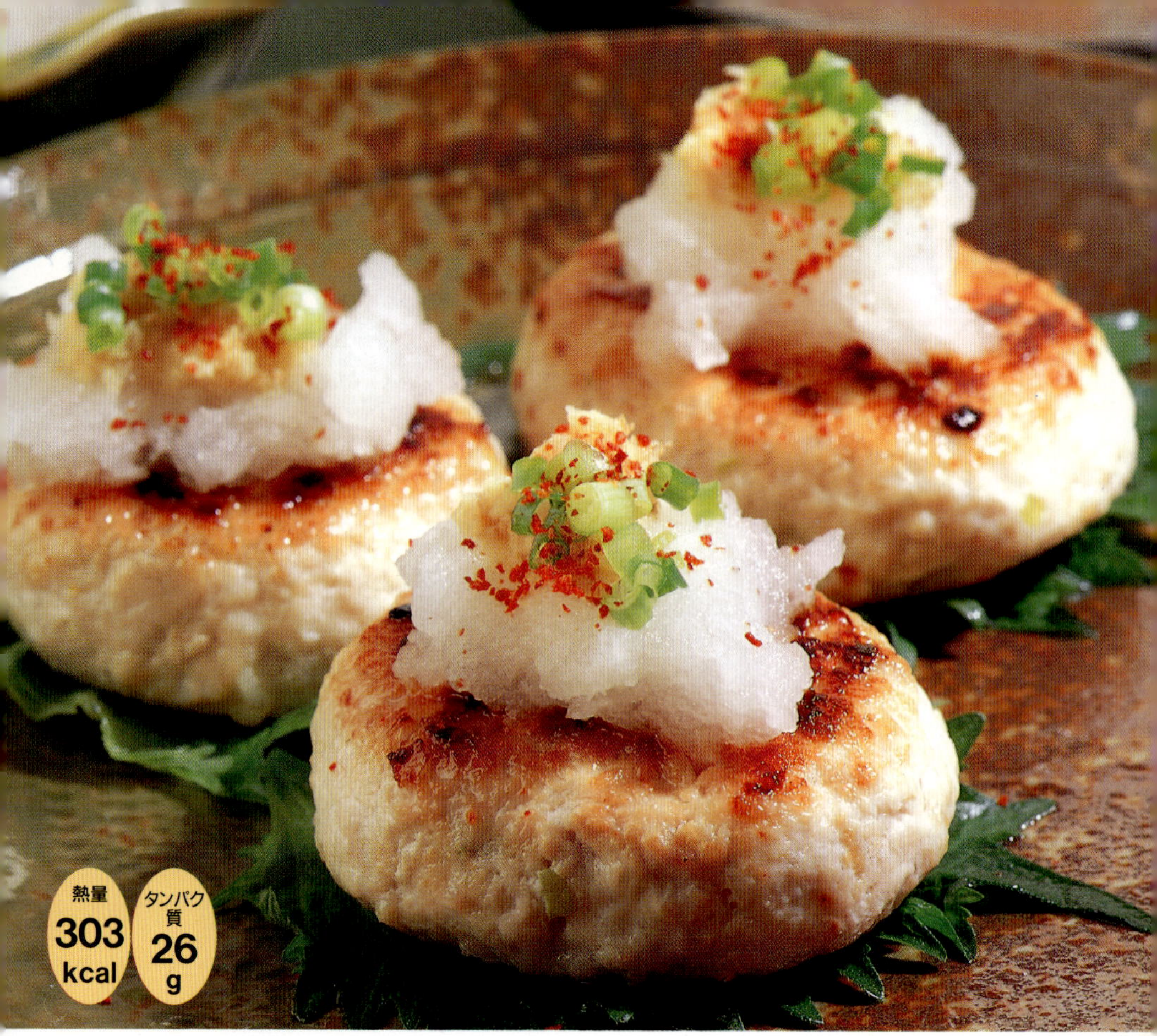

薬味で口当たりさっぱり

鶏つくねの薬味のせ

●材料（4人分）

鶏ひき肉……500g

Ⓐ
- パン粉……½C
- しょうが汁……1片分
- ねぎ……¼本
- みそ……小1
- みりん……小1
- 酒……大2

油……大½

大根……200g
粉唐辛子……少々
あさつき……少々
しょうが……1片
飾り用青じそ……適宜
レモン汁……適量
しょうゆ……適量

●作り方

❶鶏ひき肉にⒶを加えてよく混ぜる。
❷小型の小判形にまとめ、油で両面を焼いて火を通す。
❸青じそにつくねをのせ、大根としょうがはすりおろし、あさつきは小口切りにして、つくねにのせる。
❹粉唐辛子をふり、レモン汁としょうゆをかける。

POINT

消化促進の強力ペア

代謝を高める薬味と、消化を促進させる大根の強力な組み合わせ。ややもすると、油っぽくなりがちな肉も、この2大ペアのおかげでさっぱりと食べられます。レモン汁で、不足しがちなビタミンCもしっかり補給。

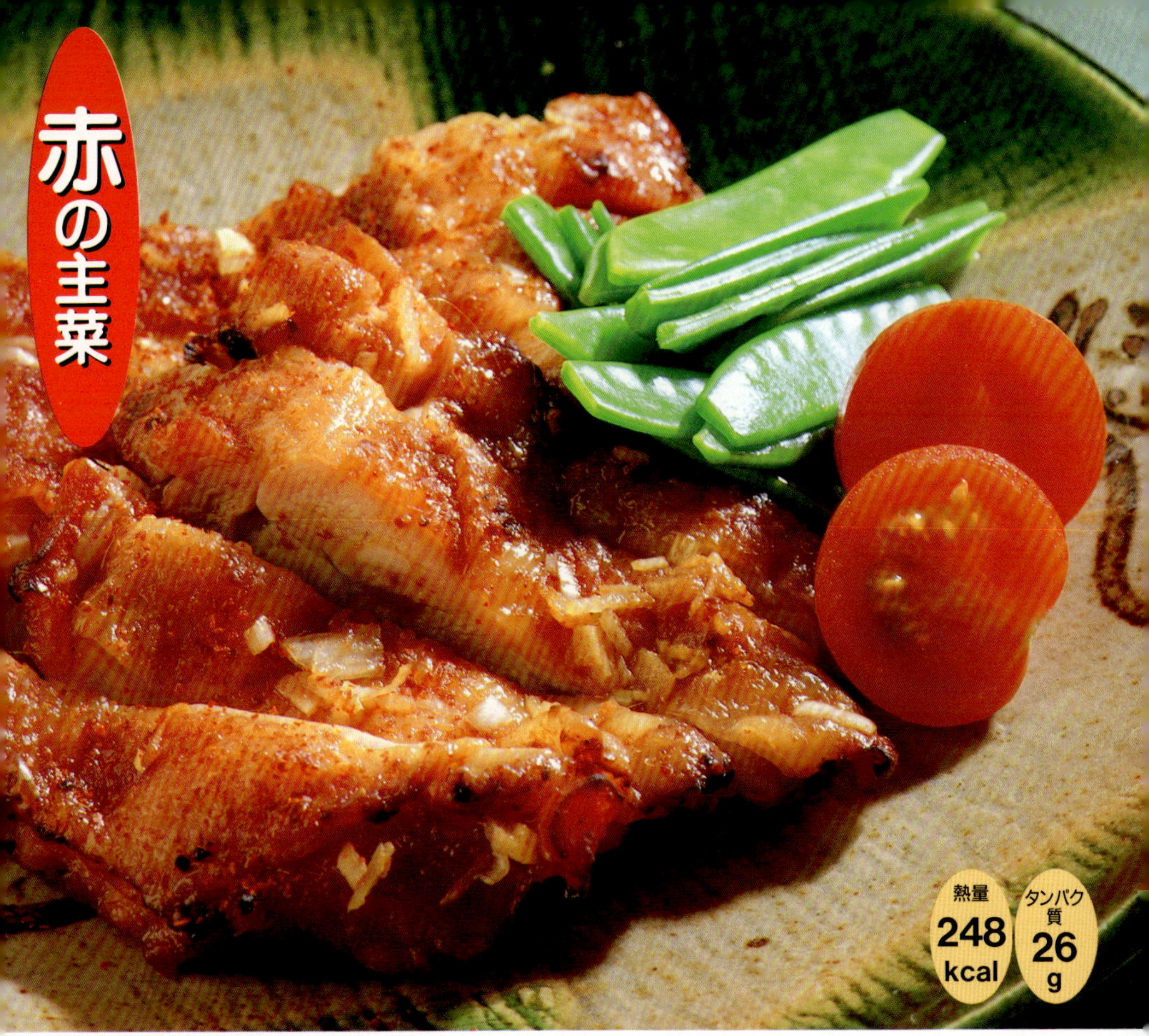

たれの香味野菜が食欲を刺激

鶏肉のピリッと焼き

●材料（4人分）

- 鶏肉（もも）……2枚
- Ⓐ
  - しょうゆ……大2
  - みそ……大½
  - 砂糖……大½
  - 酒……大1
- しょうが……1片
- ねぎ……¼本
- 粉唐辛子……少々
- さやえんどう……50g
- プチトマト……4個

●作り方

❶鶏肉の皮目にフォークをさして皮の縮みと味のしみこみをよくし、Ⓐをからませておく。しょうがとねぎのみじん切りを加えて混ぜる。

❷オーブンを180度に熱し、①を入れて焼く。

❸食べやすく切り、粉唐辛子をふってさやえんどうとプチトマトを添える。

POINT

つけ合わせで栄養補給

鶏肉は、肉類の中では淡泊で消化がよいのでおすすめです。脂を除いて利用しましょう。ピリッとした辛みが食欲を刺激してくれますし、しょうがとねぎが代謝を高めます。ビタミンを補給するために、季節の野菜をたっぷり添えて食べましょう。

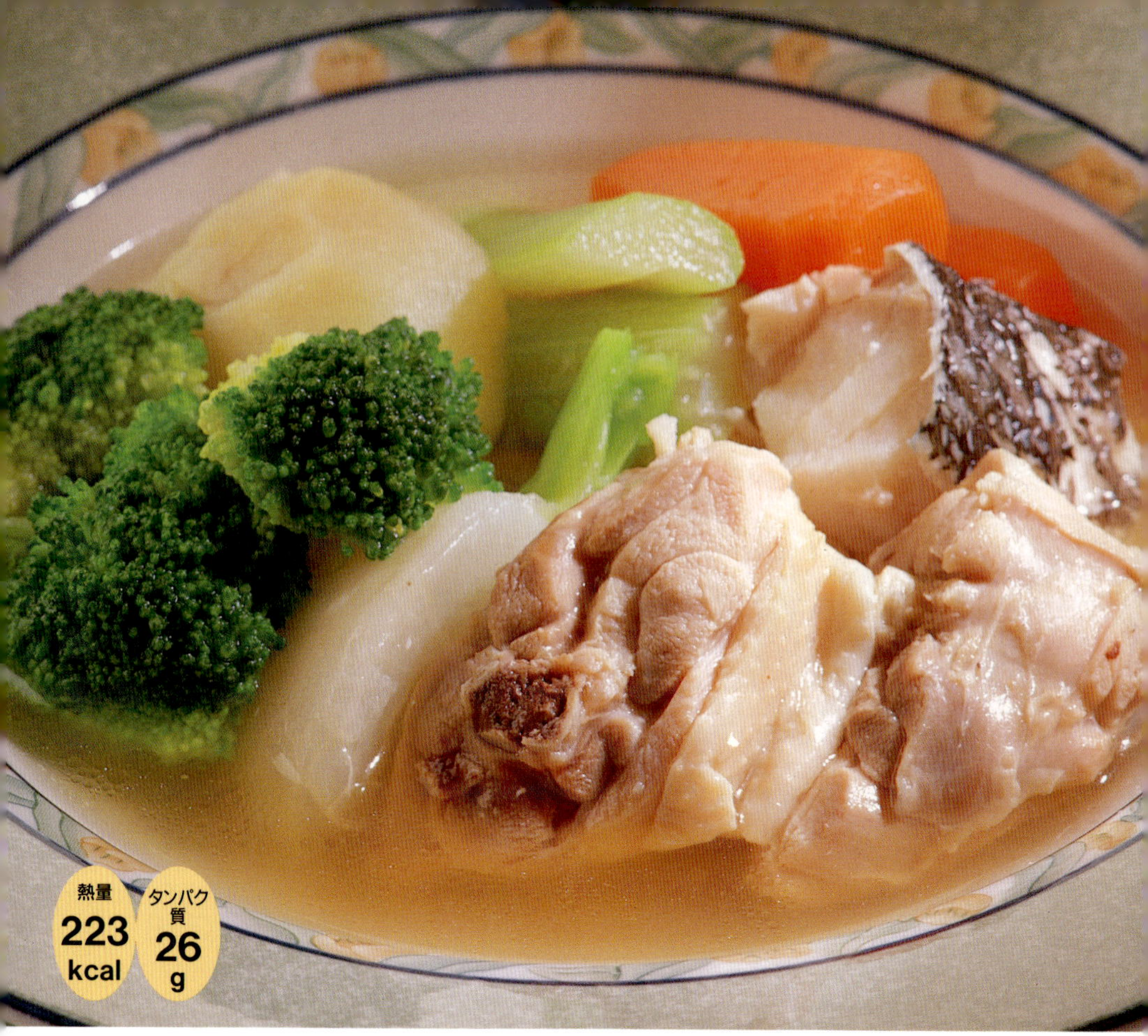

これだけで３大栄養素がまかなえる

たらと鶏肉のポトフ

●材料（４人分）

たら……………4切れ	ブロッコリー…………120g
鶏肉（骨つき）………300g	チキンスープの素……1個
にんじん………1本（150g）	ベイリーフ……………1枚
セロリ…………1本（120g）	塩………………………少々
かぶ……………4個（150g）	こしょう………………少々
じゃがいも……2個（200g）	白ワイン………………大3

●作り方

❶たらは半分に切り、軽く塩をふってしばらくおいてから、熱湯をまわしかける。
❷鶏肉をひと口大に切り、熱湯をかける。
❸野菜は食べやすく切る。
❹たっぷりの熱湯に鶏肉、野菜、スープの素、ベイリーフを入れて煮る。アクをとりながら煮て、鶏肉に火が通ったら、たらを入れて煮る。
❺たらの色が変わったら、塩、こしょう、白ワインで味を調え、2～3分煮る。

POINT

とにかく栄養豊富

タンパク質、ビタミン、ミネラルがバランスよくとれる１品。ちなみにじゃがいもは、食欲を増す葉酸が含まれます。

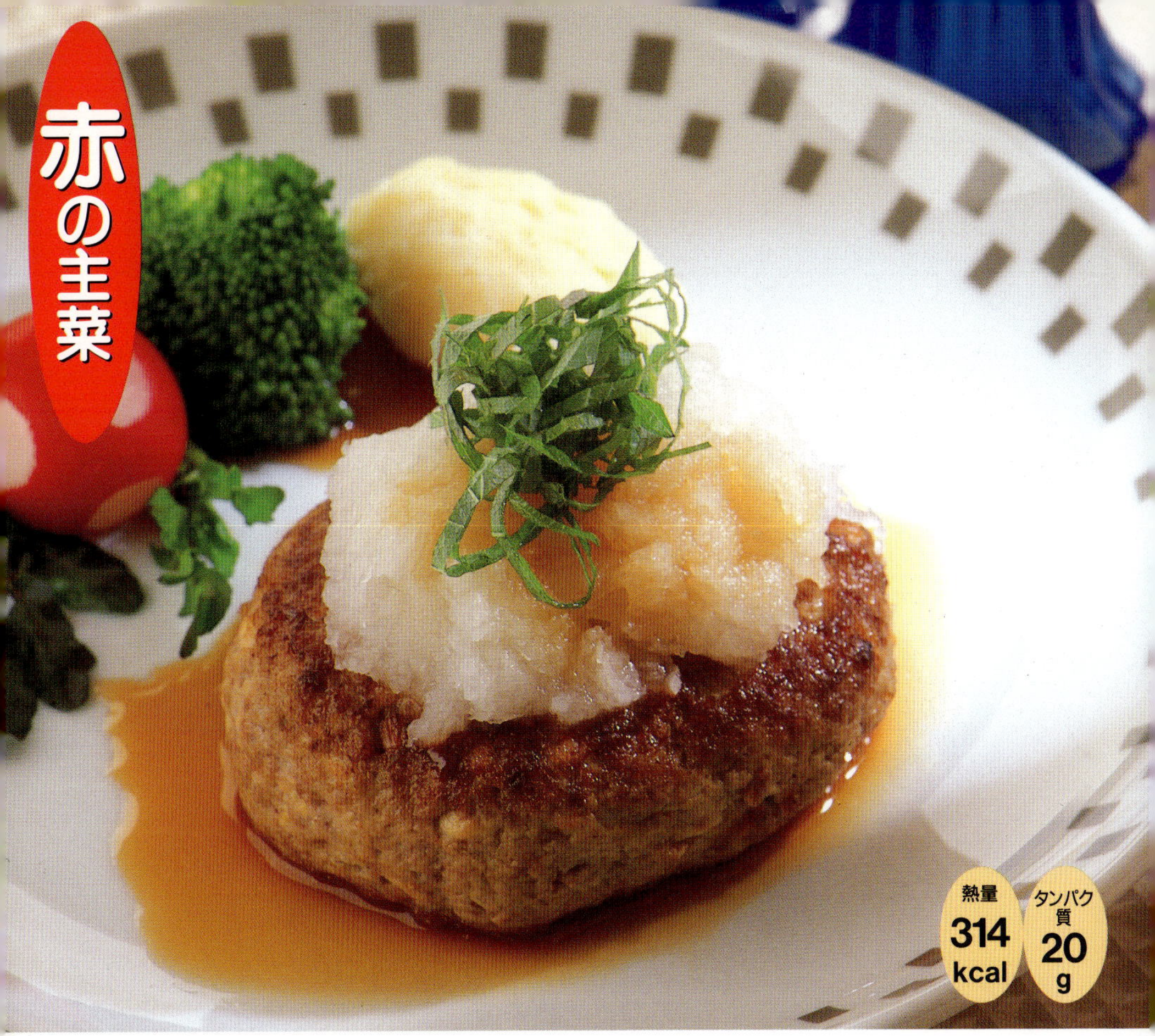

豆腐でやわらかしっとり

豆腐入り和風ハンバーグ

●材料(4人分)

合びき肉(赤身)……300g
木綿豆腐……1丁
塩……少々
こしょう……少々
すりごま……大2
しょうが……1片
ねぎ……1/4本
青じそ……4枚
大根(すりおろす)……400g
しょうゆ……適量

●作り方

❶合びき肉(脂の少ないところ)に、しっかり水切りをした豆腐、塩、こしょう、すりごま、しょうがとねぎのみじん切りを加えてよく混ぜ合わせる。
❷ハンバーグ形にまとめて油で焼く。
❸大根おろしをたっぷりのせ、せん切りにした青じそをのせ、しょうゆをかける。

POINT

豆腐がおいしい食感の秘密

脂身の少ない赤身を使うと、かたく、パサパサしがちですが、豆腐を加えることで、やわらかくしっとりと仕上がります。食欲がないときは、ポン酢を使うと、酸味があるので食欲が増進するでしょう。つけ合わせには、牛乳とバターを加えたマッシュポテトを使うと、ビタミン、糖質もとれます。

スープからも野菜がとれる

チンゲンサイ入り水ぎょうざ

熱量 370kcal
タンパク質 24g

●材料(4人分)

キャベツ……1/4枚
にら……4束
塩……少々
豚ひき肉……300g
Ⓐ ごま油……小1/2
　 酒……小1
ぎょうざの皮……2袋
チンゲンサイ……3株
鶏がらスープの素……少々
水……4C
しょうゆ、酢、ラー油……適量

●作り方

❶キャベツとにらはみじん切りにし、軽く塩をふり、しばらくおいて水気を絞る。
❷ひき肉に①とⒶを加え、混ぜ合わせる。
❸ぎょうざの皮で②を包む。
❹沸騰した湯にスープの素を入れ、食べやすく切ったチンゲンサイとぎょうざを入れる。浮き上がったら、たれをつけていただく。

油を使わず味わいそのまま

蒸し団子の甘酢あんかけ

熱量 316kcal
タンパク質 28g

●材料(4人分)

豚ひき肉(赤身)……500g
Ⓐ しょうが汁……1かけ分
　 酒……大1
　 しょうゆ……大1
　 片栗粉……大1
　 卵(小)……1個
しいたけ……4枚
たまねぎ……1個
ピーマン……2個
ゆでたけのこ……50g
にんじん……1/4本(40g)
片栗粉……大1
油……大1
Ⓑ チキンスープの素……1個
　 水……1C
　 砂糖……大3
　 しょうゆ・酢……各大2
　 塩……小1/2

●作り方

❶豚ひき肉にⒶを加えてよく混ぜ、ひと口大に丸めて耐熱皿に半量ずつのせ、ラップをして電子レンジでそれぞれ5分加熱する。
❷しいたけは石づきを取りそぎ切りにする。たまねぎはくし形に切り、ピーマンは乱切り、たけのこはたて半分に切って薄切りにする。にんじんは短冊切りにし、水1Cをふり、ラップをして電子レンジで1分加熱する。
❸油を熱して②を炒め、Ⓑを加え、煮立ったら水溶き片栗粉でとろみをつけ、①を入れてあんをからませる。

POINT

油こってりの常識を覆す ヘルシー中華2品

中華料理というと、油がこってりというのがイメージとしてありますが、肝臓の負担にならないように野菜たっぷり脂肪少なめにアレンジしました。水ぎょうざの具の野菜は、通常ゆでてしんなりさせますがビタミンの損失を防ぐために、塩でもみました。にらが肉のビタミンの活用度を高めますし、皮で糖質補給ができます。

蒸し団子は、油で揚げるところを電子レンジで加熱。高タンパクでビタミンたっぷりの肝臓に優しいメニューに仕上がっています。

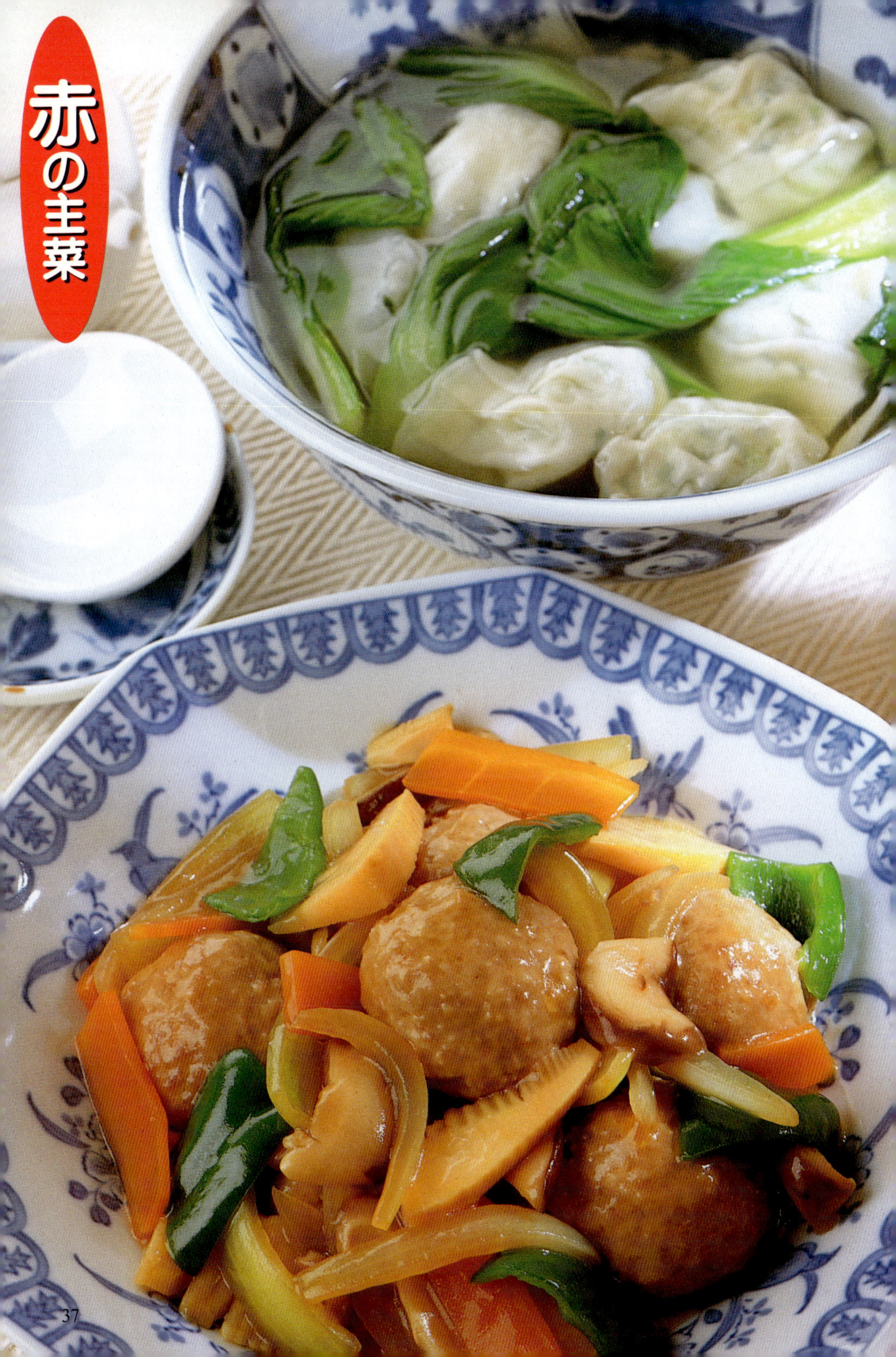

肉料理でも野菜たっぷり

ロールビーフのトマト煮

熱量 163kcal

タンパク質 27g

●材料（4人分）

- 牛肉（赤身薄切り）……500g
- さやいんげん……40g
- にんじん……40g
- 塩……少々
- こしょう……少々
- トマト水煮缶……1缶
- にんにく……1片
- Ⓐ
  - チキンスープの素……1個
  - 白ワイン……大2
  - 塩……少々
  - こしょう……少々

●作り方

❶牛肉に塩、こしょうをふる。

❷にんじんはさやいんげんの長さにそろえて拍子切りにし、さやいんげんとともに水少々をふってラップで包み、電子レンジで2分加熱する。これを牛肉で巻く。

❸トマトの水煮を細かくつぶして耐熱皿に入れ、すりおろしたにんにくとⒶを入れて混ぜる。この中に②を並べて入れる。

❹ラップをして電子レンジで6～7分加熱する。

POINT

薄切り牛肉で野菜を巻いて

牛肉は、かたまり肉を使うとボリュームが出ますが、調理に時間がかかり、しかもかたくなりがちなのが難点です。これでは、ただでさえ少ない食欲が、さらに減ってしまいますね。

そこで、薄い牛肉で野菜を巻くのがポイントなのです。短時間で調理でき、やわらかい食感を保つことができます。ボリューム感があるのに、エネルギーは低く、必要なビタミン類もたっぷりとれる特典付。

仕上げに粉チーズやパセリを振ると、彩りがよりよく仕上がります。

ここがポイント！ 肝硬変の人のメニュー

腹部の張りがあるときは繊維質のものは避けて

便秘を解消してくれるので、食物繊維を含む食品はたっぷりとるように冒頭で述べましたが、肝硬変が悪化している人は別です。腹部の張りがあったり、ガスが出やすくなったりしている場合は、おなかを刺激しないように、繊維質の多いごぼう、れんこん、枝豆、さつまいも、かぼちゃ、山菜のわらびなどは避けたほうがよいでしょう。

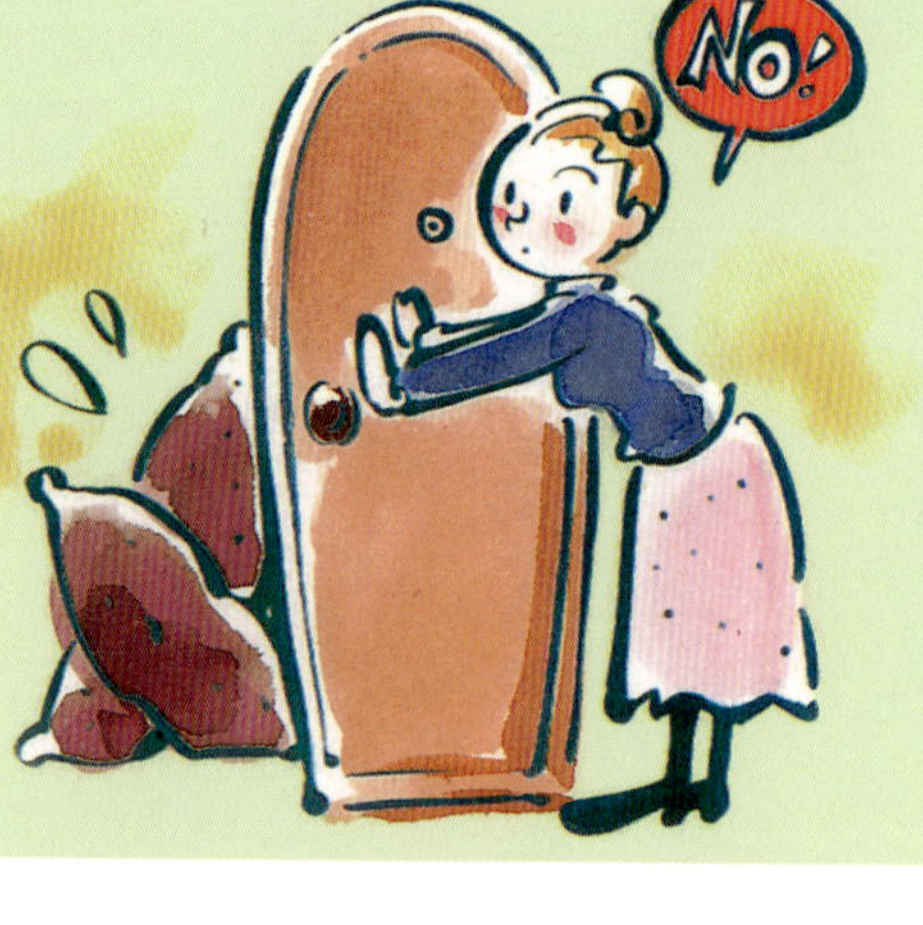

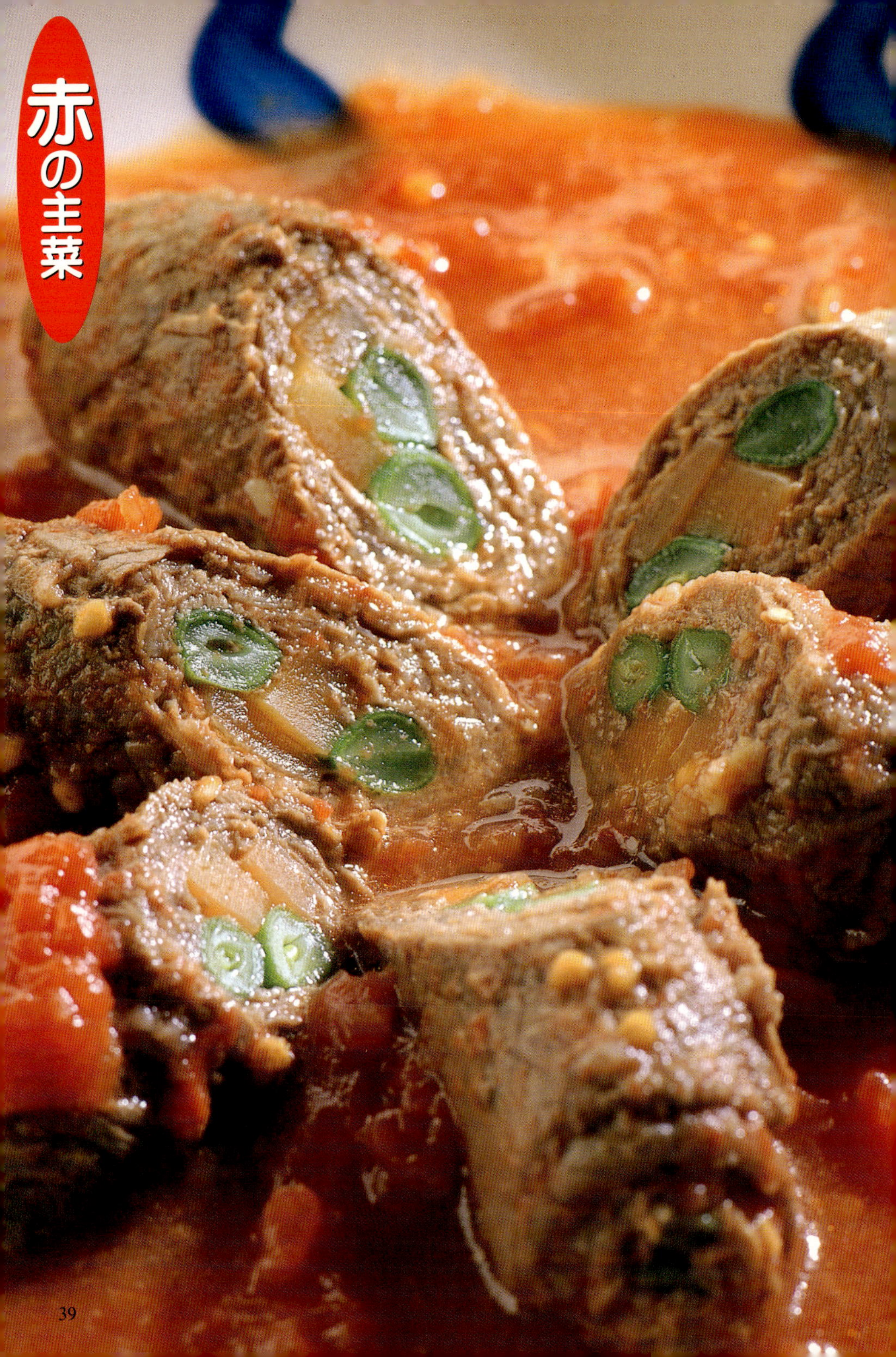

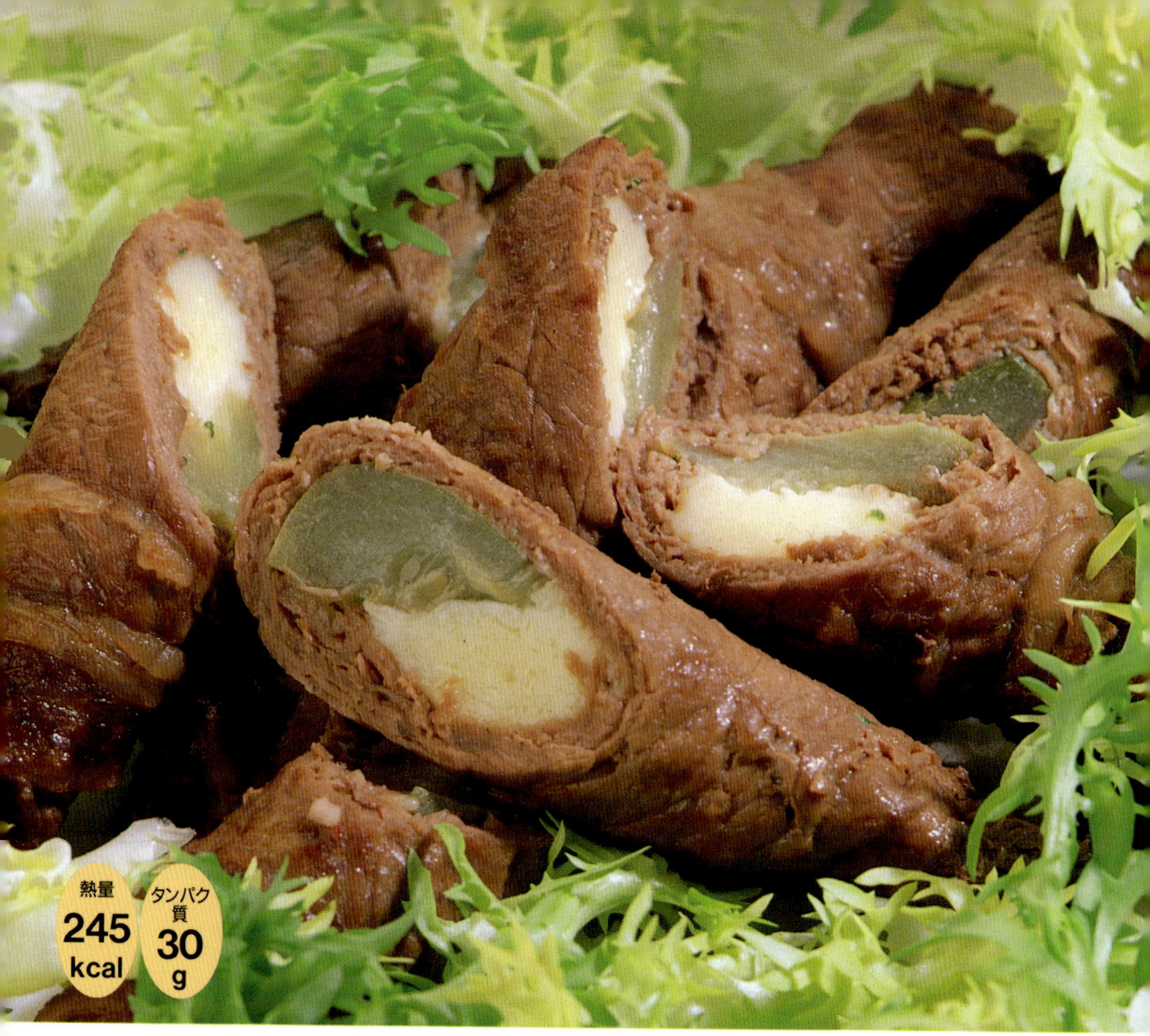

食感を生かすチーズと肉の絶妙コンビ

牛肉のチーズ巻き焼き

●材料（4人分）

牛赤身薄切り肉
……………8枚(500g)

ナチュラルチーズ
……………4枚(厚さ5㎜)

きゅうりのピクルス…2本

・にんにく油

にんにく…………1片

サラダ油…………大1

・辛子バター

バター……………大1

練り辛子・パセリ…小1

Ⓐ{レモン汁………1個分
　しょうゆ…………大1

エンダイブ………適量

●作り方

❶にんにくをすりおろしてサラダ油と混ぜたものを、牛肉にまぶしておく。

❷バターに辛子とパセリのみじん切りを混ぜ込む。

❸チーズは拍子木切りにし、きゅうりのピクルスは1本を縦4つに切る。

❹牛肉を薄くのばして広げる。牛肉に②をぬり、③をのせてしっかり巻き、巻き終わりを楊枝で止める。

❺オーブントースターに入れて4分ほど焼き、焦げ目がついたらアルミホイルをかぶせ、さらに2～3分焼く。エンダイブと一緒に盛りつけ、Ⓐで食べる。

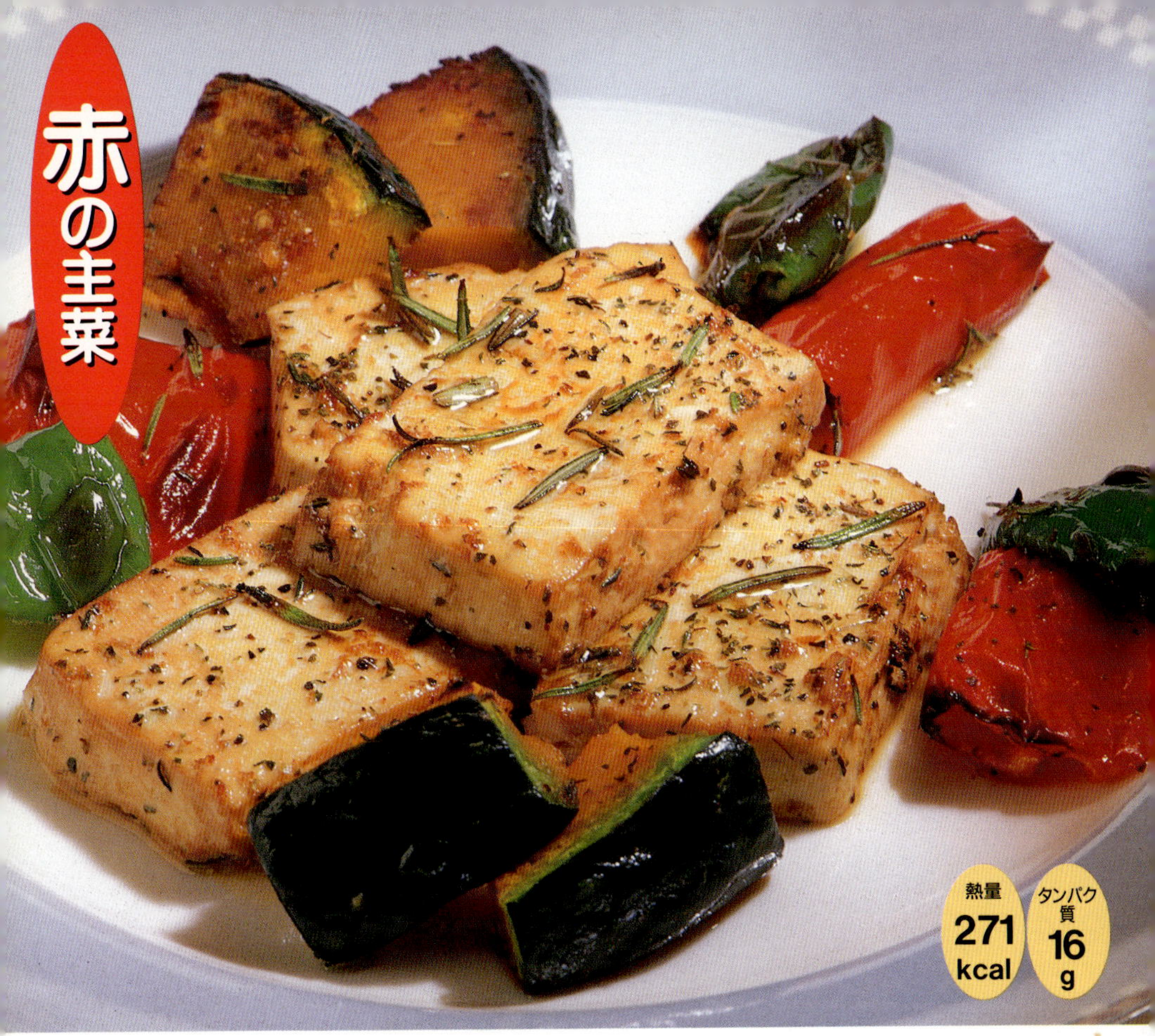
赤の主菜
熱量
271
kcal
タンパク質
16
g

ハーブの成分が疲労を回復

豆腐と野菜のハーブ焼き

●材料（4人分）

木綿豆腐……3丁

Ⓐ
- 塩……小1
- こしょう……少々
- タイム……小1
- ローズマリー……小1
- バジル……小1
- にんにく……1片
- オリーブ油……大2
- しょうゆ……大1

ピーマン……2個
赤ピーマン……2個
かぼちゃ……150g
レモン汁……½個分

●作り方

❶豆腐は充分に水を切り、1丁を6つに切る。
❷ピーマンはへたと種を取り縦に4等分し、かぼちゃは食べやすく切る。よく混ぜたⒶを全部の材料にからめて30分ほどおく。
❸オーブントースターで薄い焦げ目がつくまで焼く。レモン汁をふりかけていただく。

POINT

和風の豆腐も洋風に変身

いつもの素材を、変身させた1品。豆腐にハーブをまぶすことで、香りと風味があるので薄味でもＯＫ。ピーマンやかぼちゃなどの緑黄色野菜は、不足しがちなビタミンを補給できますし、ハーブの精油成分とレモンのビタミンCには食欲増進と疲労回復効果があります。

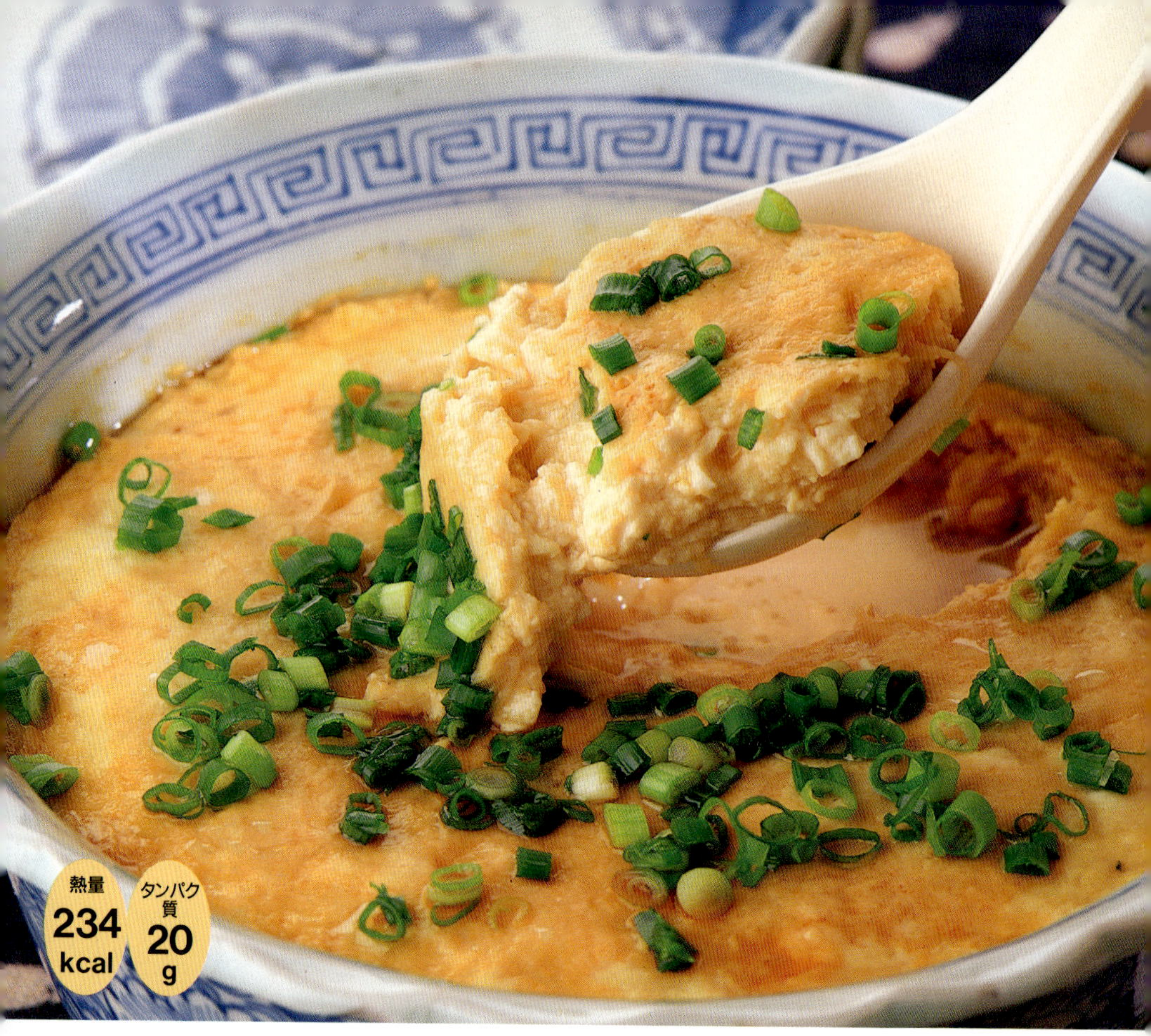

卵と豆腐でタンパク質大集合！

大鉢蒸し

●材料（4人分）

木綿豆腐……2丁
ほたて水煮缶……1缶
卵……3個
Ⓐ しょうが汁……1片分
　 片栗粉……大2
　 塩……少々
Ⓑ しょうゆ……大2
　 酢……大1
　 ごま油……大½
あさつき……適宜

●作り方

❶ボールに卵を割りほぐし、木綿豆腐をなめらかにくずして入れる。ほたて水煮を缶汁ごと入れ、Ⓐを加えて混ぜ、鉢に流し入れる。

❷ラップをかけて電子レンジで8分加熱し、Ⓑをかけ、あさつきの小口切りを散らす。

POINT

食欲そそる うまみ成分も豊富

卵と豆腐を組み合わせ、栄養価をより高めました。たれに酢を使っているので、食欲がないとき、疲れているときでもおすすめ。吸収のよさも申し分ありません。ほたてを使っているので、だしをとる手間が省けます。材料を混ぜ合わせ、電子レンジを使っての調理なので、忙しく家族が多い人でも安心。

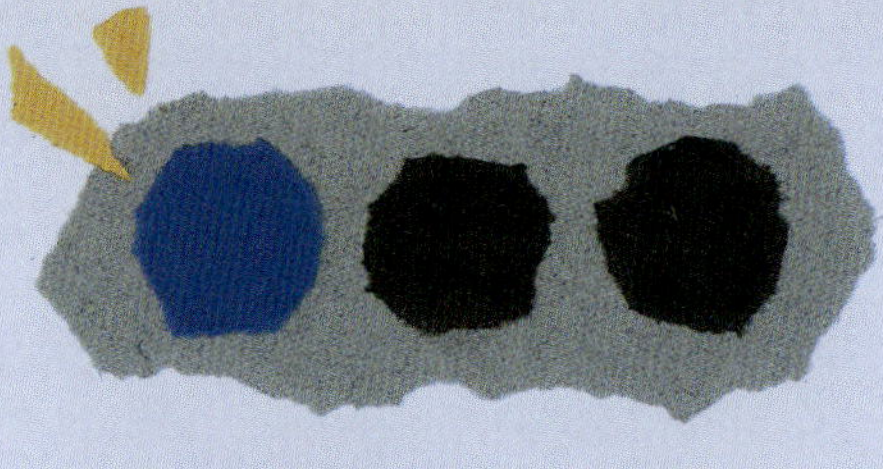

ビタミン、ミネラルが
たっぷりとれる

青の副菜

調理法と味つけに変化をもたせ、
たっぷりの量でもあきずに
食べられるようにしました。
できるだけ多くの素材を
使っていますので
さまざまな味覚が楽しめます。

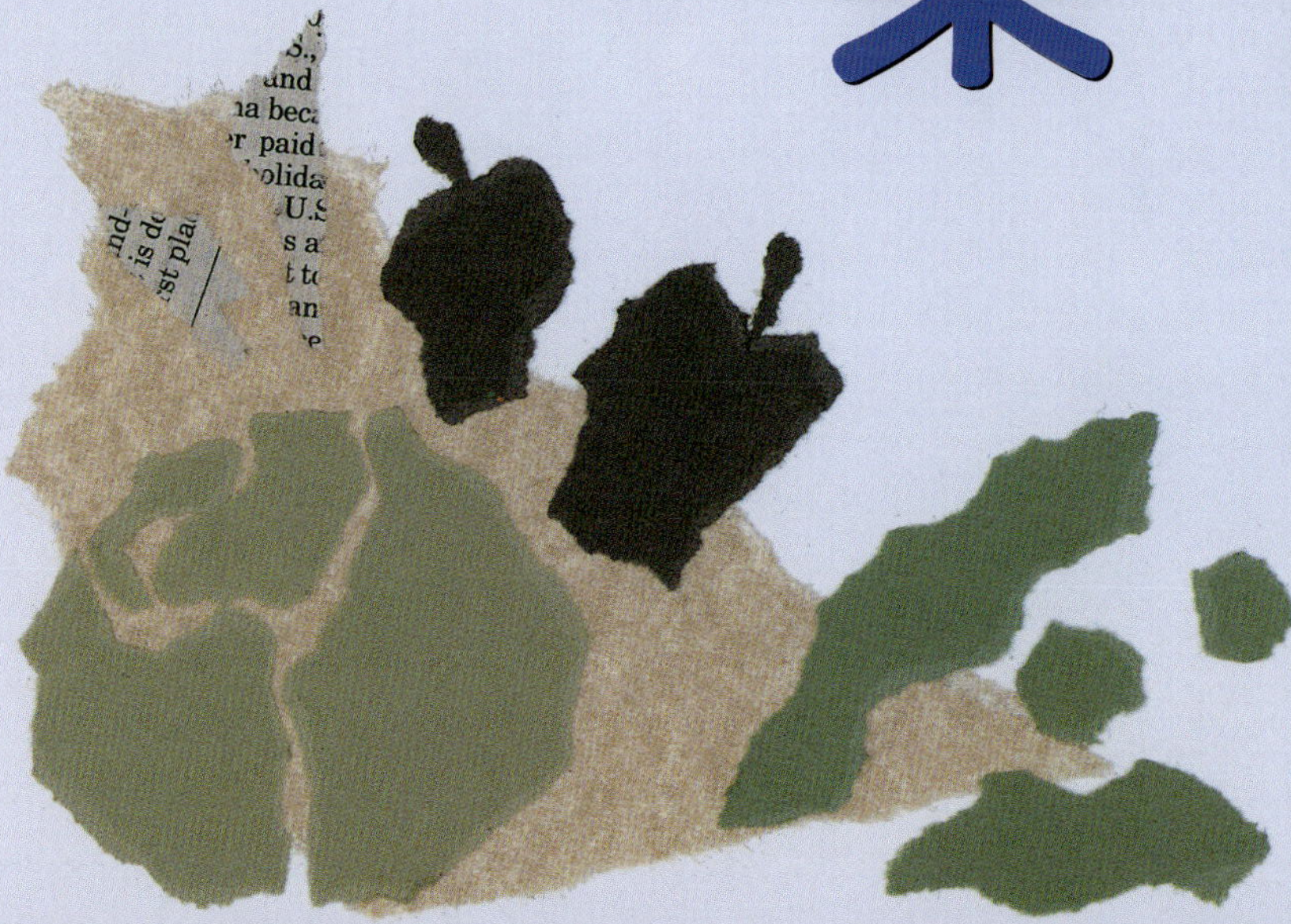

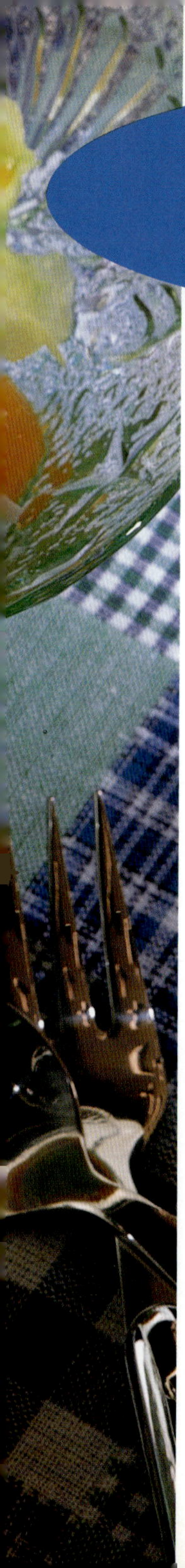

青の副菜

ソースなどで、栄養バランスが整うようにしました。
野菜だけではもの足りないと感じる人にもおすすめです。

ソースでタンパク質も補給できる

トマトとフルーツのカクテル

（写真手前）

熱量 71 kcal
タンパク質 3 g

●材料（4人分）

トマト……2個
グレープフルーツ……½個
アボカド……½個
Ⓐ マヨネーズ……大1
　カッテージチーズ……大3
　塩……少々
　こしょう……少々

●作り方

❶トマトは種を除いて1㎝角に、グレープフルーツは果肉を取り出してほぐす。アボカドは種にそってぐるりと包丁を入れ、前後にひねって2つに割り、種と皮を除いて1㎝角に切る。

❷Ⓐを合わせて①を和える。

冬の日の夕食におすすめ

白菜とみかんのサラダ

（写真奥）

熱量 174 kcal
タンパク質 3 g

●材料（4人分）

白菜……400g
みかん……2個
ゆで卵……1個
Ⓐ 酢……大2
　塩……小½
　油……大4
パセリ（みじん切り）……少々

●作り方

❶白菜は葉と軸に分け、葉は4㎝角くらい、軸は5㎝長さの棒状に切る。みかんは皮をむき、袋から出す。

❷卵の白身はみじん切りにし、黄身は裏ごしする。

❸Ⓐと①を和えて器に盛り、②とパセリのみじん切りを散らす。

POINT

ヘルシーにタンパク質補給

ビタミンたっぷりの果物、タンパク質とカルシウムを含むカッテージチーズのヘルシーな1品。

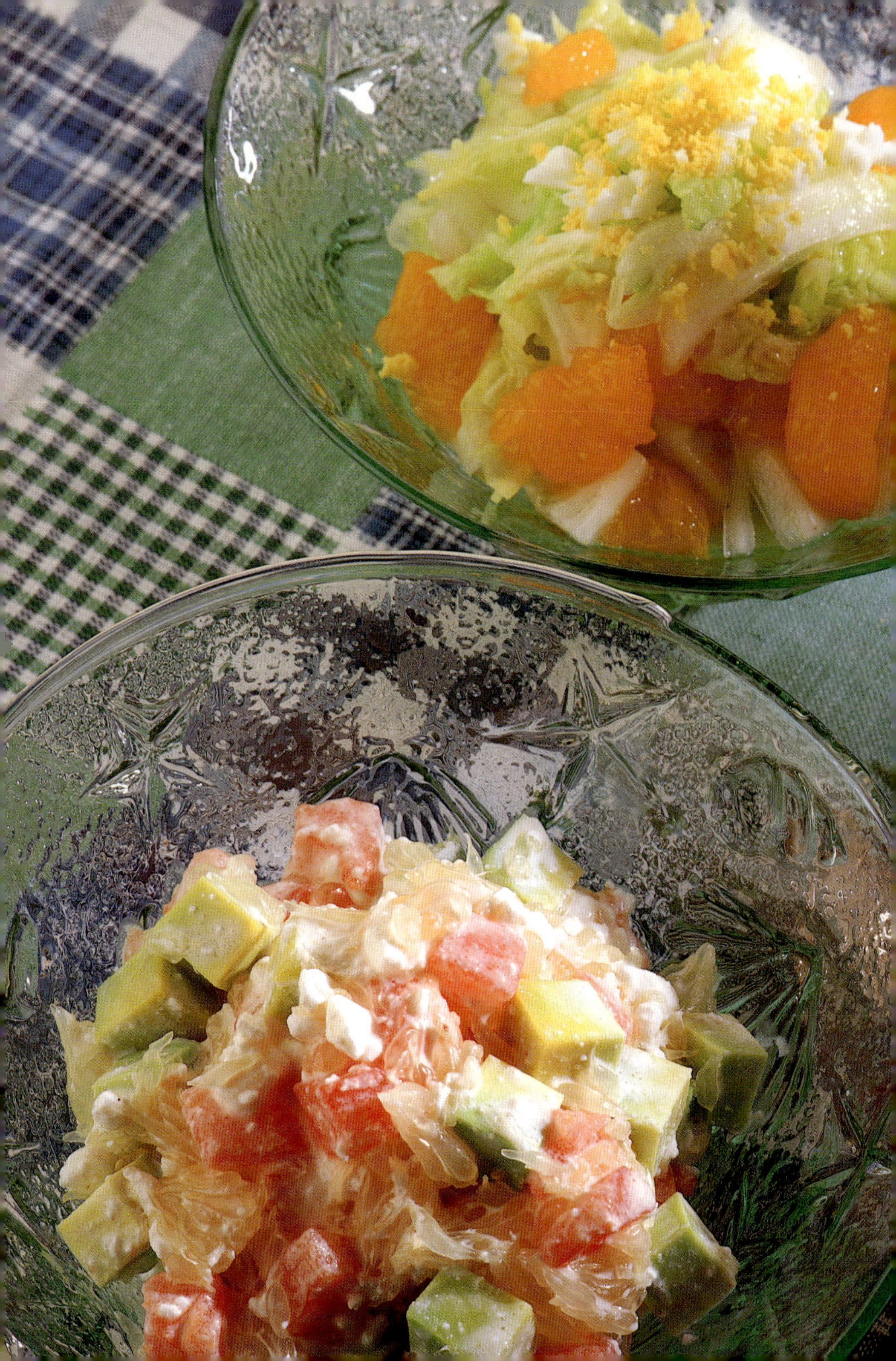

生野菜はすりおろして食べやすく

にんじんとりんごのおろしサラダ

●材料(4人分)

りんご……1個
にんじん……1本
レモン汁……1/2個分
油……小1

●作り方

❶りんごとにんじんは皮をむいてすりおろし、レモン汁をかける。
❷油を加えて混ぜ合わせる。
※材料を冷やすとよりおいしい。ミントやヨーグルトを添えても。

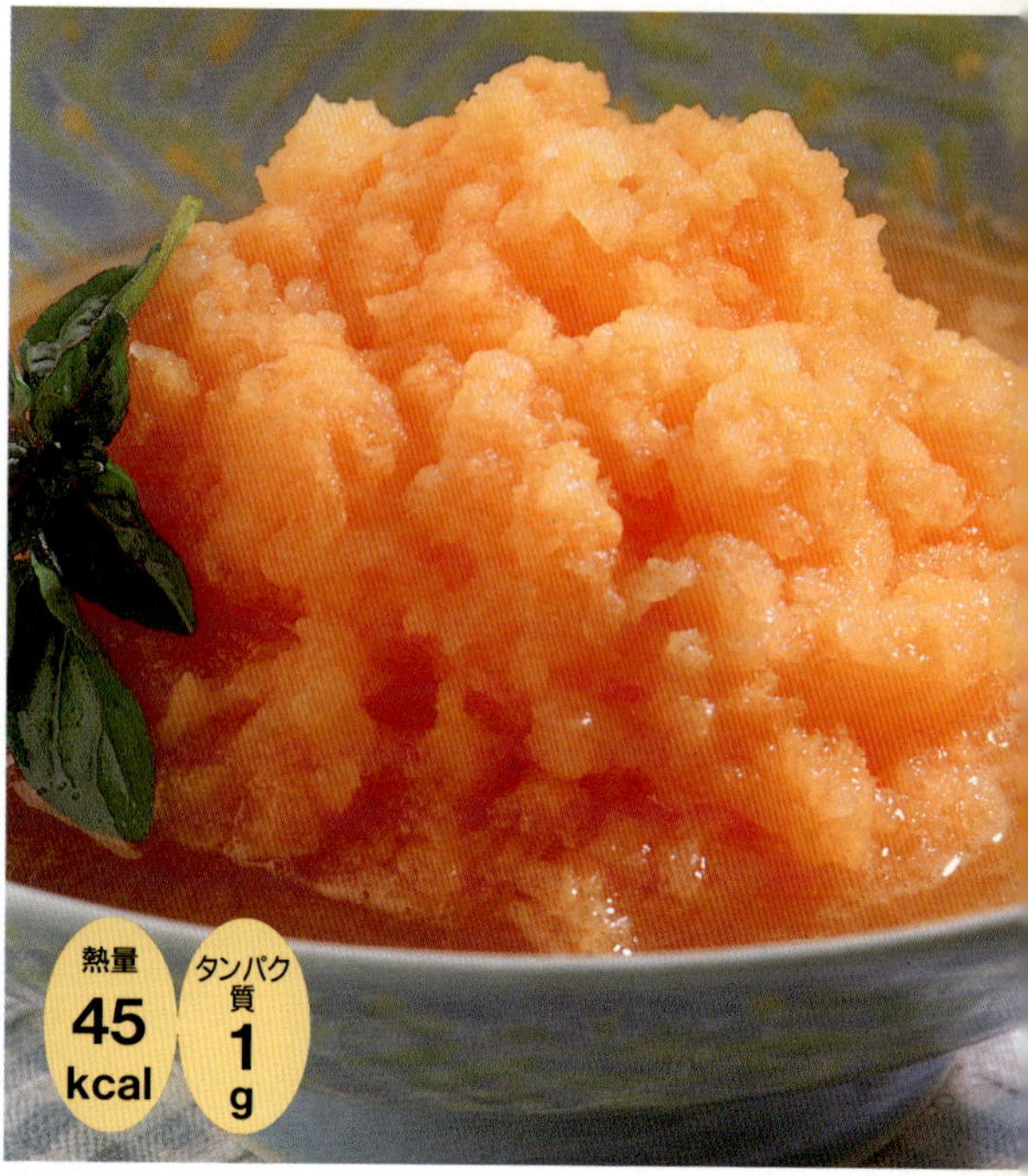

熱量 45 kcal
タンパク質 1 g

保存もきく疲労回復メニュー

長ねぎのサラダ

●材料(4人分)

長ねぎ……400g
Ⓐ レモン汁……1/2個分
Ⓐ 塩、こしょう……各少々
Ⓑ 酢……大3
Ⓑ 油……大1
Ⓑ 塩、こしょう……各少々
Ⓑ しょうゆ……小1
サラダ菜……1株
パセリ(みじん切り)……少々

●作り方

❶長ねぎは鍋に入る大きさに切り、熱湯でやわらかくゆでる。
❷ざるにあけてⒶをふり、冷ます。
❸①に混ぜ合わせたⒷを半量かけて和え、サラダ菜を敷いて盛る。
❹残りのⒷをかけ、パセリをふる。

熱量 63 kcal
タンパク質 2 g

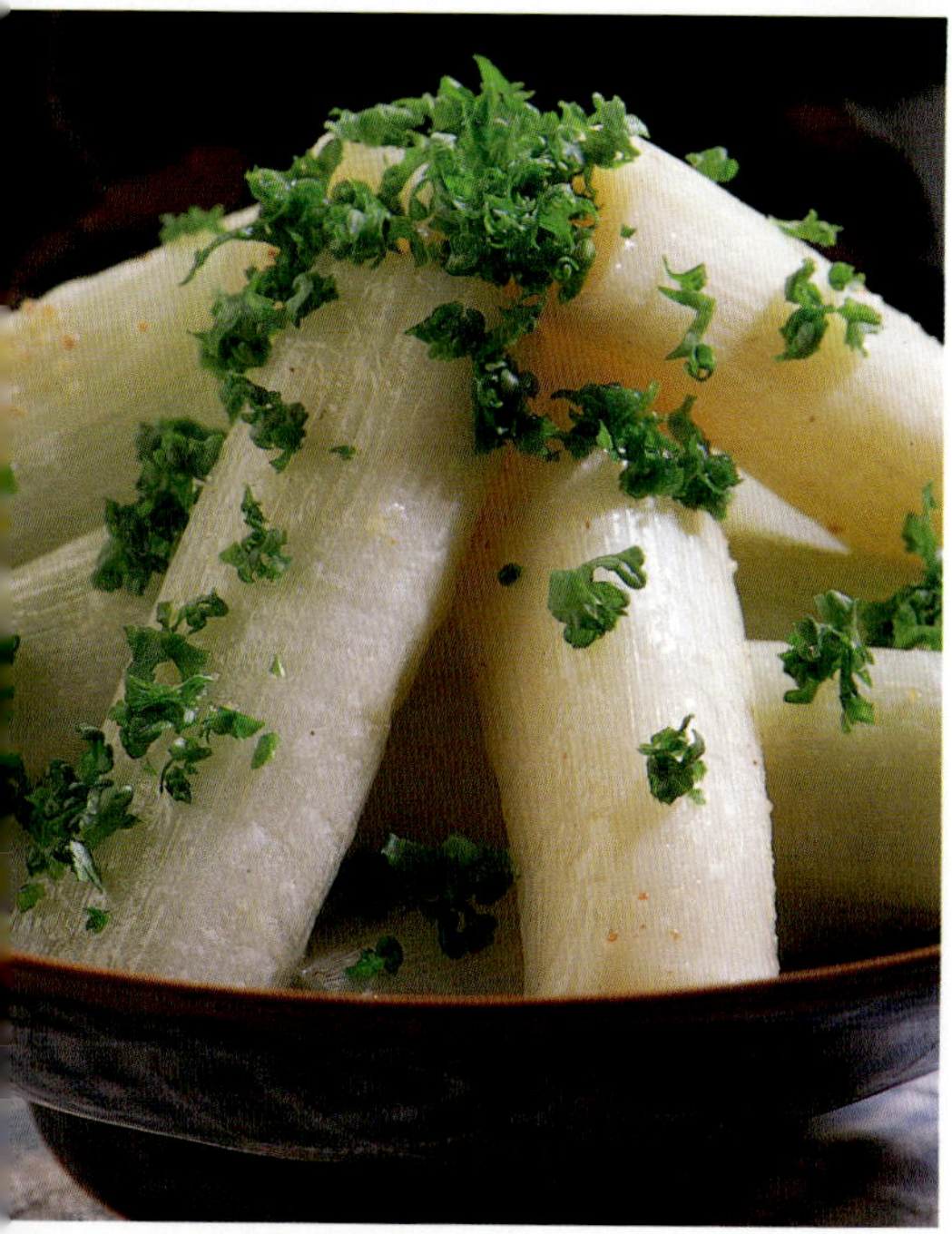

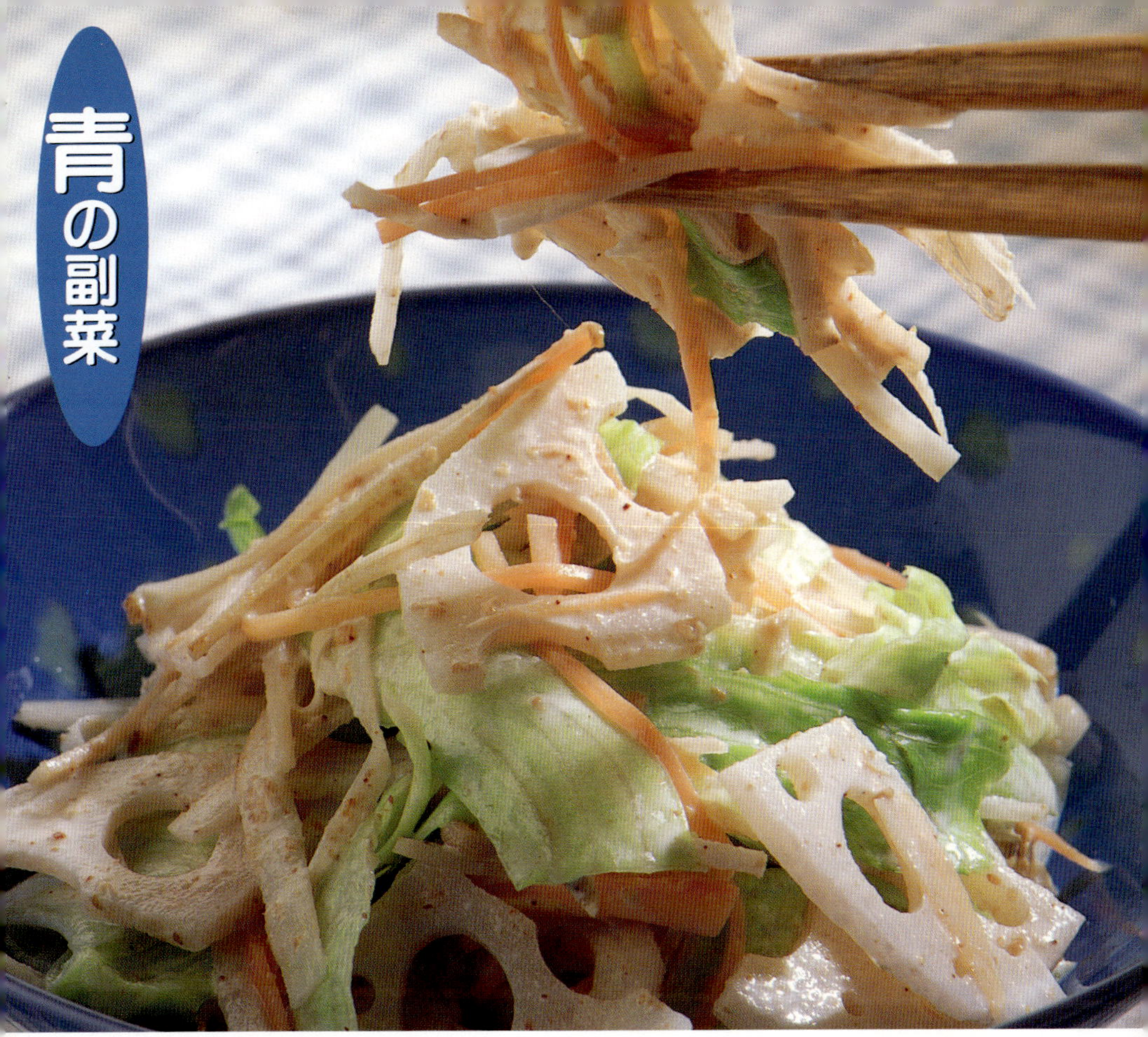

歯ごたえで変化をつけた一品

ごぼうサラダ

熱量 152 kcal

タンパク質 3 g

材料

ごぼう……150 g
れんこん……100 g
にんじん……50 g
レタス……1/2個
Ⓐ
すりごま……大2
マヨネーズ……大3
酢……大2
塩……少々
こしょう……少々

作り方

❶ごぼうは包丁の背で皮をこそげ取り、4cm長さのせん切りにして水にさらす。れんこんは皮をむいて4つ割りにし、薄いいちょう切りにして水にさらす。よく水を切ってから、熱湯でさっとゆでる。

❷にんじんは4cm長さのせん切りにする。レタスは1cm幅のざく切りにする。

❸Ⓐを混ぜて、水気を切った①、②を和える。

POINT

便秘予防の効果もあり

カロチンと食物繊維の王者コンビで、ビタミン不足解消と、便秘予防の一石二鳥。肝臓の負担が和らぐ1品です。マヨネーズとごまの風味がごぼうとにんじんの特有のくさみを消してくれます。

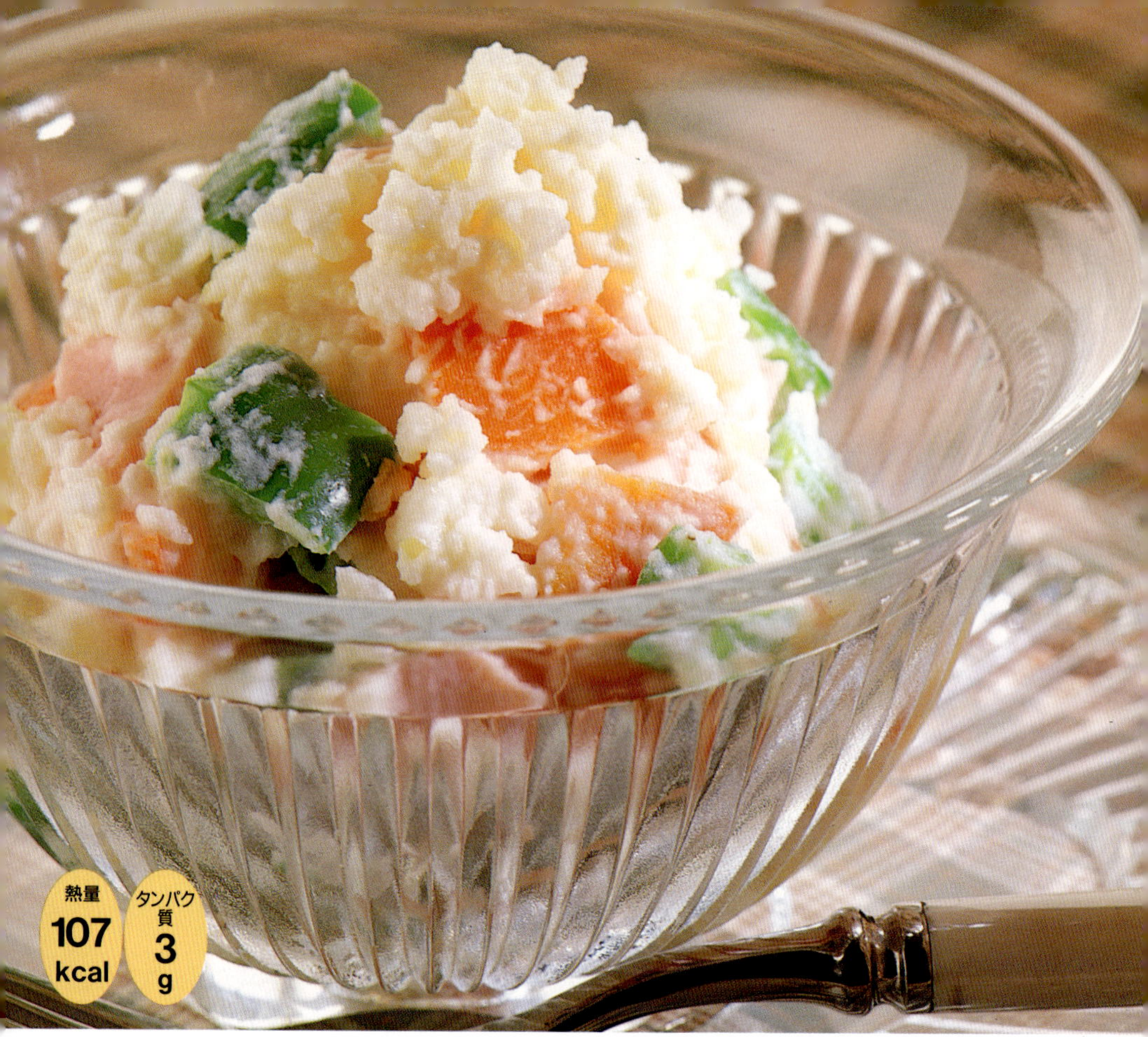

あっさり味わい、しっかり栄養

ヨーグルト味のポテトサラダ

●材料(4人分)

じゃがいも……………2個
たまねぎ………………1/4個
にんじん………………1/4本
ピーマン………………3個
ロースハム(薄切り)…4枚

Ⓐ
マヨネーズ………大1
ヨーグルト………大4
塩…………………少々
こしょう…………少々

●作り方

❶じゃがいもは皮をむいて4つに切り、ゆでてつぶす。たまねぎはみじん切りにして水にさらす。にんじんはゆでて一辺8㎜の薄切りに、ピーマンもゆでて一辺8㎜に切る。(電子レンジを使う場合は、にんじんは2分、ピーマンは1分加熱する)。ハムも同じように切る。

❷全部をⒶで和える。

POINT

ハーフ&ハーフでさっぱり低カロリー

マヨネーズを使って和えると、エネルギーが高くなるので、半分ヨーグルトを使いました。ヨーグルトには、タンパク質が含まれますし、酸味が食欲をそそります。腸内環境を整えて便秘を防ぐ作用も。ビタミンC不足解消には、ピーマンとじゃがいもはおすすめ。加熱してもビタミンCが壊れにくいのです。

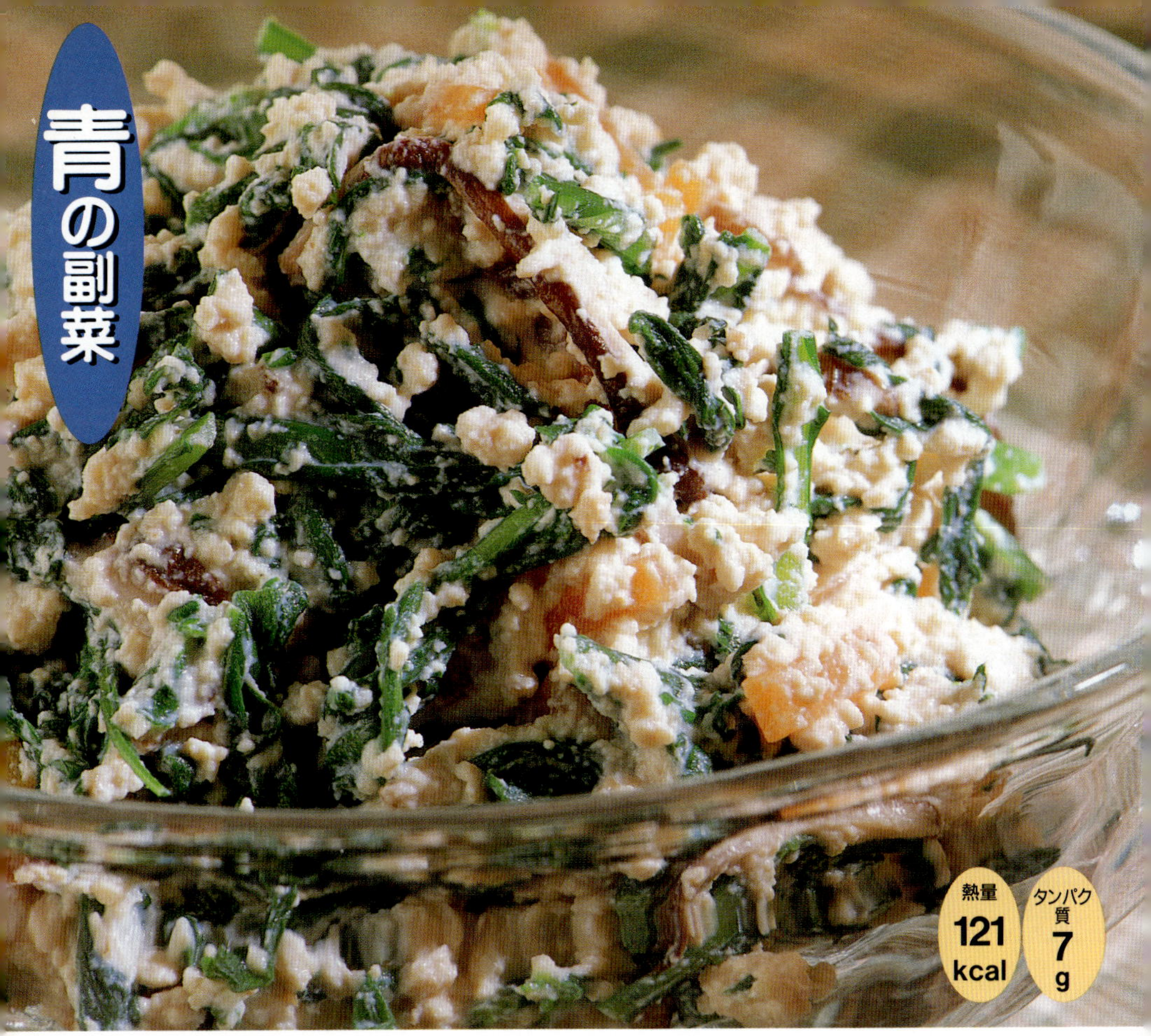

豆腐がしゅんぎくの味わいをまろやかに

しゅんぎくのくるみ白和え

●材料(4人分)

木綿豆腐……………½丁
しゅんぎく…………300 g
にんじん……………40 g
しいたけ……………4枚
むきくるみ…………40 g
Ⓐ しょうゆ…………小1
　砂糖………………大½
　塩…………………小½

●作り方

❶豆腐は重しをしてしっかりと水気を切る。
❷しゅんぎくはゆでてざるに取り、広げて冷ます。4cm長さに切り、しょうゆ大1(分量外)をふり、軽く絞る。にんじんはゆでて2cm長さのせん切りにする。
❸しいたけは石づきを取り、オーブントースターか焼き網で焼き、せん切りにする。
❹くるみはフライパンで軽く煎り、できれば皮をむく。すり鉢に入れてよくすり、水切りをした豆腐を入れてさらによくすり合わせる。Ⓐで味をつけ、全部を和える。

POINT

くるみが栄養を高める

しゅんぎくとにんじんに含まれるベータカロチンには、肝細胞の修復を助ける働きがあるため、たっぷりとりたいものです。また、和え衣のくるみにはベータカロチンの吸収をよくする油が含まれますので、効率よい組み合わせです。

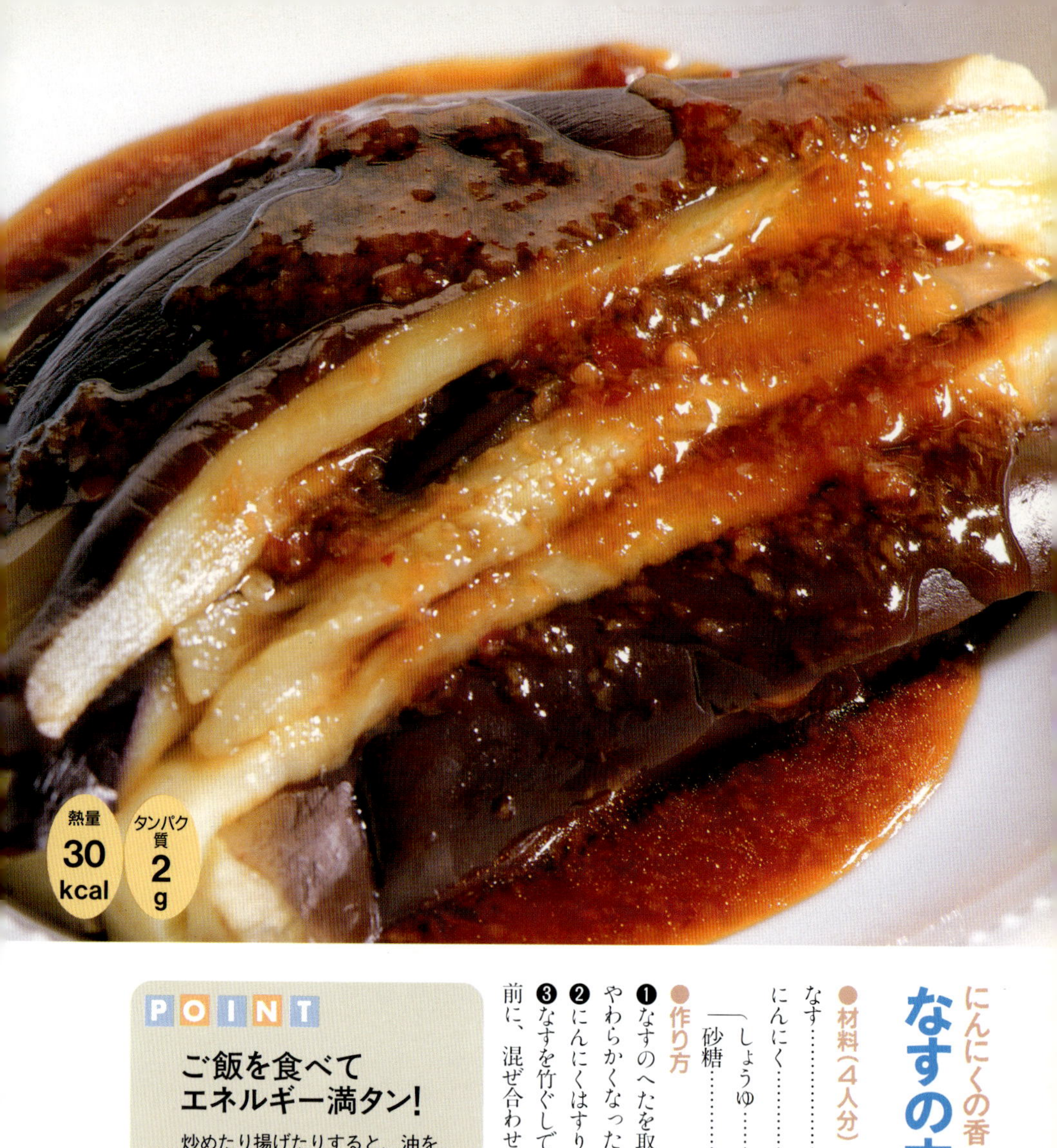

にんにくの香ばしさが食欲を刺激

なすの中華風和え

●材料（４人分）

なす……………………4本
にんにく………………1片
Ⓐ
しょうゆ………………大2
砂糖……………………小1
塩………………………少々
酢………………………大½
ごま油…………………小½
トウバンジャン…少々

●作り方

❶なすのへたを取って、丸のまま電子レンジで加熱する。やわらかくなったら、冷蔵庫でよく冷やす。
❷にんにくはすりおろしⒶとよく混ぜる。
❸なすを竹ぐしで縦に細くさき、盛りつける。食べる直前に、混ぜ合わせた②をかける。

POINT

ご飯を食べてエネルギー満タン!

炒めたり揚げたりすると、油をたくさん使いがちななすですが、電子レンジを使うことで、油は少量ですみ、手間も省けます。にんにくを使っているのでご飯の糖質の利用度が高くなります。食欲がないときでも、にんにくとトウバンジャン、ごま油の風味で、食欲も増進されます。

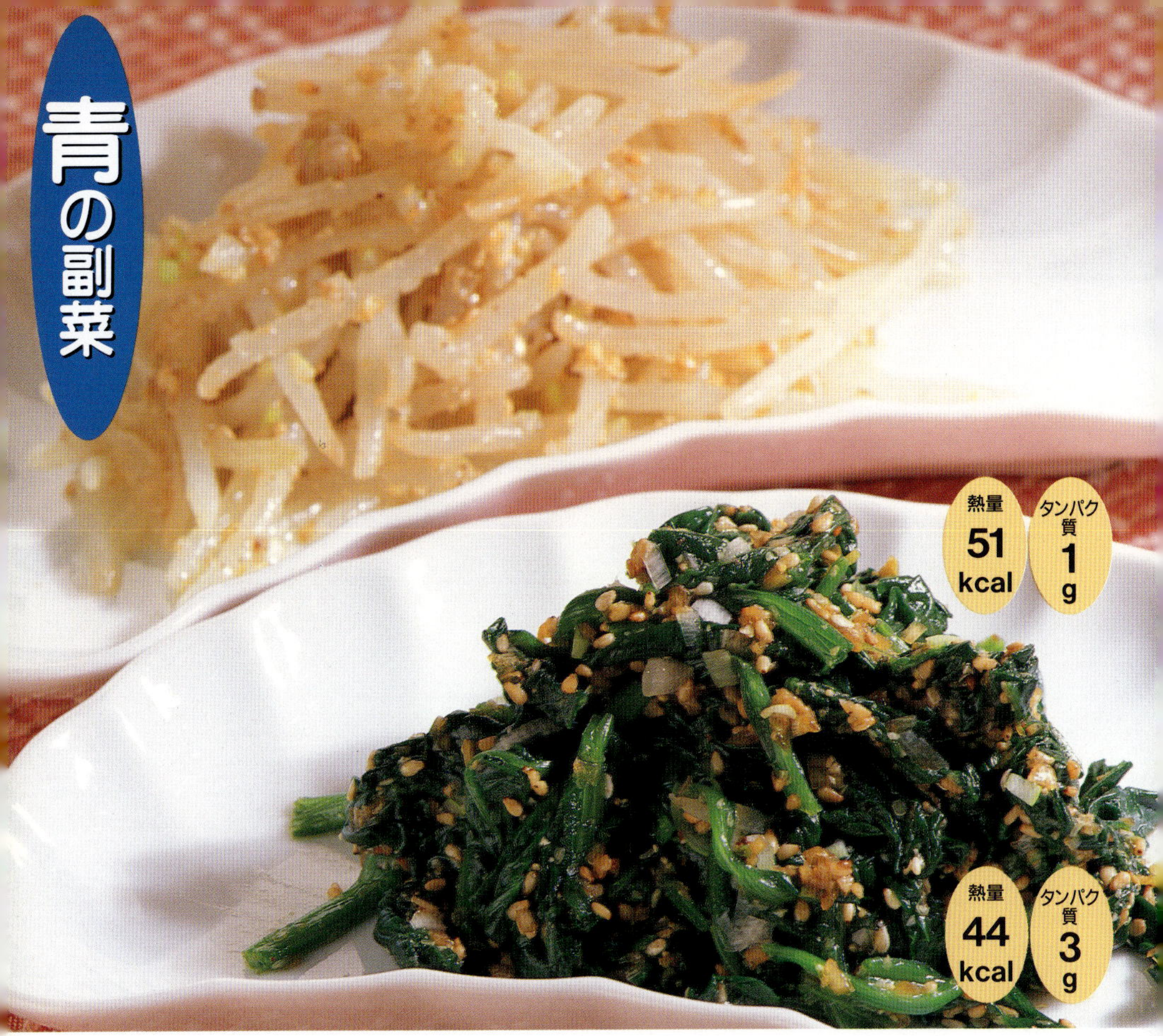
青の副菜
熱量 51 kcal
タンパク質 1 g
熱量 44 kcal
タンパク質 3 g

野菜嫌いの男性におすすめ！

ナムル2種

●材料（写真手前／4人分）

ほうれん草……1束（300 g）

Ⓐ
- ねぎ（みじん切り）大1
- ごま（粗ずり）……大1
- しょうゆ……大1
- 塩……少々
- ごま油……小1
- 粉唐辛子……少々

●作り方

ほうれん草はゆでて水に取り、軽く絞って4㎝長さに切る。混ぜ合わせたⒶで和える。

●材料（写真奥／4人分）

もやし……500 g

Ⓐ
- ねぎ（みじん切り）大1
- ごま（粗ずり）……大1
- 塩……小$\frac{2}{3}$
- ごま油……大$\frac{1}{2}$
- 砂糖……小$\frac{1}{2}$
- 酢……大$\frac{1}{2}$
- こしょう……少々

●作り方

もやしはたっぷりの湯でゆでてざるにあげ、冷ます。ボールにⒶを入れ、もやしを和える。

POINT

ヘルシーでも味わい濃厚

さまざまな薬味を使っているので、ご飯、肉類と組み合わせたときに、栄養素の活用度が非常に高くなるメニューです。ほうれん草、もやしのほか、こまつ菜、しゅんぎく、にらなどでも応用できます。

歯ごたえとごまの風味が食欲そそる

セロリのごま和え

熱量 39 kcal

タンパク質 2 g

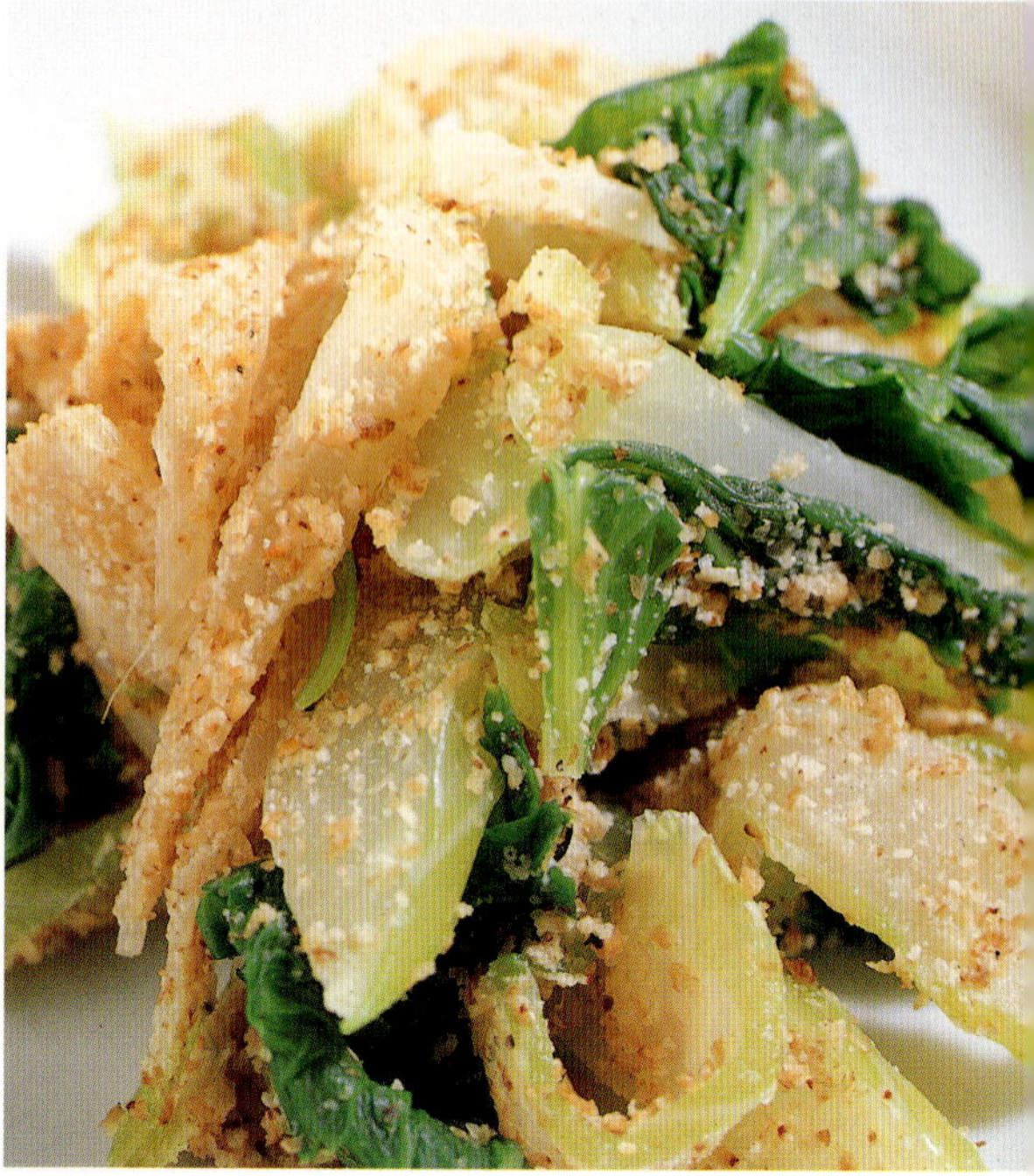

●材料(4人分)

セロリ……………………1束
すりごま……………………大2
しょうゆ……………………大1

●作り方

❶セロリは葉と茎の部分を切り分ける。熱湯に茎を入れ、ひとゆでしたら葉を入れてゆでる。
❷歯ごたえが残る程度にさっとゆでたらザルにあけて冷ます。
❸葉はざく切り、茎は斜め薄切りにして、水気を軽く絞り、すりごまとしょうゆで和える。

酢の物が嫌いな人でもOK!

レタスのレモン酢和え

●材料(4人分)

レタス……………………300g
しらす干し……………………50g
生わかめ……………………30g
塩……………………大½
Ⓐ{酢、しょうゆ……………………小1
Ⓑ{レモン汁……………………1個分
　しょうゆ……………………小½

●作り方

❶水2C(分量外)に塩を溶かし、レタスを食べやすくちぎってひたす。少しおいて、水気を軽く絞る。
❷しらす干しに熱湯をかけ、水気を切る。
❸わかめはもどして熱湯でさっとゆでて水に取り、ざるにあける。食べやすく切ってⒶをかけ、少しおいて軽く押さえて水気を絞る。
❹ボールに全部を入れて、Ⓑで和える。

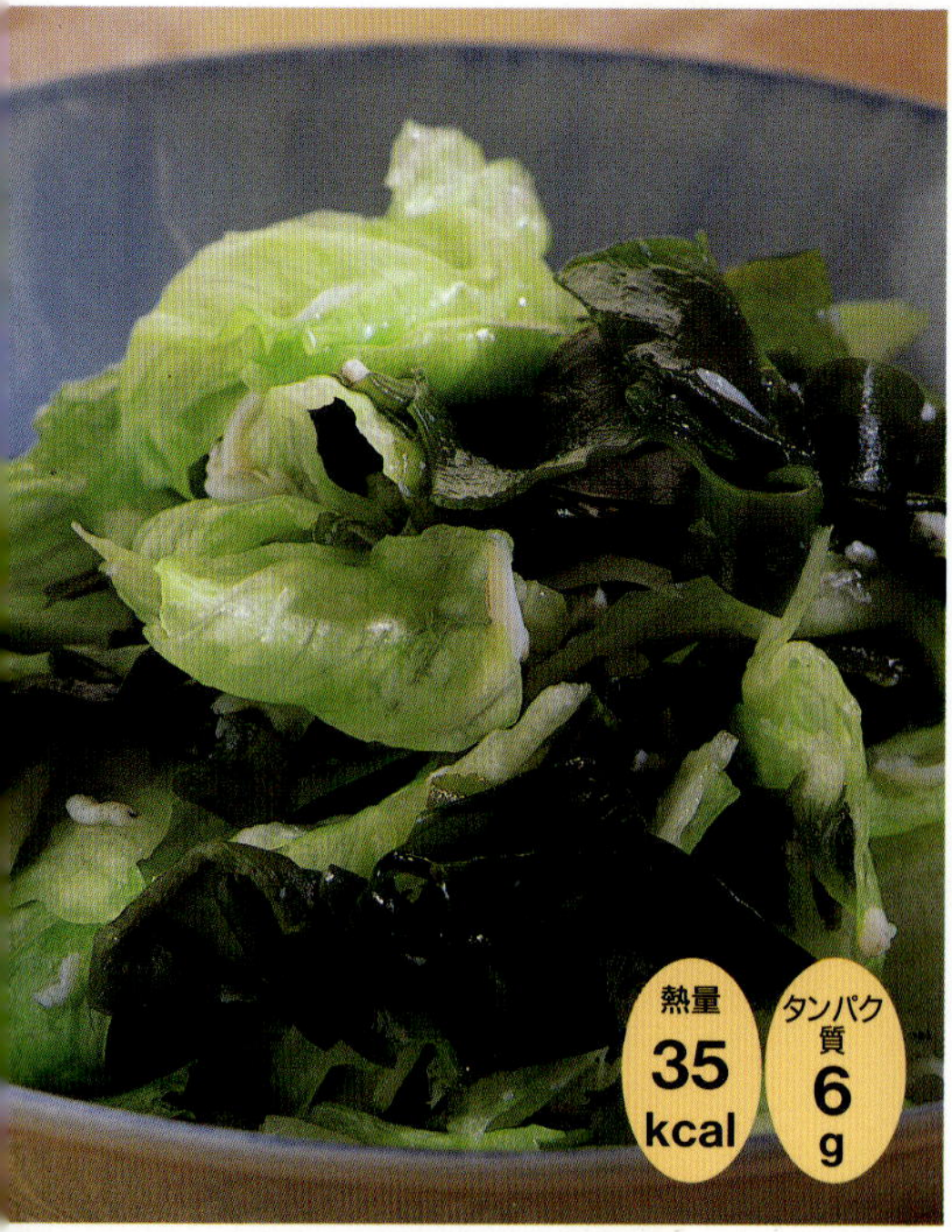

熱量 35 kcal

タンパク質 6 g

青の副菜

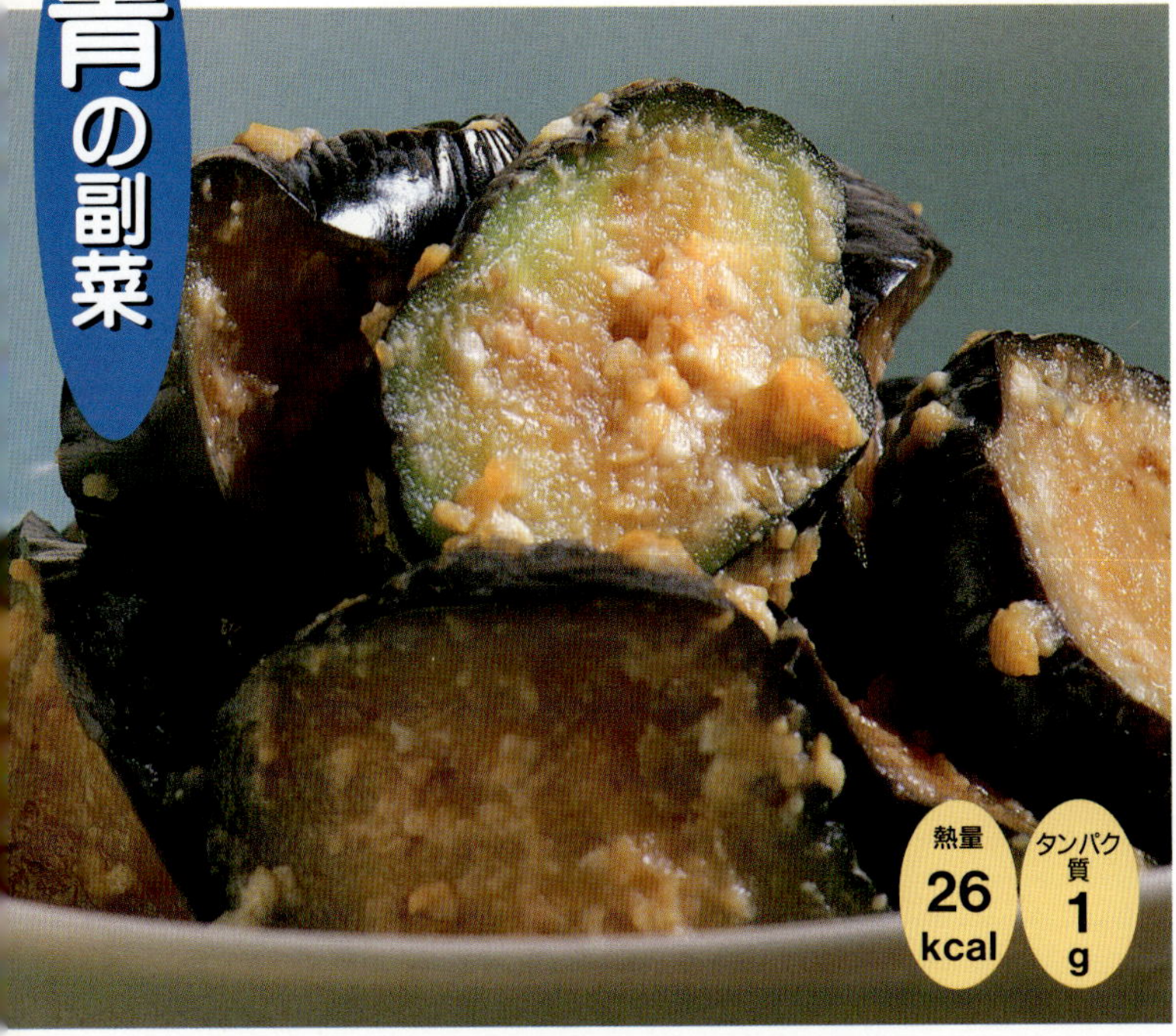

熱量
26
kcal
タンパク質
1
g

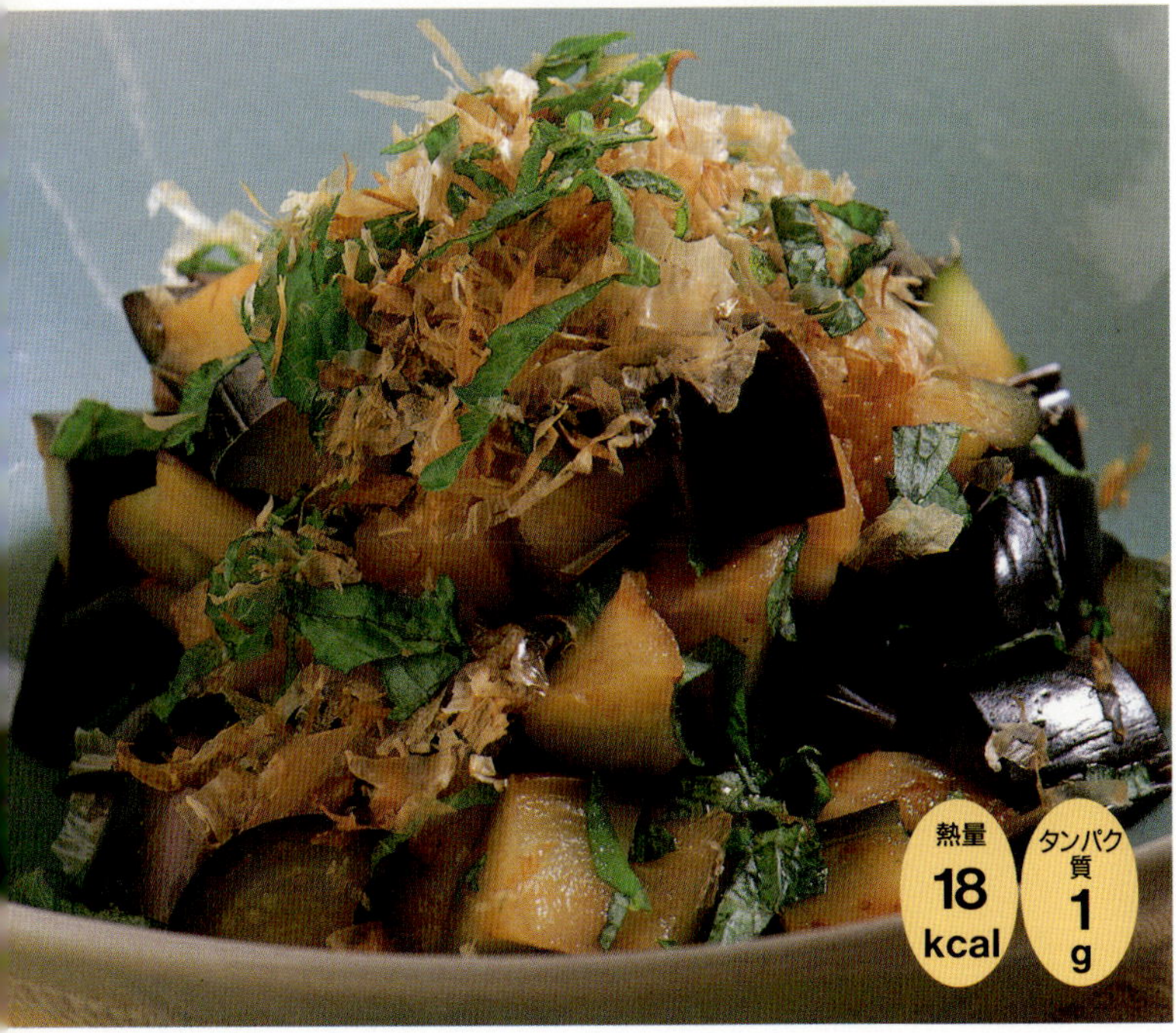

熱量
18
kcal
タンパク質
1
g

食欲減退の夏に

もみなす2種

(上)なす……4本

Ⓐ{みそ、酒……各大1
　砂糖……小1

塩……少々

(下)なす……4本

青じそ(せん切り)……10枚分

けずりぶし……少々

酢、しょうゆ……各大½

塩……少々

●作り方

(上)なすは8㎜厚さの輪切りにし、水にさらす。ざるにあけて水気を切り、塩をふり軽くもむ。Ⓐで和える。

(下)なすはへた付きで縦に6等分し、塩をふる。崩さないようしんなりするまでもみ、水気を絞る。酢をふり1㎝幅に切る。青じそ、けずりぶしとしょうゆをかける。

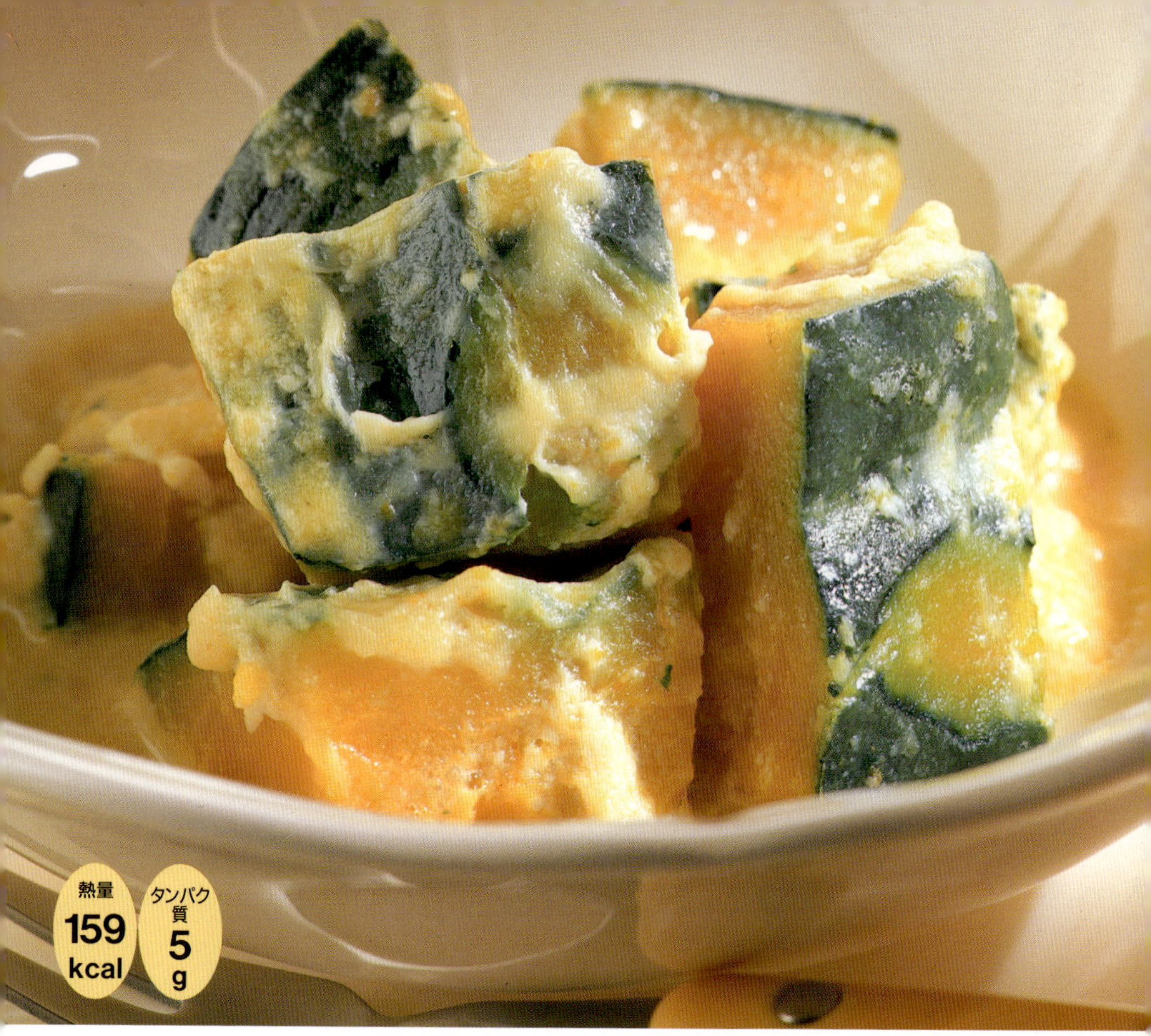

牛乳の乳糖が自然な甘みを生む

かぼちゃの牛乳煮

●材料（4人分）

かぼちゃ……400g　牛乳……2C

バター……大1　塩……少々

●作り方

❶かぼちゃは種を除き、ひと口大に切り、バターで軽く炒める。

❷塩少々をふり、牛乳を注いで、ふたをしないで煮る。このとき、牛乳の膜がふたのかわりになる。膜がしぼんだらできあがり。

POINT

残ったらスープに変身可能

かぼちゃにバターと牛乳を加えることで、カロチン、タンパク質それぞれの吸収が高くなります。砂糖を加えなくても牛乳に乳糖が含まれているので自然な甘みが楽しめます。たっぷり作って残ってしまっても、大丈夫。かぼちゃをつぶして、スープで薄めれば、おいしいポタージュスープのできあがりです。

青の副菜

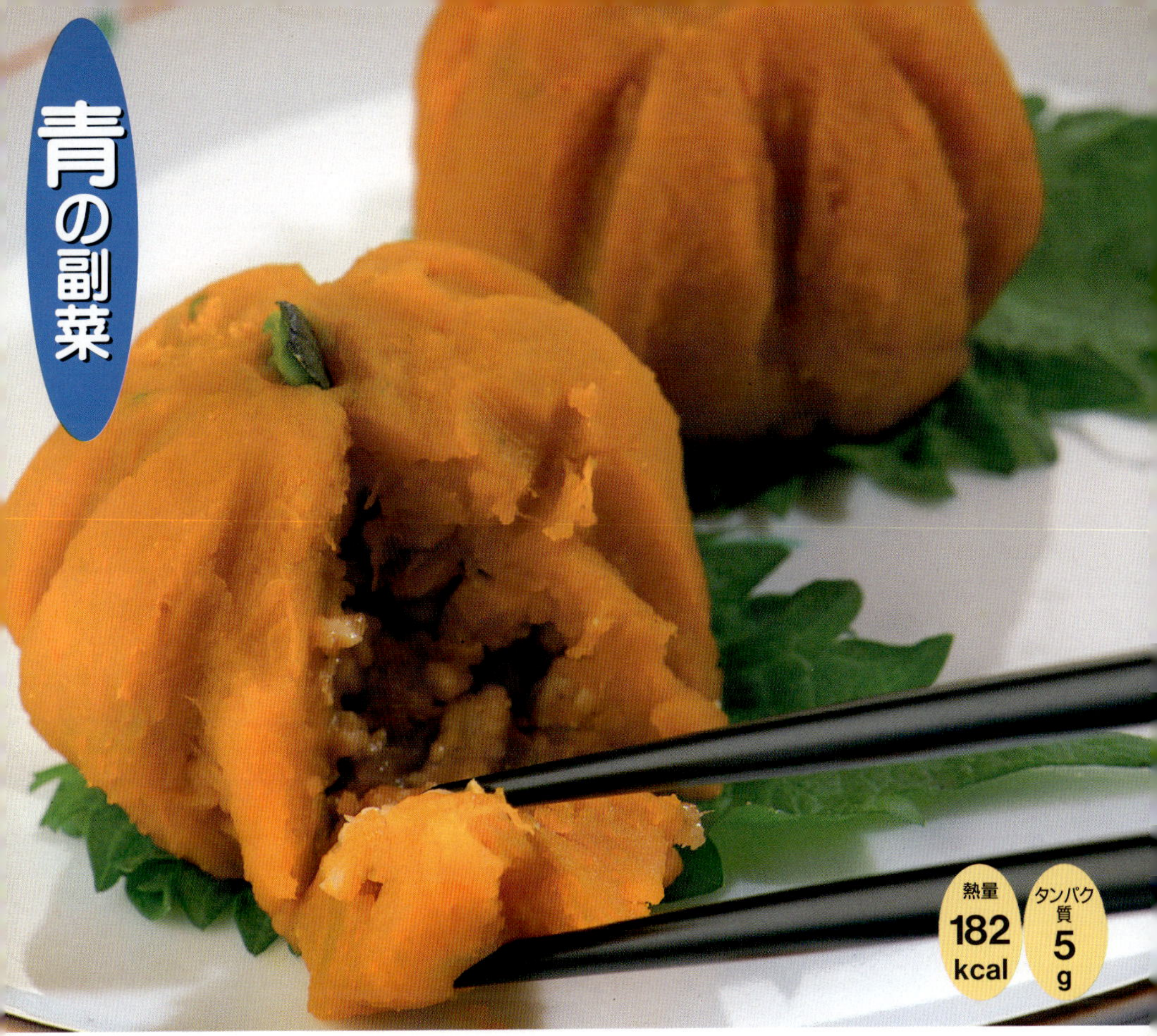

熱量 182 kcal

タンパク質 5 g

中にタンパク質が詰まった

かぼちゃまんじゅう

●材料（４人分）

- かぼちゃ……400g
- Ⓐ 砂糖……大1 / 塩……小½ / みりん……大2
- 鶏ひき肉……150g
- Ⓑ ねぎ（みじん切り）¼本 / しょうが汁……1片分 / みりん、しょうゆ各小2 / だし汁……大3
- 片栗粉……小½
- 飾り用青じそ……4枚

●作り方

❶かぼちゃは皮と種を除いて小さく切り、ひたひたの水とⒶを加えて、水気を飛ばしながらやわらかく煮る。裏ごしするか、なめらかにつぶす。

❷鶏ひき肉にⒷを加えて混ぜながら煮て、そぼろにし、水溶き片栗粉でまとめる。

❸¼量のかぼちゃをラップの上に広げ、¼量の②をのせて包む。箸でかぼちゃ形にすじ目をつけるとよい。青じそを敷いて、盛りつける。

POINT

中の具で栄養のバランスをとる

かぼちゃの果肉の中に具を入れることで、味わい的にもメリハリがつきますし、タンパク質もとれ栄養のバランスもバッチリ。形がかわいいので、お子さんも一緒に食べられるメニューです。冬に食べれば風邪も防げて一石二鳥！

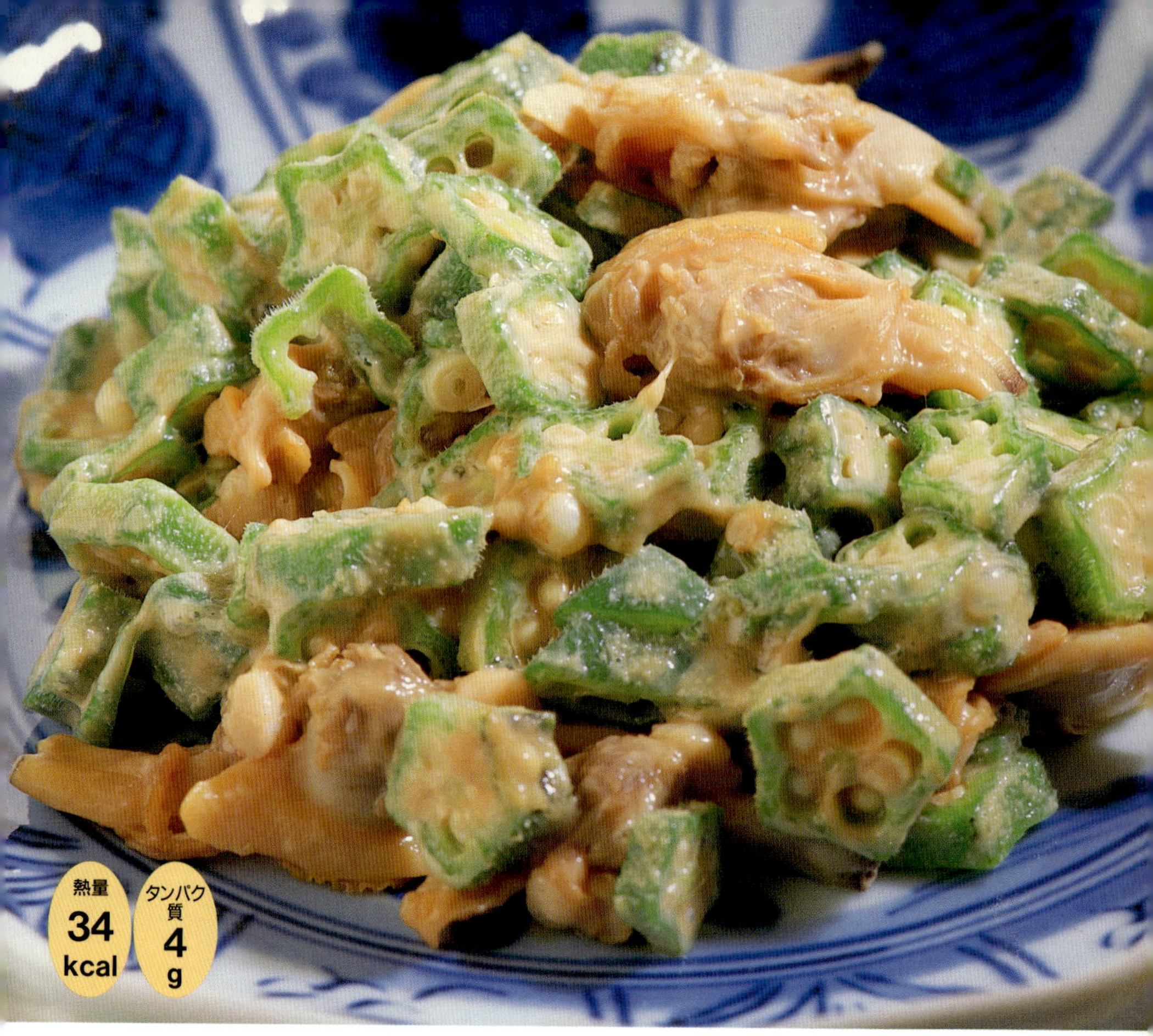

ネバネバパワーでだるさをノックダウン！

オクラのピーナッツバター和え

●材料（4人分）

オクラ……………………12本
あさり（むき身）……100g
酒………………………大1
Ⓐ｛ピーナッツバター大1/2
しょうゆ………大1
だし汁…………大1｝

●作り方

❶オクラに塩少々（分量外）をふって、こするようにしてうぶ毛を取り、熱湯でさっとゆでる。水に取って冷まし、水気をふいて小口切りにする。

❷あさりのむき身は薄い塩水で洗って水気をよく切り、酒を加えて小鍋で煎り煮して火を通す。

❸水気を切ったあさりとオクラを、混ぜ合わせたⒶで和える。ピーナッツバターにだし汁を加えて少し温めると混ぜやすい。

POINT

食欲がないときはやまいもなどでも

肝臓は、数少ない鉄分の貯蔵庫。肝臓病ではどうしても鉄分も不足しがちなので、あさりでたっぷり補給しましょう。胃腸の調子が悪いときは、オクラにすりおろしたやまいもや刻んだ納豆を加え、しょうゆとうずらの卵を落とせば、栄養的に申し分なしです。やまいもやオクラのネバネバは、疲労回復効果が。

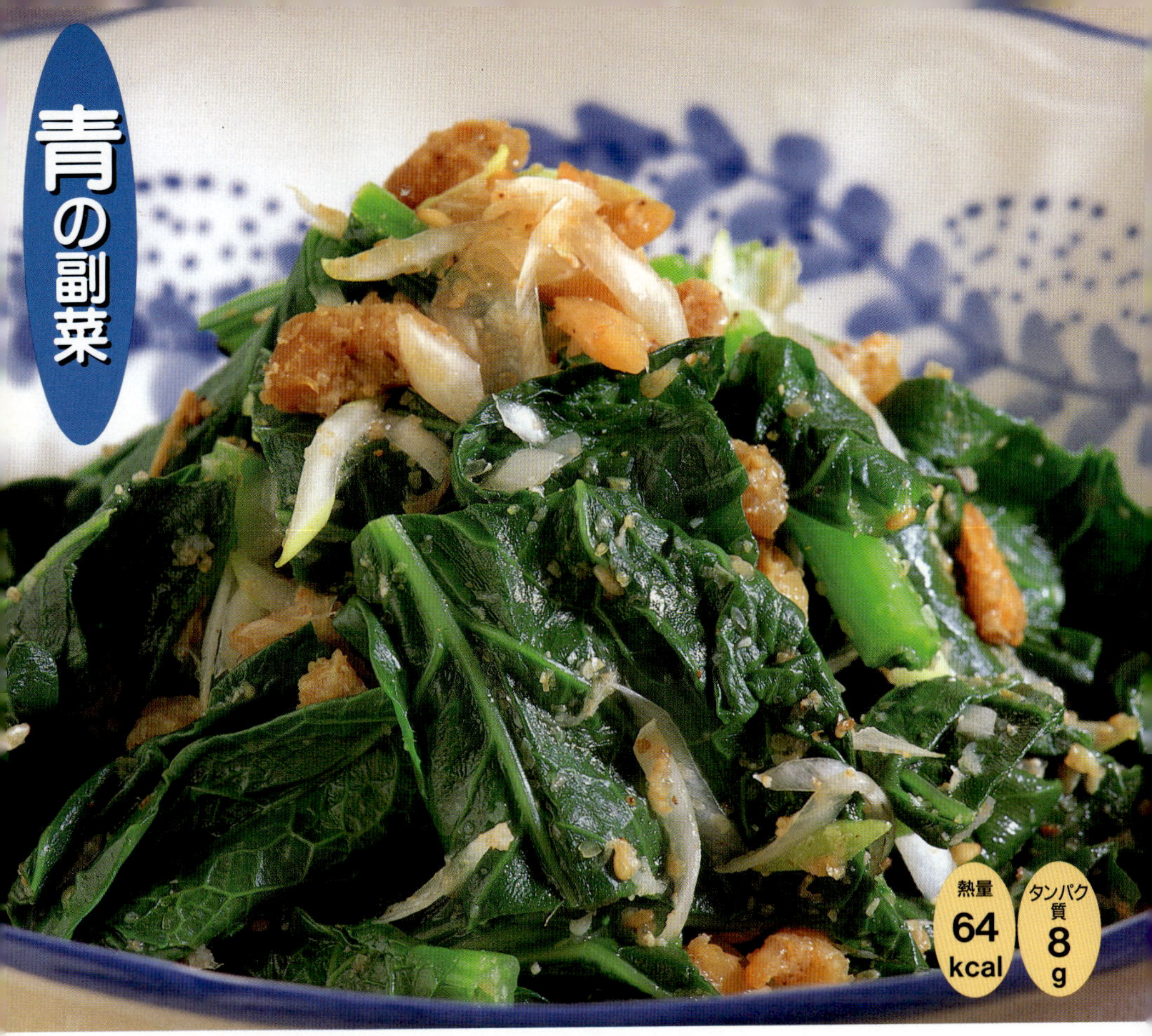

焼き肉の箸休めにも

こまつ菜のキムチ風

●材料(4人分)

こまつ菜……………1束
ねぎ………………⅙本
干しえび……………30ｇ

Ⓐ
辛子明太子…………大1
おろしにんにく½片分
おろししょうが½片分
すりごま……………大1
ごま油………………小1
粉唐辛子……………少々

●作り方

❶こまつ菜はかためにさっとゆでて水に取り、4㎝長さに切る。
❷ねぎはせん切りにする。
❸干しえびはひたひたの水につけてもどし、粗く刻む。
❹Ⓐにえびのもどし汁を加えて混ぜ、全部を和える。

POINT

油少なめなので たっぷり食べられる

たれに明太子やにんにく、しょうがを使って、味にコクを出しました。豪快な味つけなので、ふつうのサラダや和え物ではもの足りないという男性にこそ食べていただきたいメニューです。油は少量しか使っていないので、たっぷり食べても安心。焼き肉などをしたときに、箸休めとしてもおすすめです。

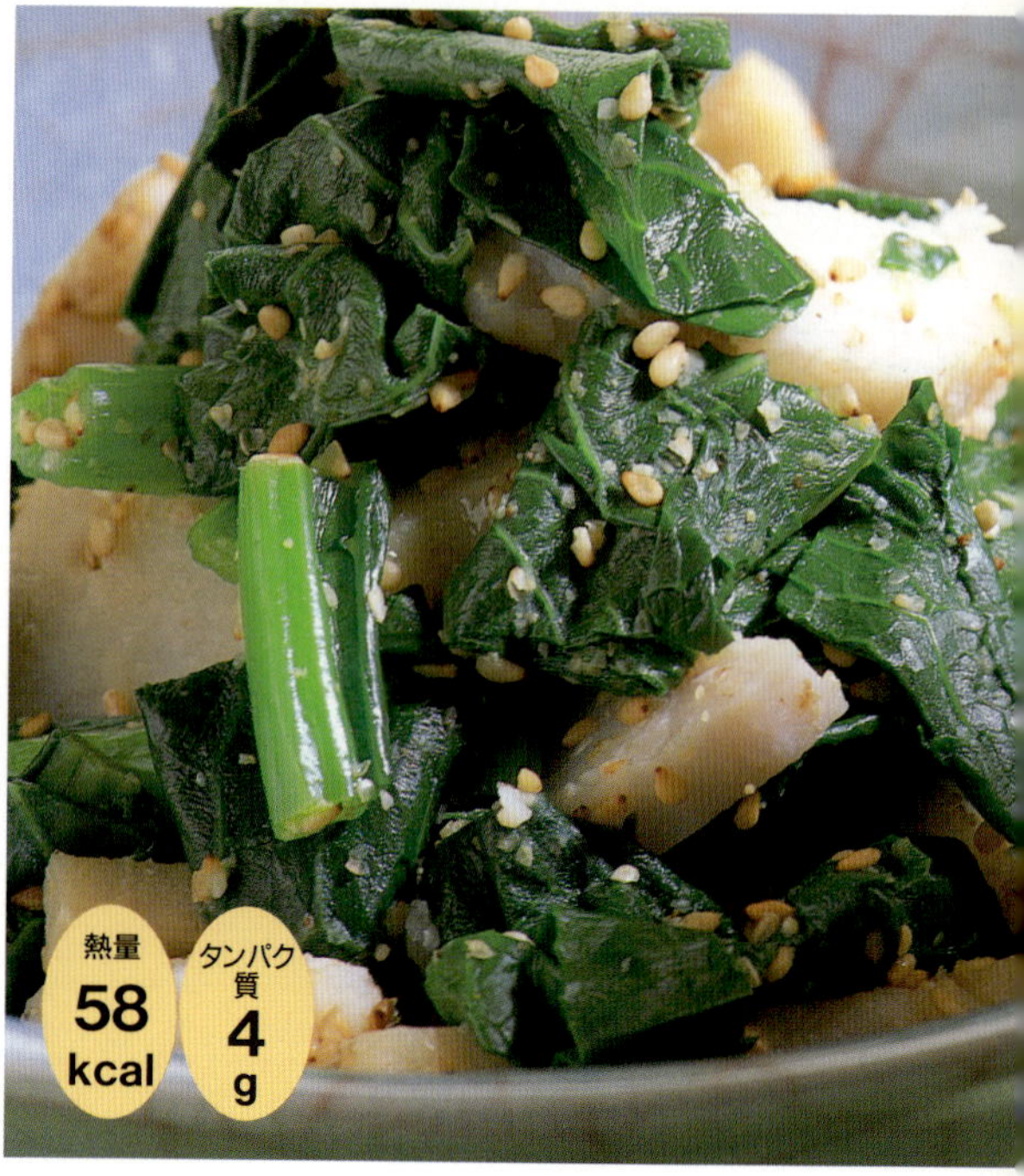
熱量
58
kcal
タンパク質
4
g

さといものつるっと感がこまつ菜のかたさをカバー

こまつ菜とさといものごま和え

●材料(4人分)

さといも……4個
こまつ菜……1束
いりごま(軽くする)……大2
Ⓐ しょうゆ……大½
　 だし汁……大1
　 砂糖……小½

●作り方

さといもは、ラップをし3分加熱し、返して2分。皮をむき5㎜厚さに。こまつ菜はゆでて水に取り、絞って2㎝長さに切り、分量外のしょうゆ、だし汁小1をかける。水気を絞り、Ⓐとごまで和える。

香ばしさが、薄味でもおいしい秘密

アスパラガスの焼きびたし

●材料(4人分)

アスパラガス……12本
Ⓐ しょうゆ……大2
　 だし汁……大2
けずりぶし……少々

●作り方

❶アスパラガスはかたい部分の皮をむき、長いまま焼き網にのせて、こんがりと焦げ目がつくまで焼く。
❷食べやすく切り、Ⓐをかけ、けずりぶしをのせる。

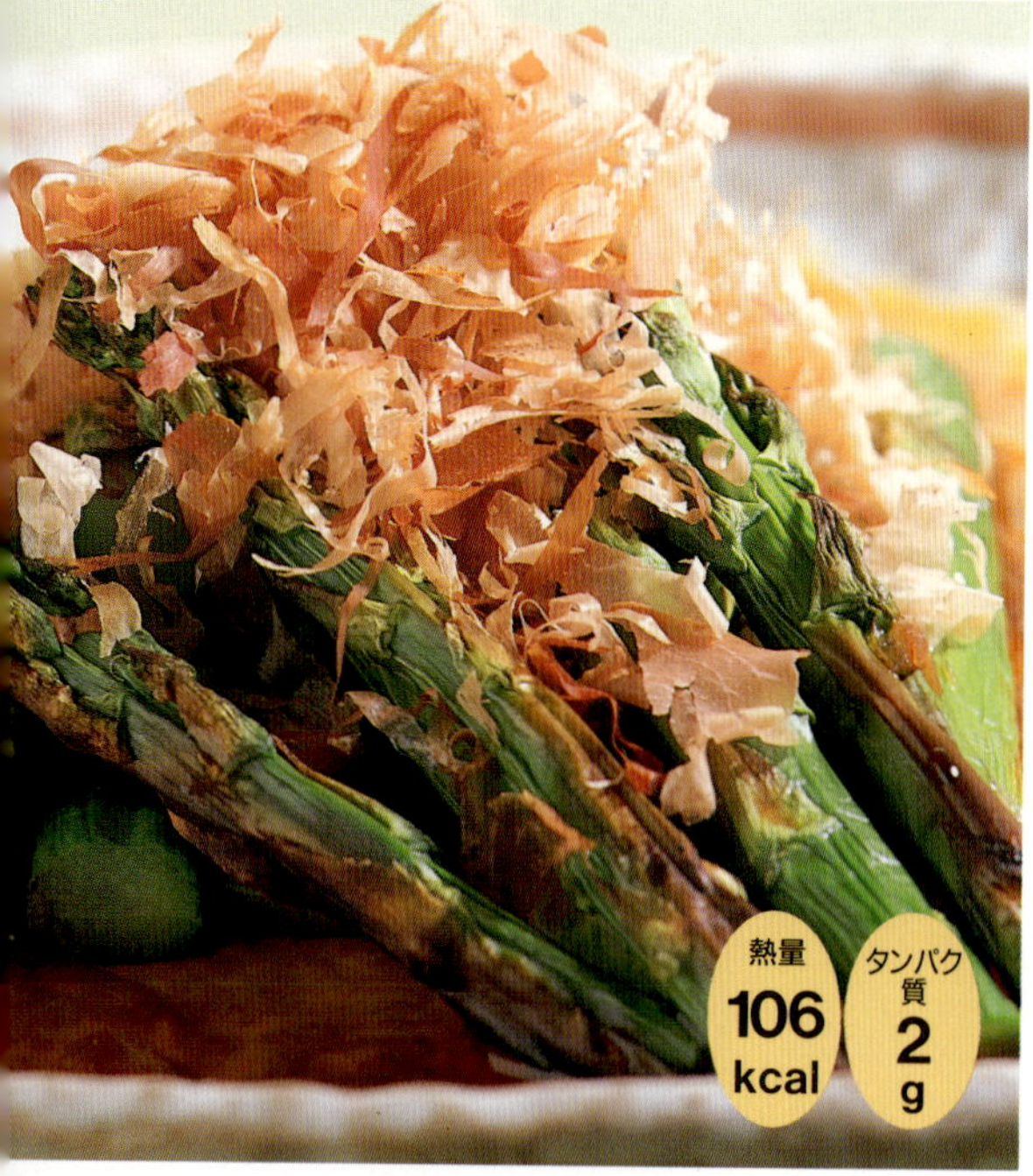
熱量
106
kcal
タンパク質
2
g

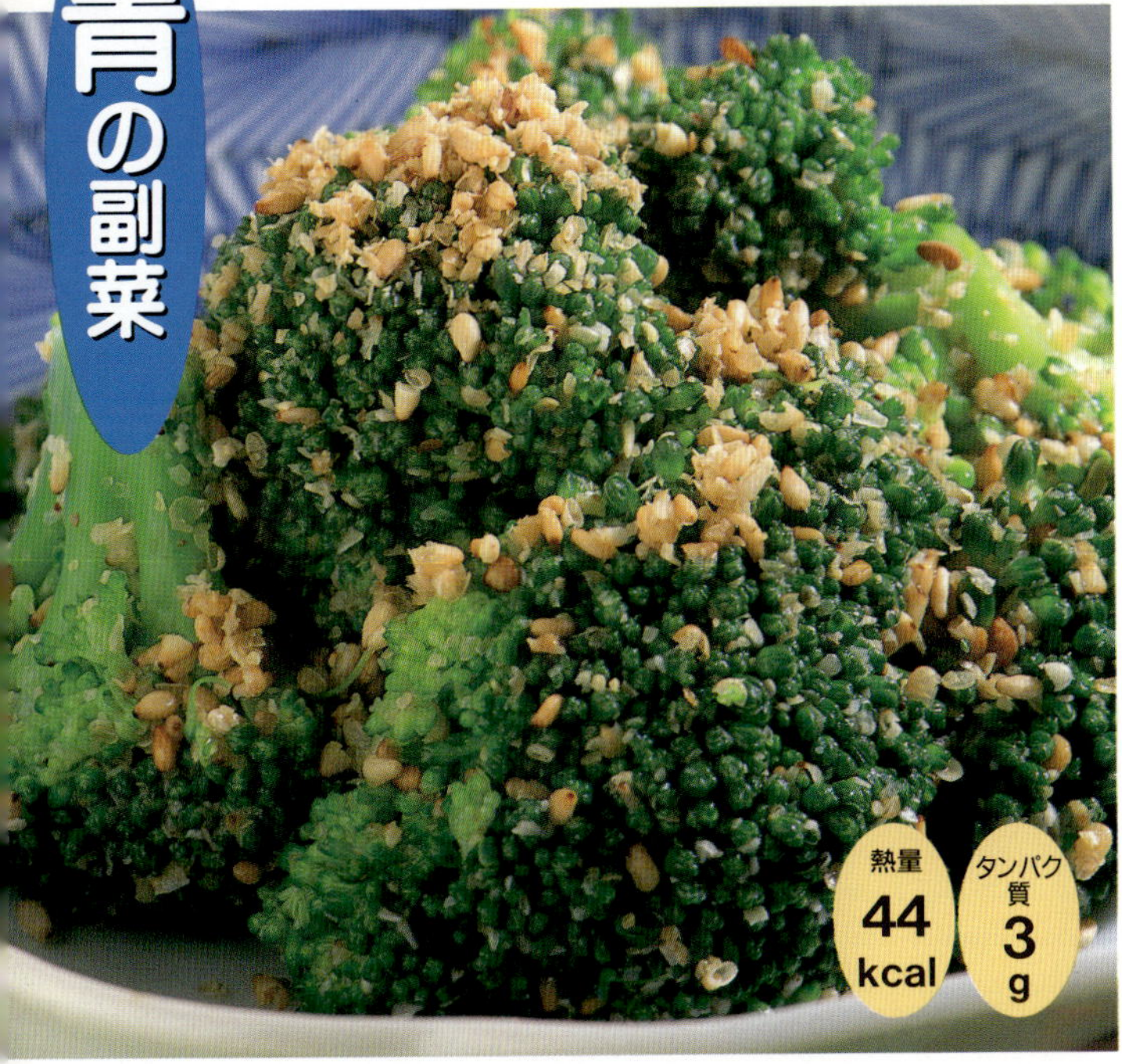
熱量
44
kcal
タンパク質
3
g

ごまで鉄分補給！

ブロッコリーのごま和え

●材料（4人分）

ブロッコリー……1株
いりごま（よくすっておく）……大2
しょうゆ……大1½
だし汁……大1

●作り方

❶ブロッコリーは小房に分けて熱湯でゆで、ざるにあげて冷ます。
❷すったいりごま、しょうゆ、だし汁で①を和える。

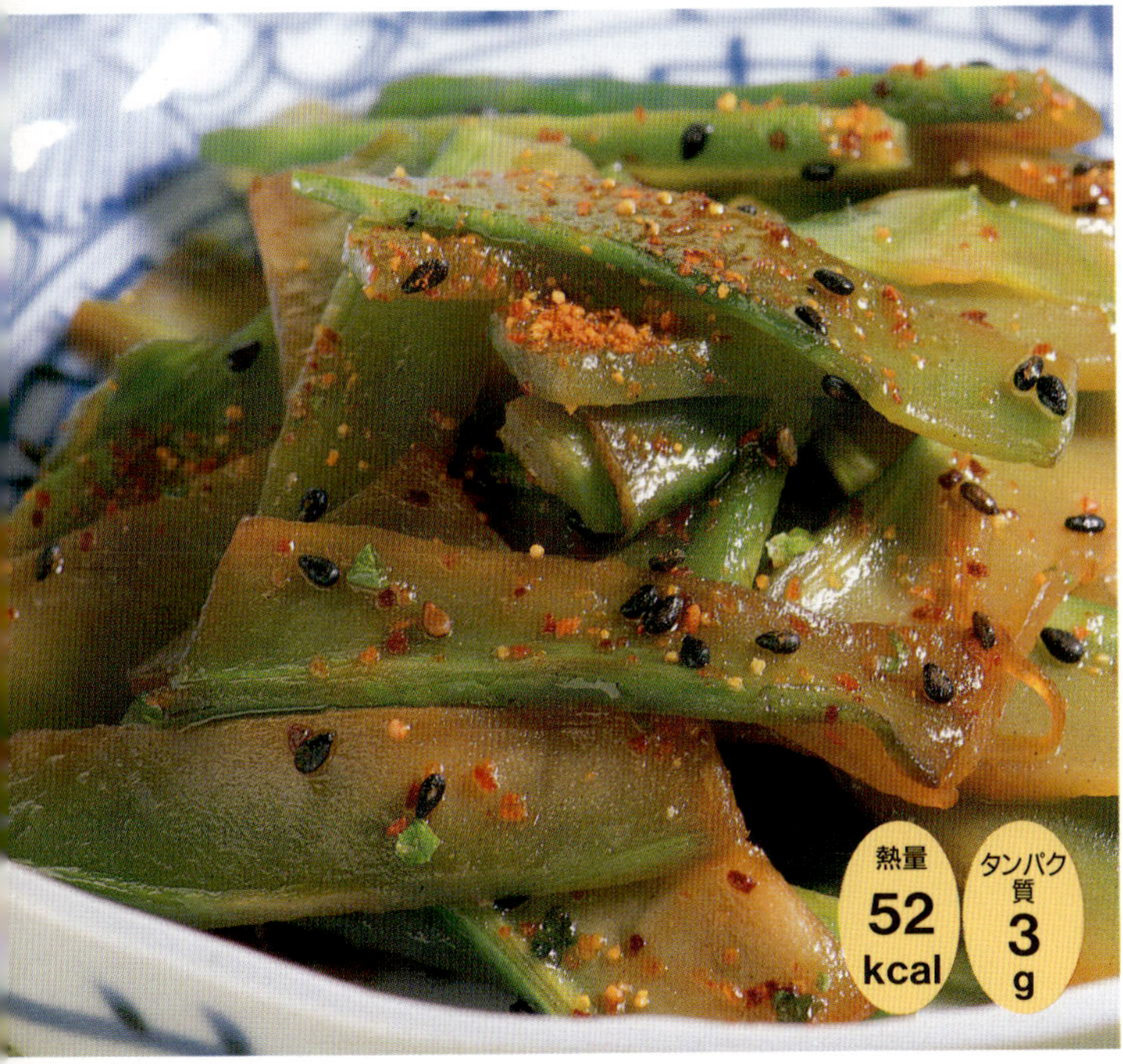
熱量
52
kcal
タンパク質
3
g

ビタミンCの王者を残らず活用

ブロッコリーの茎のきんぴら

●材料（4人分）

ブロッコリーの茎……150g
ごま油……大1
Ⓐ｛みりん……小1
　しょうゆ……大1
七味唐辛子……少々

●作り方

ブロッコリーの茎はゆでて短冊に切り、ごま油で炒め、Ⓐで味をつけ、七味唐辛子をふる。

ビタミンの宝庫、きんぴらごぼうの変形

炒め吹きよせ

熱量 204kcal
タンパク質 5g

●材料(4人分)

れんこん……150g
にんじん……80g
ごぼう……200g
さやえんどう……50g
栗の甘露煮……8個
干ししいたけ……6枚
(季節で)ぎんなん……8個
(季節で)ゆり根……1個
酒……大5
油……大1½
しょうゆ、みりん……各適量

●作り方

❶れんこんは薄いいちょう切りにし、酢を少し入れた水につけてから、ざるにあけて水気を切る。
❷にんじんは4cm長さの細切り(マッチ棒くらい)にする。
❸ごぼうは4cm長さの細切りにし、水にさらしてアク抜きをしてから、ざるにあけて水気を切る。
❹フッ素樹脂加工のフライパンに油を熱し、①を入れて炒め、塩少々と酒大2を加えてさらに炒め、ボールに入れる。
❺油を少し足して②を炒め、酒大1、塩少々で味を調えてボールにあける。
❻油を少し足してごぼうを炒め、酒大2、塩少々、しょうゆ大1、みりん大1で味をつけ、ボールにあける。
❼さやえんどうをゆでてせん切りにしたものと、半分に切った栗の甘露煮を加える。
❽干ししいたけをもどしてせん切りにし、しょうゆ大½、みりん大2で煮たものを加え、全部を混ぜる。

ここがポイント! **調理のコツ**

1つ1つ手早く炒めて 甘みを引き出すのがヘルシーの秘密

きんぴらのように、炒めて甘辛く煮るような料理だと気になるのは塩分と油。この炒め吹きよせはお酒と塩と少ない油で1種類ずつじっくり炒めているので、素材のもつうまみがしっかり引き出され、少ない油でもこげつかず、おいしく仕上がっています。しかも、お酒が蒸発するときに温度が上がるので、調理の時間も短時間ですみ、微妙な歯ごたえを残したまま仕上げることができます。お酒を使っていますが、熱でアルコール分は蒸発しますから、うまみだけが残ります。

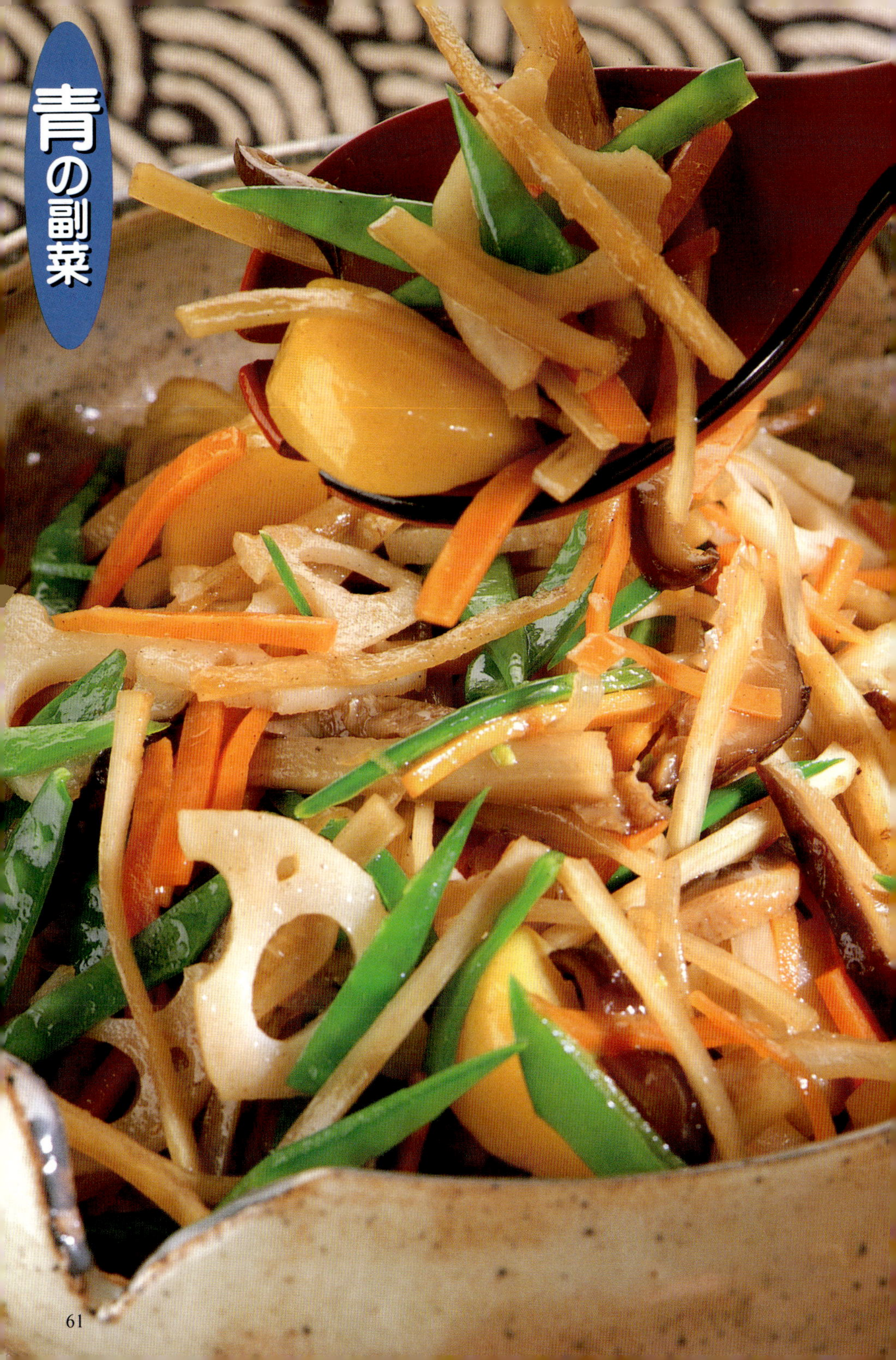

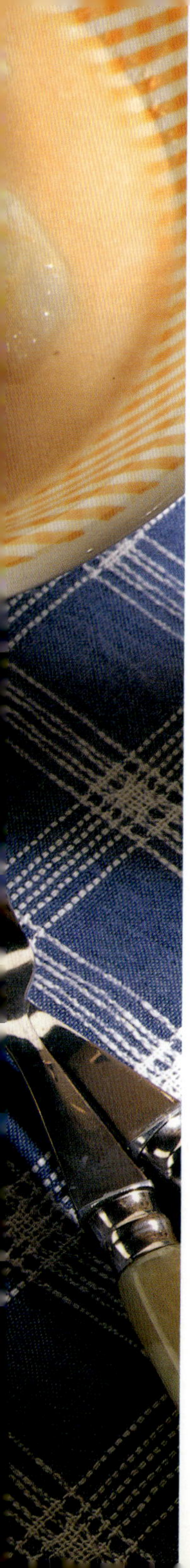

淡泊なかぶが濃厚なソースで変身

かぶのピーナッツバター煮（写真奥）

熱量 90kcal　タンパク質 3g

材料（4人分）

かぶ……8個
にんじん……100g
Ⓐ
チキンスープの素……1個
塩……少々
こしょう……少々
白ワイン……大2
ピーナッツバター……大2

作り方

❶かぶの葉を3cmほど残して切り、皮をむいて半分に切る。にんじんは4cm長さに切り、4つに割って面取りする。
❷鍋に①を入れ、ひたひたの水を注ぎ、Ⓐを入れて煮る。やわらかくなったらピーナッツバターを入れて少し煮る。

思わずおかわり！

キャベツのマヨマスタード煮（写真手前）

熱量 196kcal　タンパク質 4g

材料（4人分）

キャベツ……600g
ベーコン……40g
油……小1
Ⓐ
マヨネーズ……大4
白ワイン……大3
おろしにんにく……1片分
チキンスープの素……1個
水……½C
粒マスタード……大1

作り方

❶キャベツはざく切りにし、ベーコンは1cm幅に切る。
❷油を熱してベーコンを炒め、油が出たらキャベツを加えて炒める。
❸キャベツがしんなりしたらⒶを加えて煮込む。
❹キャベツがやわらかくなったら粒マスタードを加えてひと煮する。

POINT

素材の淡泊さを煮汁の濃さでカバー

かぶ、キャベツとも素材自体は淡泊。冬の旬には、安さにひかれて買ったものの、持て余してしまった経験はありませんか？　このメニューは2品ともピーナッツやマヨネーズなど、食欲をそそる、一風変わった味つけなので、ついつい食べ過ぎてしまうほど。

2品ともワインを使ってはいますが、加熱してアルコール分を飛ばしていますので肝臓の負担にはなりません。キャベツのマヨマスタード煮は、キャベツが好きな人でしたら、800g使っても、あっという間になくなってしまうはず。

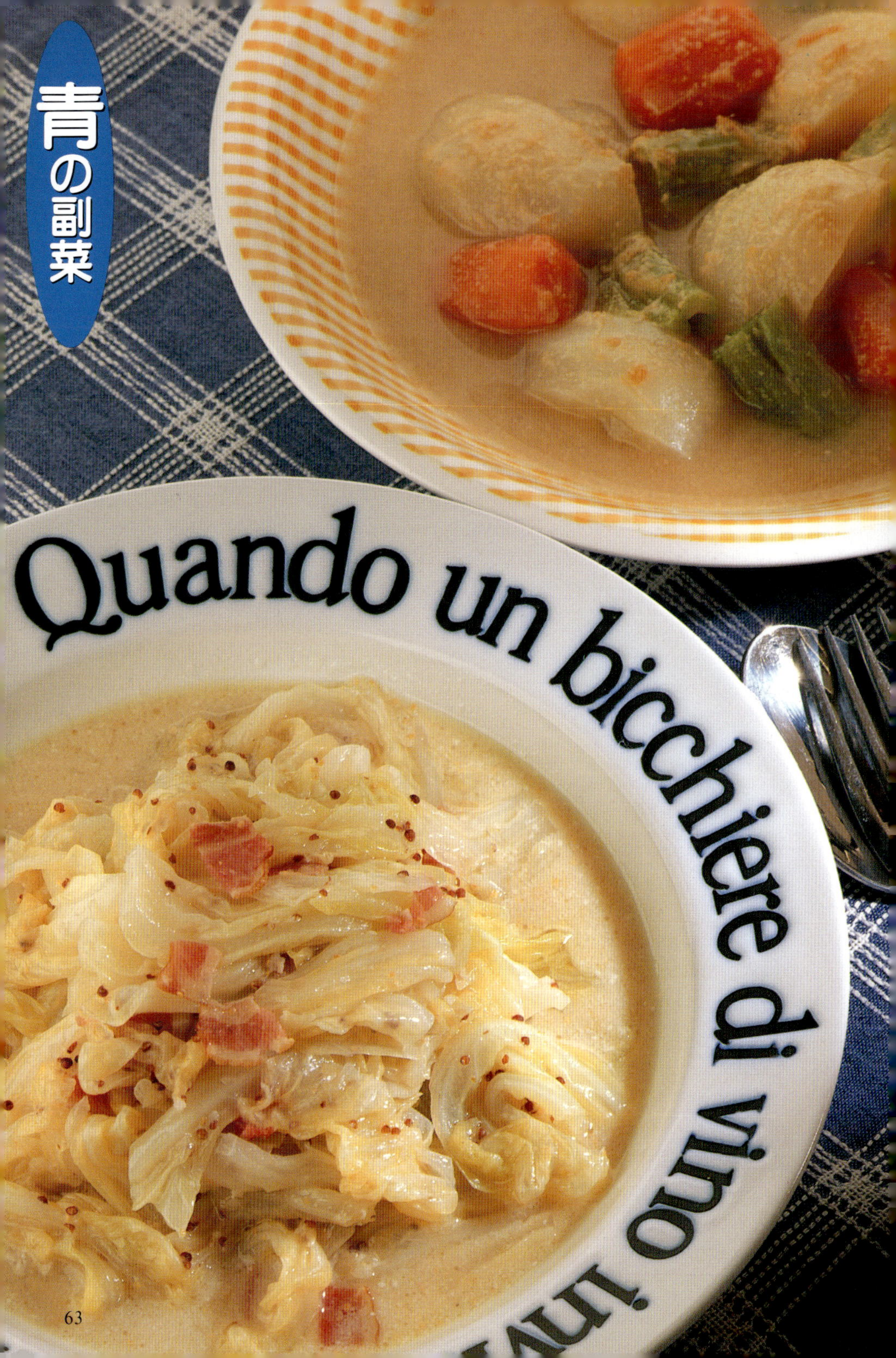
Quando un bicchiere di vino

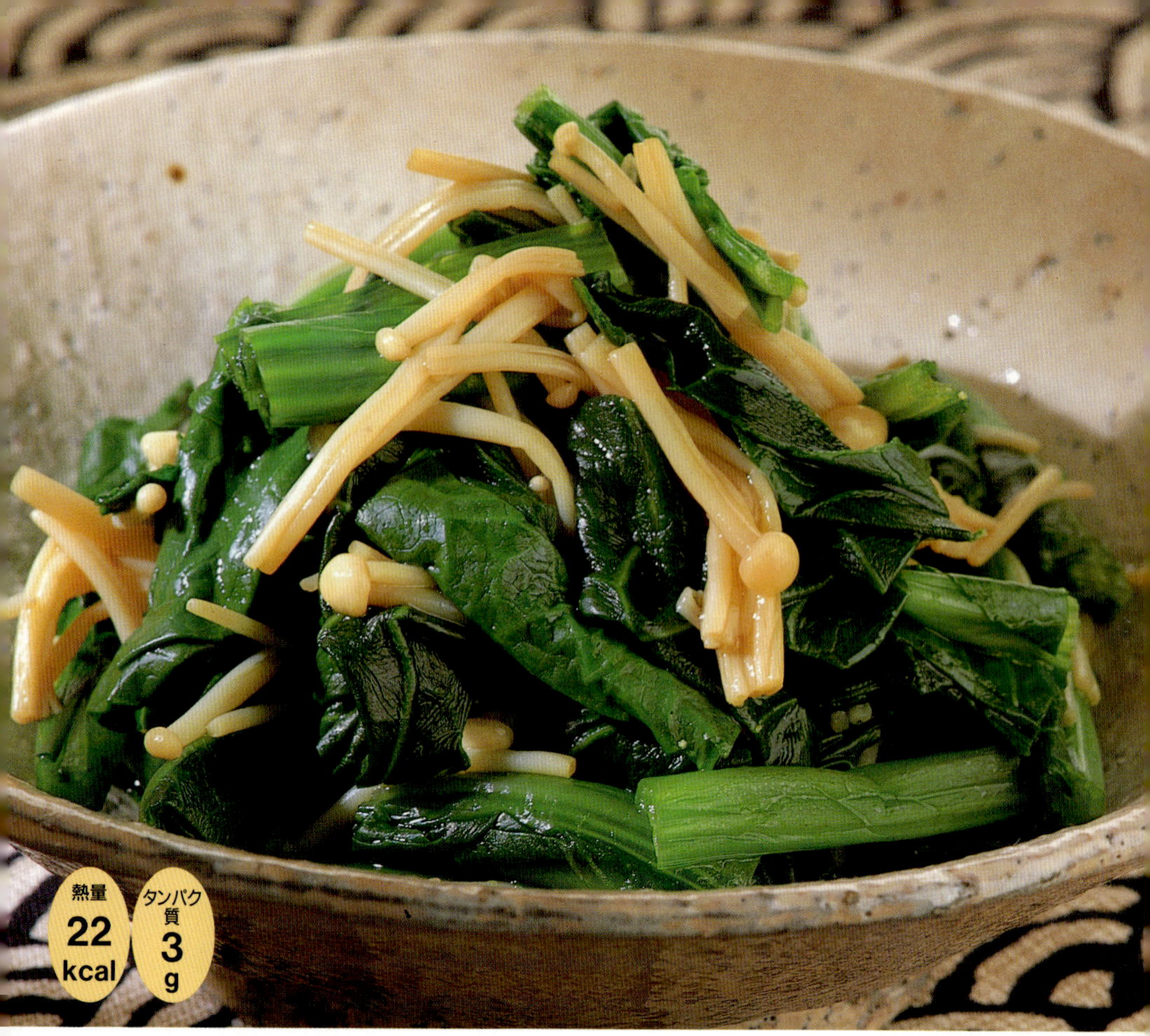

えのきの風味が独特の味わい

こまつ菜とえのきだけのおひたし

●材料（4人分）

- こまつ菜……1束
- えのきだけ……1束
- Ⓐ 酒……小2
- 　 しょうゆ……小2
- Ⓑ みりん……小1
- 　 しょうゆ……大1½
- 　 だし汁……大3

●作り方

❶こまつ菜はゆでて冷水に取り、水気を絞って4㎝長さに切る。

❷えのきだけは根を切り落とし、半分の長さに切ってⒶで煮て、皿にとって冷ます。

❸全部をⒷで和える。

POINT

えのきの「つるり」がのどにうれしい

淡泊な上、ちょっとかたさがあるこまつ菜ですから、あまりお好きでない方もいるかもしれません。そんな方にこそおすすめなのが、このメニュー。えのきのつるり感がこまつ菜のしゃりしゃり感と絶妙な組み合わせで、食欲のないときでも、たっぷりおいしく食べることができます。えのきの風味もおいしさの秘密。

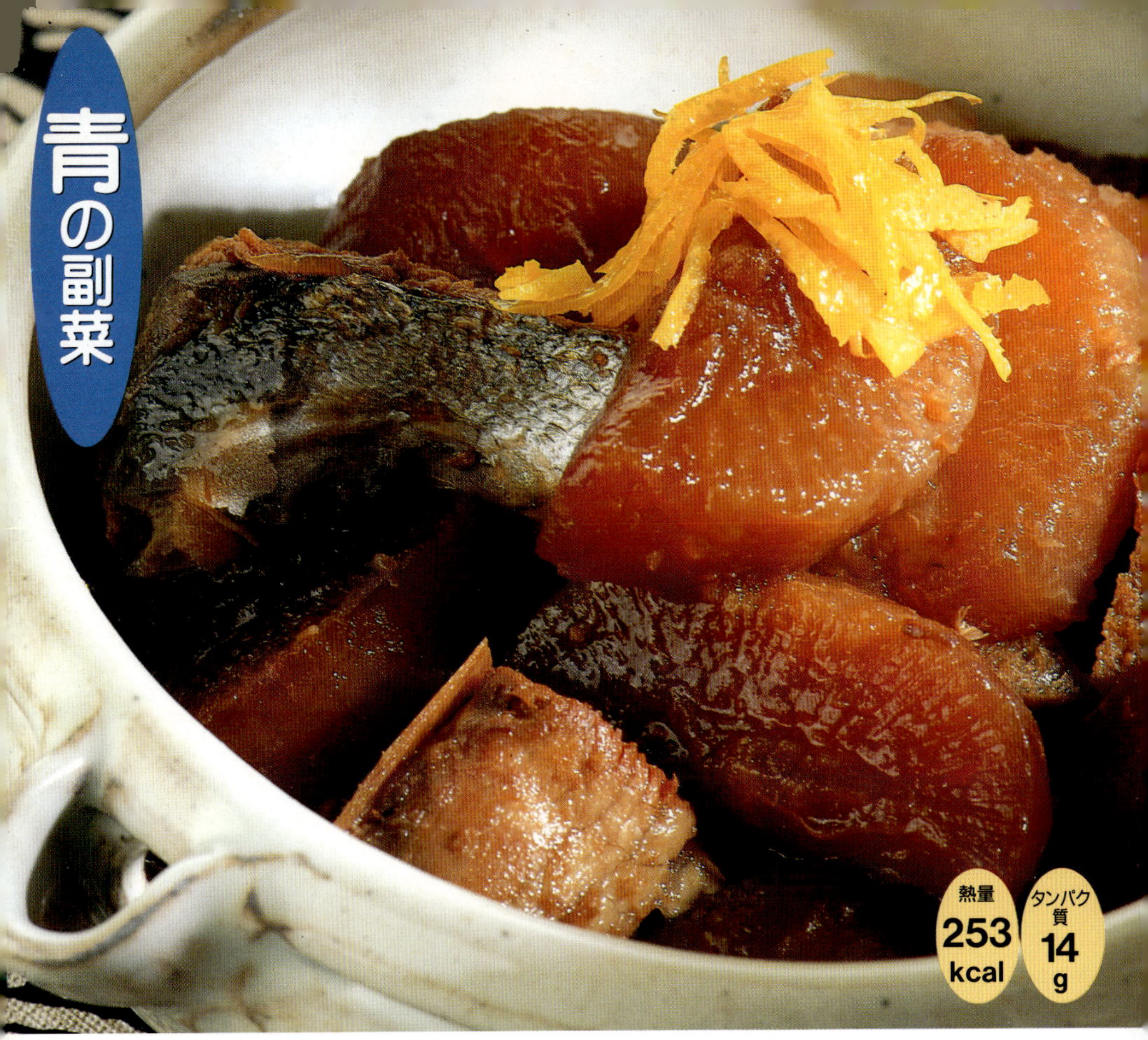

熱量 253 kcal　タンパク質 14 g

ご飯が進むダイナミックメニュー

ぶり大根

●材料(4人分)

大根……600g
ぶりのアラ……300g
しょうが……1片
Ⓐ
　酒……½C
　しょうゆ……大5
　砂糖……大2
　みりん……½C
ゆずの皮のせん切り…少々

●作り方

❶大根の皮をむき、まわしながら大きな乱切りにする。

❷魚は食べやすい大きさに切り、熱湯をくぐらせて水に取り、血合い、うろこ、わたなどを取る。

❸鍋にⒶを入れて煮立て、②と薄切りにしたしょうがを入れて、中火で15分ほど煮る。味をしっかりしみこませて取り出す。

❹③に水½C（分量外）を入れて大根を入れ、落としぶたをして煮込む。味がしみたらアラをもどし、くずさないように煮上げる。ゆずの皮のせん切りを天盛りにする。

POINT

EPAたっぷり

ぶりのアラには、うまみ成分だけでなく、肝臓病の人に不足しがちなEPAなどの不飽和脂肪酸が豊富です。ご飯とよく合う味なので、食欲がないときでも、疲労回復メニューとしておすすめです。ゆずの香りも、食欲をそそる大事な小道具ですから、お忘れなく。

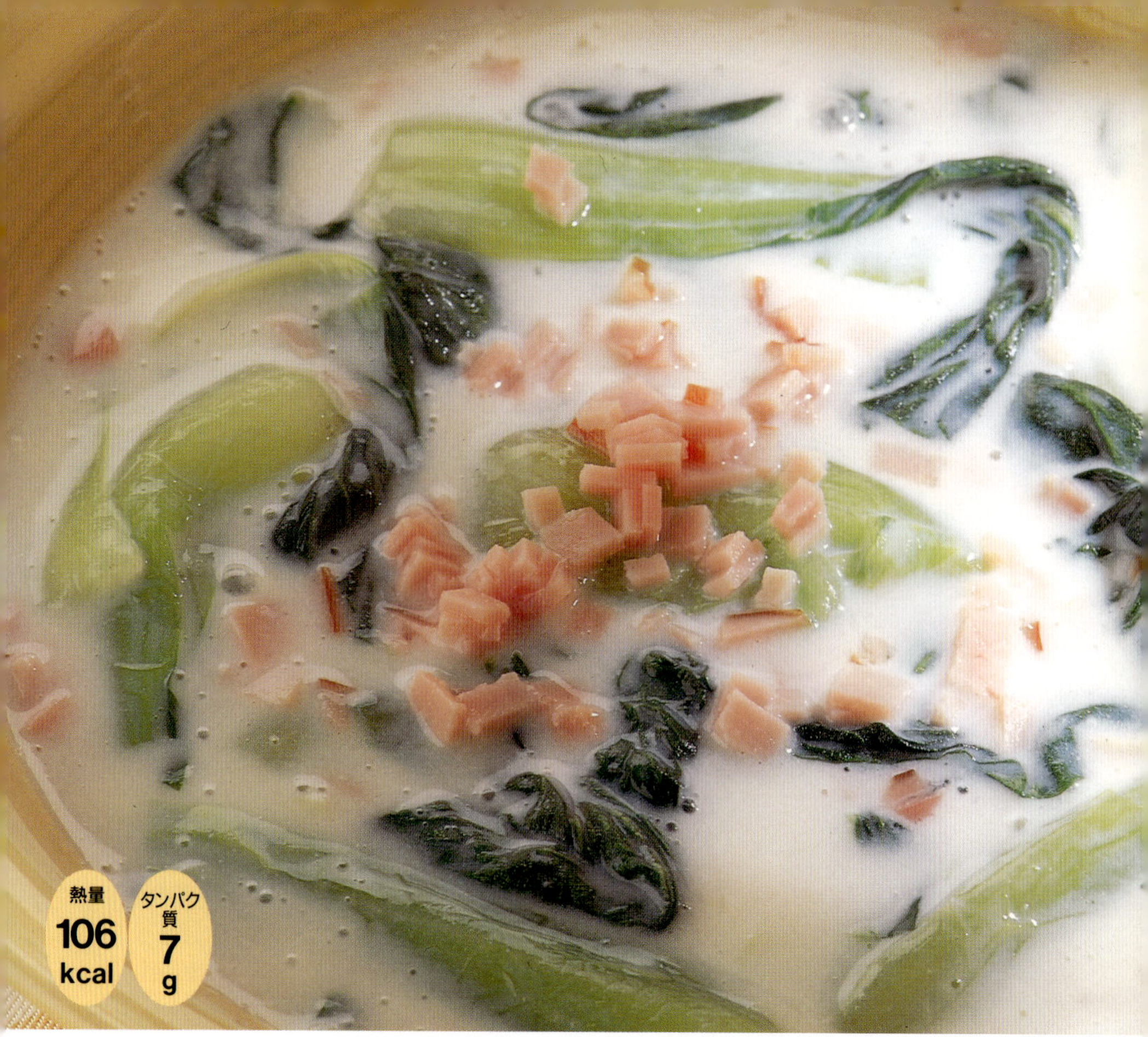

淡泊な味でタンパク質補給

チンゲンサイの牛乳煮

材料（４人分）

- チンゲンサイ……600g
- 油……大１
- チキンスープ……½C
- Ⓐ酒……大２
- Ⓐ砂糖……小１
- 塩……小１
- 牛乳……１C
- 片栗粉……大½
- ロースハム……４枚

作り方

❶チンゲンサイは、大きければ縦半分に切り、長さを半分に切る。

❷油で炒め、スープとⒶを加えてやわらかく煮る。

❸片栗粉を牛乳で溶き、②に加えて煮る。とろみがついたら火を止め、みじん切りにしたハムを散らす。

POINT

魚介類を使ってもおいしい

チンゲンサイはビタミンたっぷりの、優秀な中国野菜です。値段の変動が少ないので、いつでも手に入れやすい素材でしょう。油で炒めずに、牛乳で煮ることで、ヘルシーにタンパク質が補給できます。ハムの代わりに白身魚や鶏肉、かに、ほたてを使えば、消化もうまみもアップします。

青の副菜

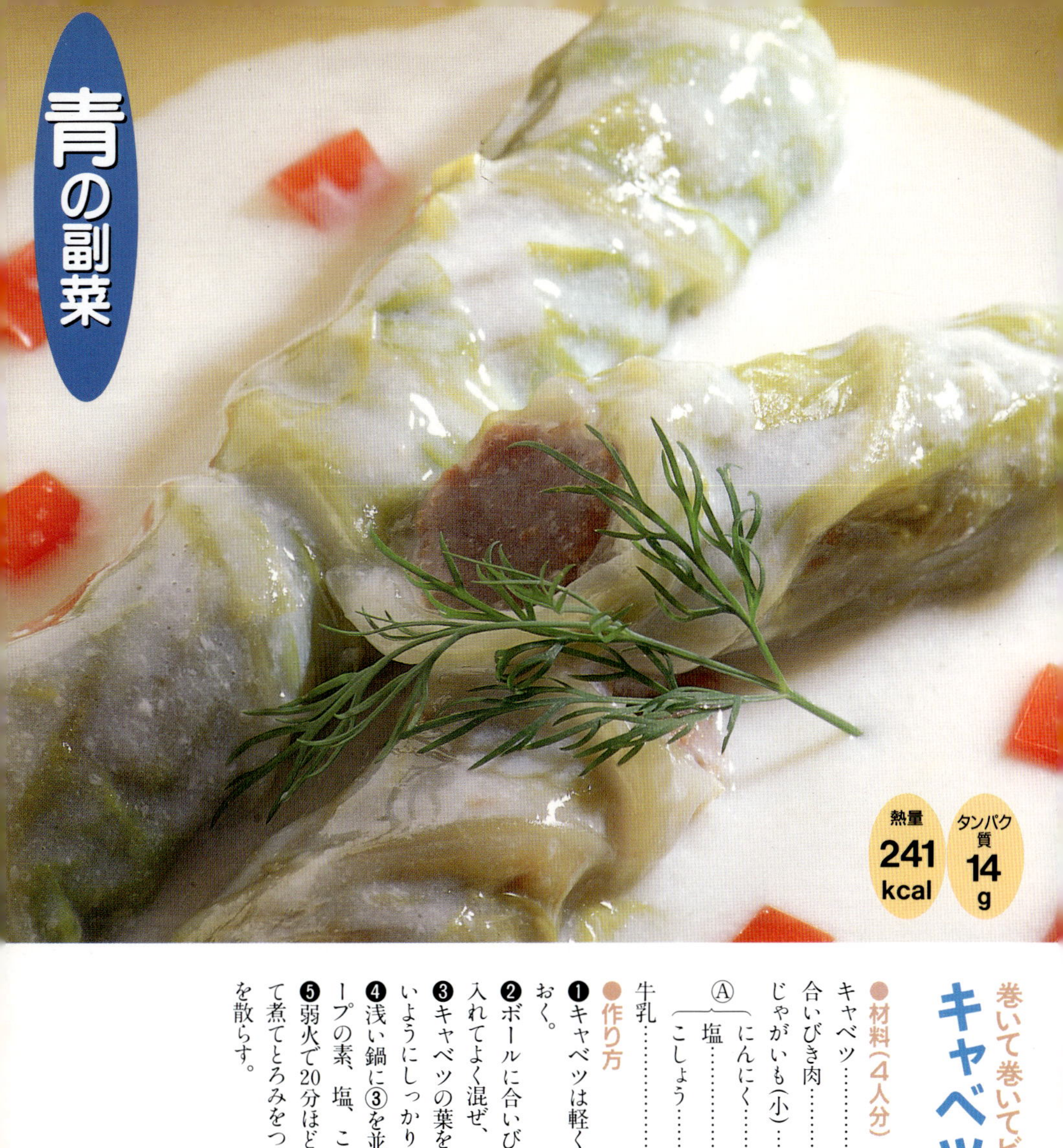

熱量 241 kcal
タンパク質 14 g

巻いて巻いてビタミン補給

キャベツのシャルット

●材料(４人分)

キャベツ	8枚	白ワイン	大3
合いびき肉	200g	チキンスープの素	1個
じゃがいも(小)	1個	塩	少々
Ⓐ にんにく	1片	こしょう	少々
Ⓐ 塩	少々	片栗粉	大$\frac{1}{2}$
Ⓐ こしょう	少々	トマト	少々
牛乳	1C		

●作り方

❶キャベツは軽くゆでてざるにあける。ゆで汁はとっておく。

❷ボールに合いびき肉、すりおろしたじゃがいも、Ⓐを入れてよく混ぜ、8等分する。

❸キャベツの葉を広げ、②を細長くのせ、空気が入らないようにしっかりと巻く。

❹浅い鍋に③を並べ、牛乳、①のゆで汁、白ワイン、スープの素、塩、こしょうを入れて煮る。

❺弱火で20分ほど煮て、器に盛る。煮汁に片栗粉を加えて煮てとろみをつけ、キャベツにかけ、まわりにトマトを散らす。

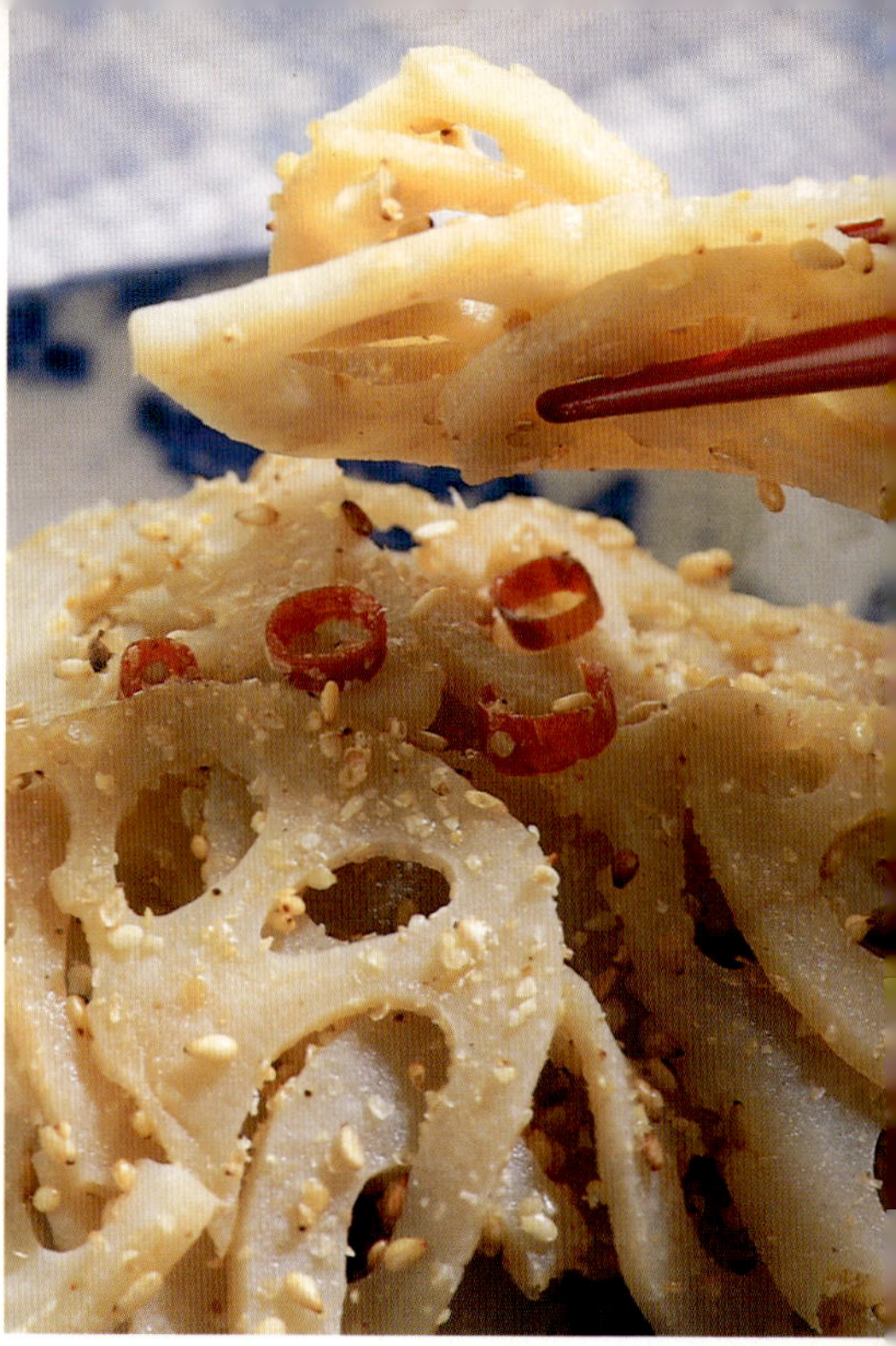

ピリッと感が食欲中枢を刺激

ピリ辛れんこん

●材料（4人分）

- れんこん……400g
- 赤唐辛子……1本
- ごま油……大1
- Ⓐ しょうゆ……大1
- Ⓐ みりん……大1½
- Ⓐ 酒……大1
- すりごま……大1

●作り方

❶れんこんは皮をむき、半月切りにする。

❷赤唐辛子は種を取り出し、小口切りにする。

❸ごま油をフライパンに入れ、唐辛子を入れてさっと炒めたら、れんこんを入れて、強火で手早く炒める。

❹Ⓐをかけて手早く全体に味をからめながら炒め、すりごまをふりかける。

熱量 123kcal

タンパク質 3g

炒めてカロチン吸収アップ！

にんじんのしらす炒め

●材料（4人分）

- にんじん……150g
- 油……大½
- しらす干し……50g
- すりごま……大1
- しょうゆ……少々

●作り方

❶にんじんは斜め薄切りにしてからせん切りにする。

❷フライパンに油を熱し、しらす干しを入れて炒め、くさみを抜く。

❸にんじんを入れて炒め合わせ、すりごまをふり、しょうゆ少々を加えて味を調える。

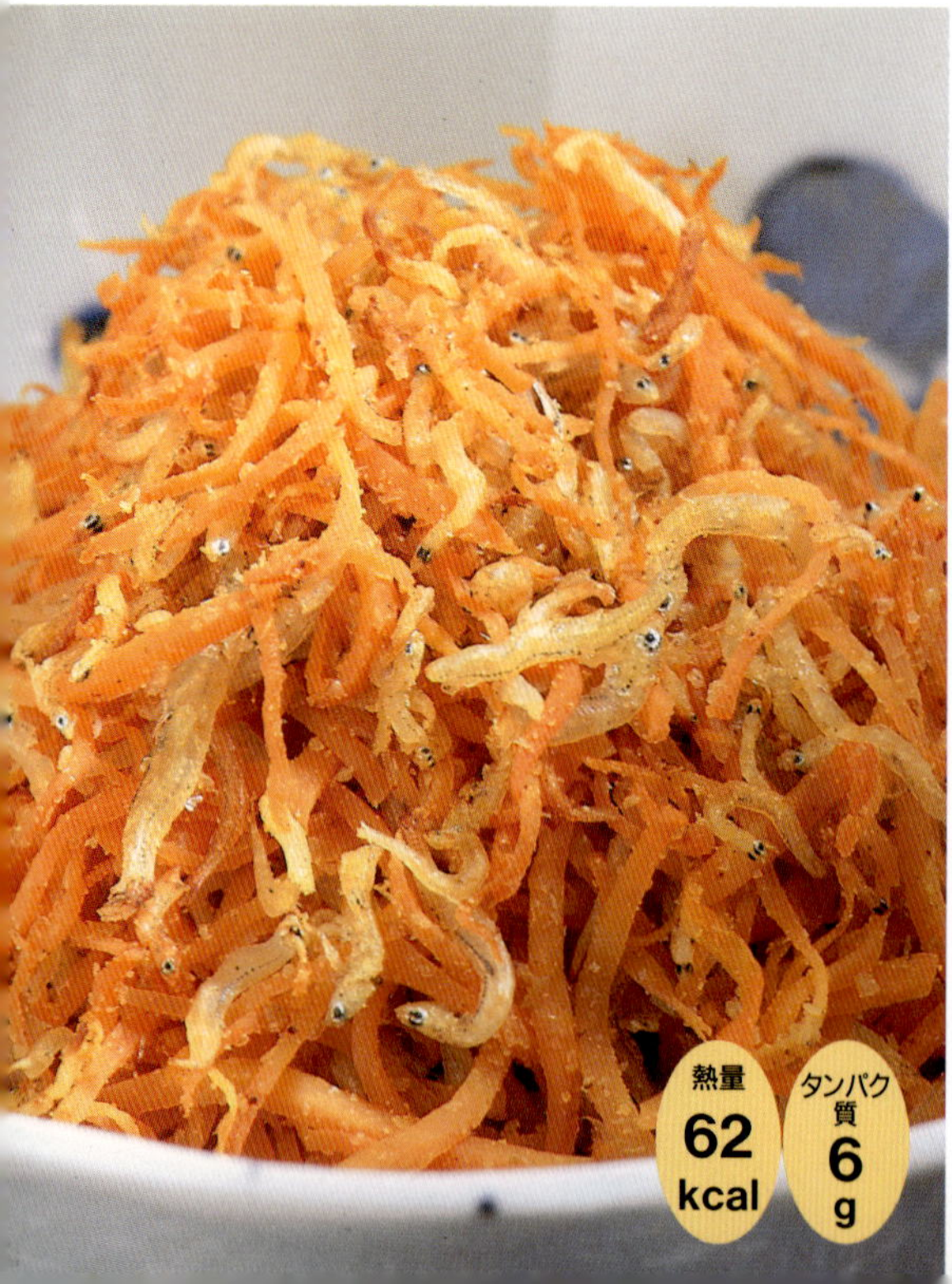

熱量 62kcal

タンパク質 6g

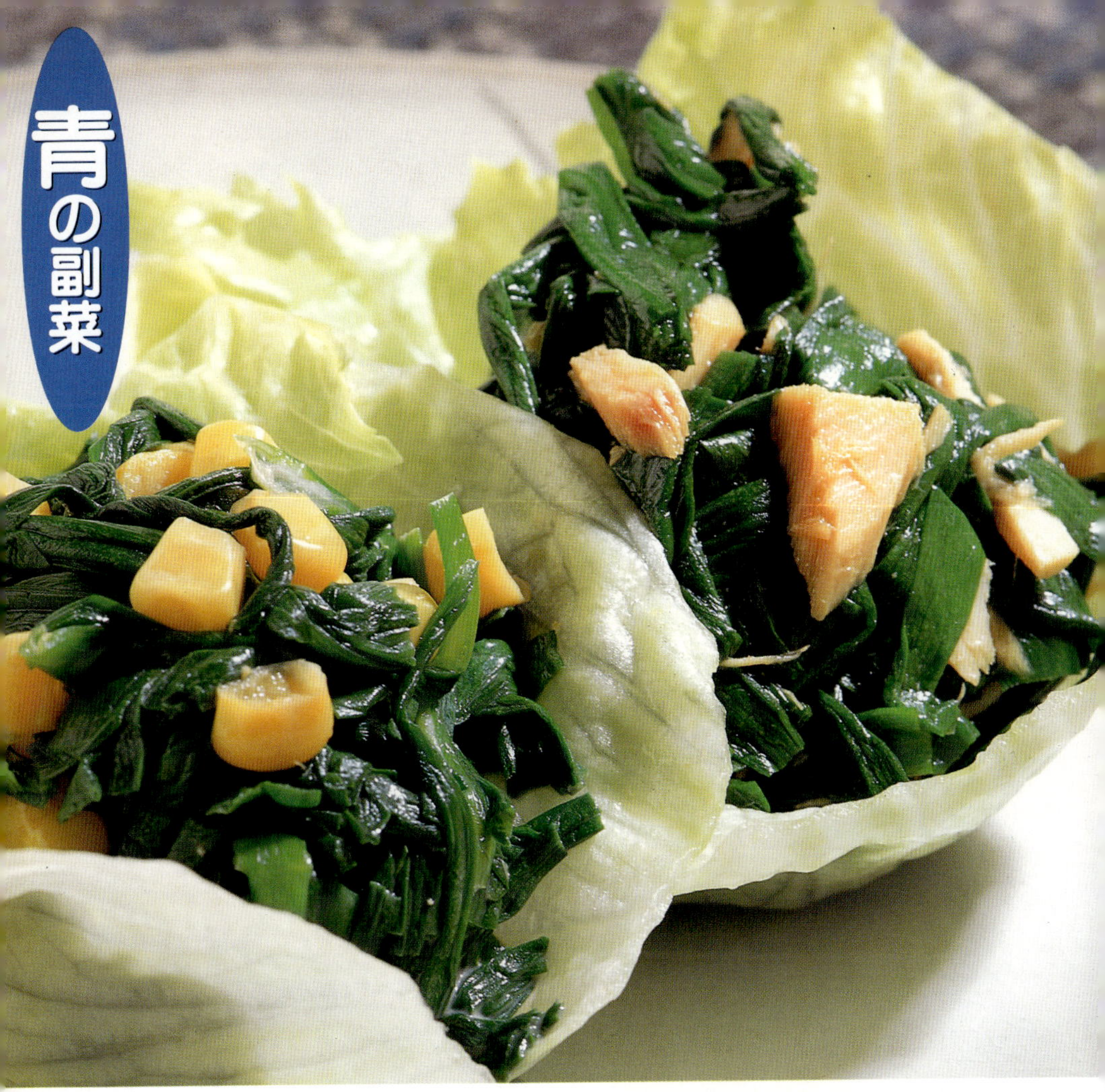

にらのにおいを和らげた疲労回復メニュー

にらのおひたし2種

熱量	タンパク質	熱量	タンパク質
31 kcal	2 g	40 kcal	4 g

●材料（写真右／４人分）

にら……………………2束
ツナ缶（小）…………½缶
Ⓐ｛しょうゆ……………大1
　だし汁………………大1

●作り方

❶にらはゆでてざるに取り、広げて冷ます。

❷3㎝長さに切り、軽く水気を絞る。

❸ツナ缶をほぐし、Ⓐでにらを和える。

●材料（写真左／４人分）

にら……………………2束
コーン…………………大3
Ⓐ｛しょうゆ……………大1
　マヨネーズ…………大½

●作り方

❶にらはゆでてざるに取り、広げて冷ます。3㎝長さに切り、軽く水気を絞る。

❷コーンとともに、混ぜたⒶで①を和える。

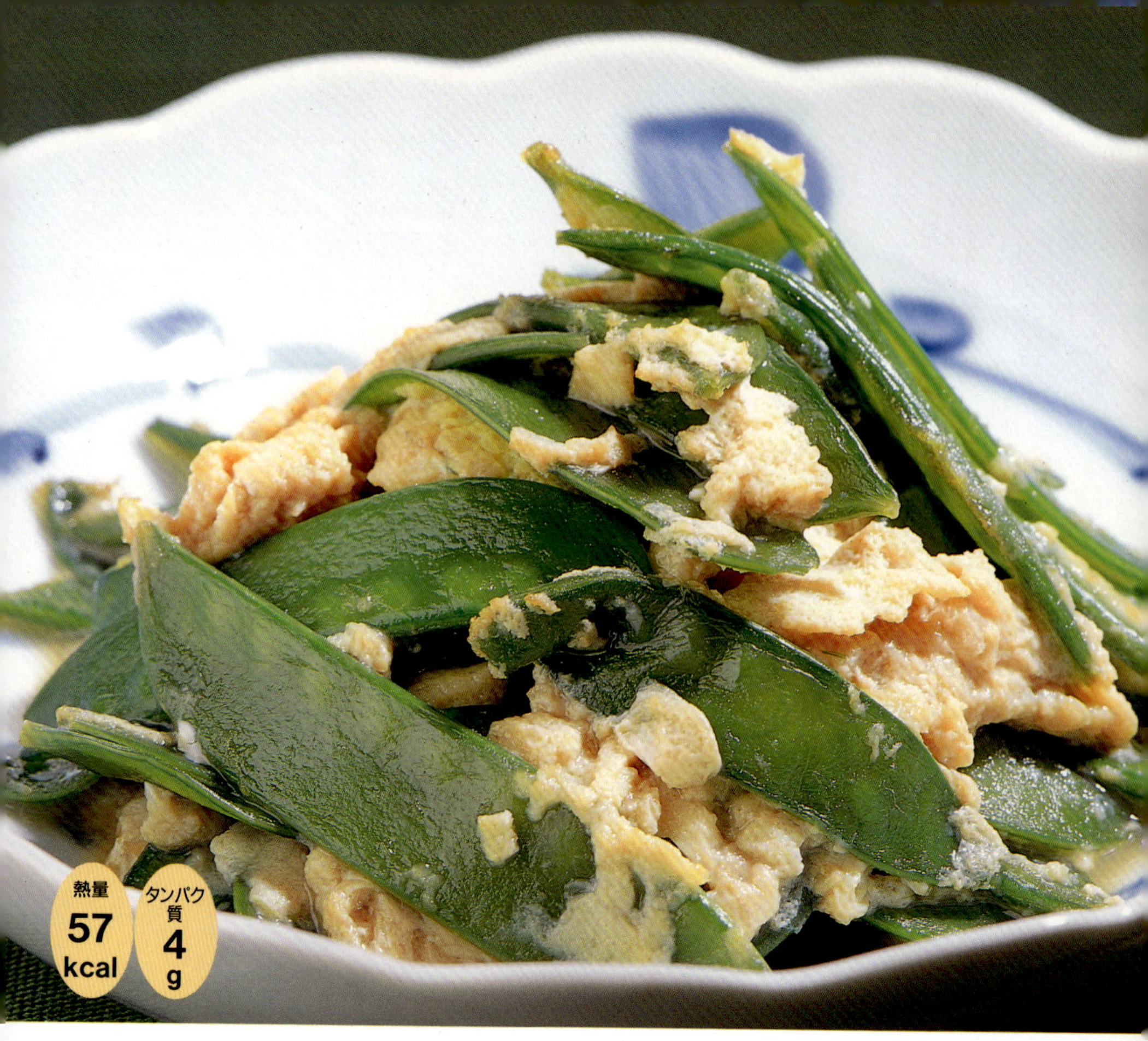

油を使わずたっぷり食べられる

さやえんどうの卵とじ

●材料（4人分）

さやえんどう……150g
だし汁……½C
卵……2個
Ⓐ
しょうゆ……小1
みりん……小1
塩……少々

●作り方

❶さやえんどうはすじを取り、煮立てただし汁に入れて煮る。
❷少ししんなりしたらⒶで味をつけ、割りほぐした卵をまわしかける。
❸半熟になったら火を止め、蒸らして器に盛る。

POINT

さやえんどうは手早い加熱を

さやえんどうには、ビタミンAとCがたっぷり含まれます。煮れば煮るほどビタミンCの損失が大きくなるので注意。同じ材料で、卵を細かいそぼろにすれば、菜種和え風にも仕上がります。タンパク質も補給できる1品。卵は、半熟が一番消化がよいので、煮過ぎないようにしましょう。

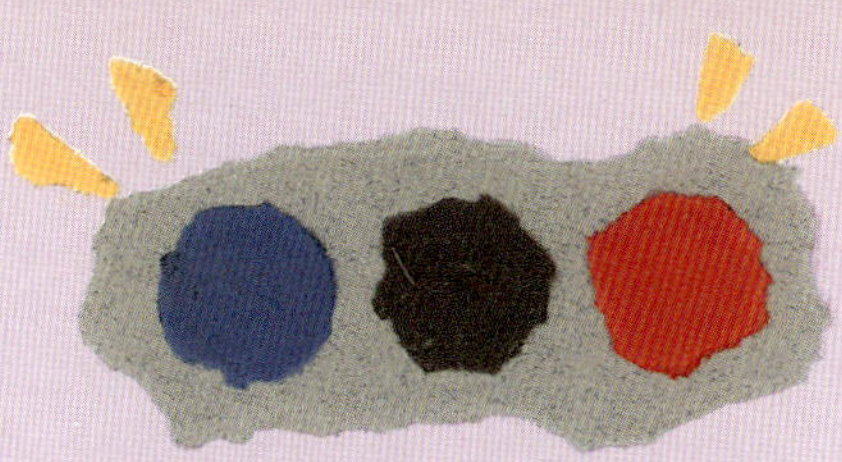

塩分と油少なめ
満足感たっぷり

赤と青の小鉢、汁物

主菜、副菜ではとりにくい
野菜やいも、海藻、豆類を
とるための一品。
おいしく栄養バランスをとり
かつ食欲を増進させる小鉢、汁物です。

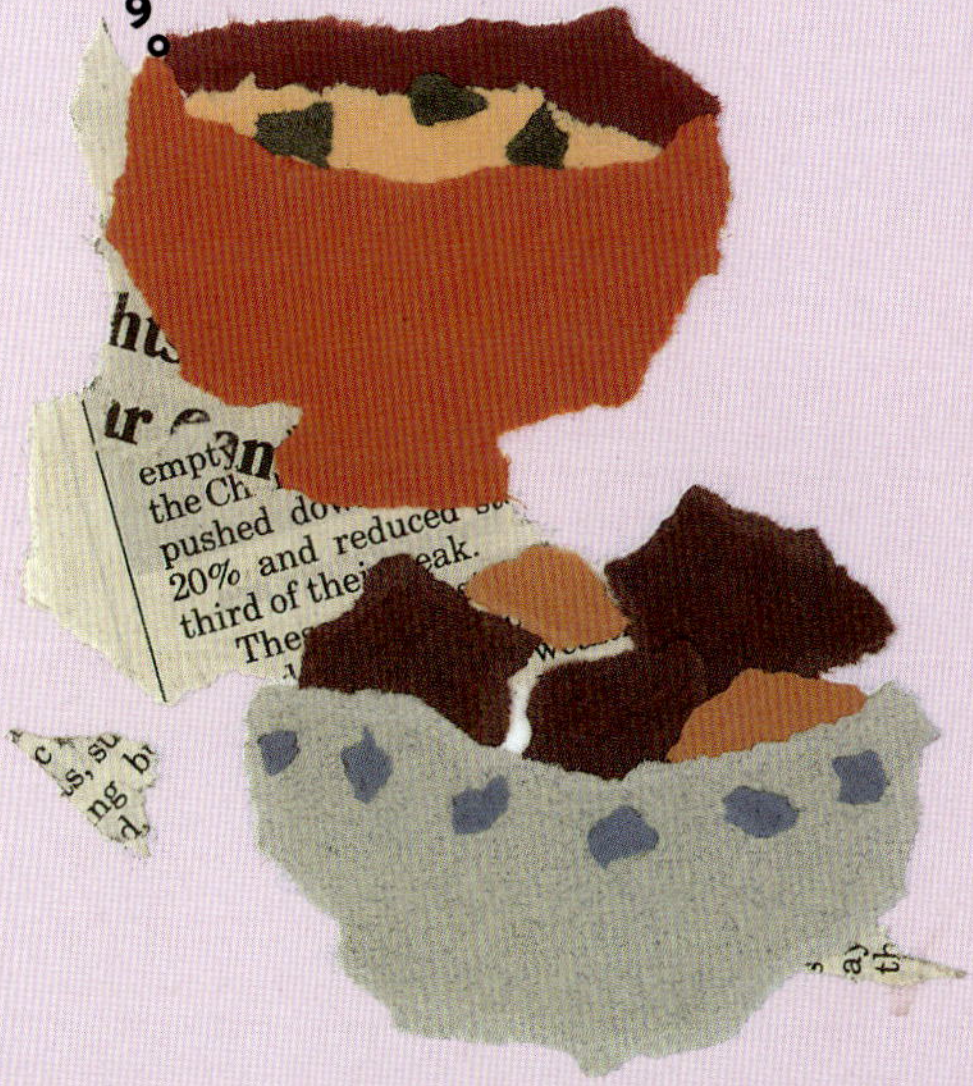

赤と青の小鉢、汁物

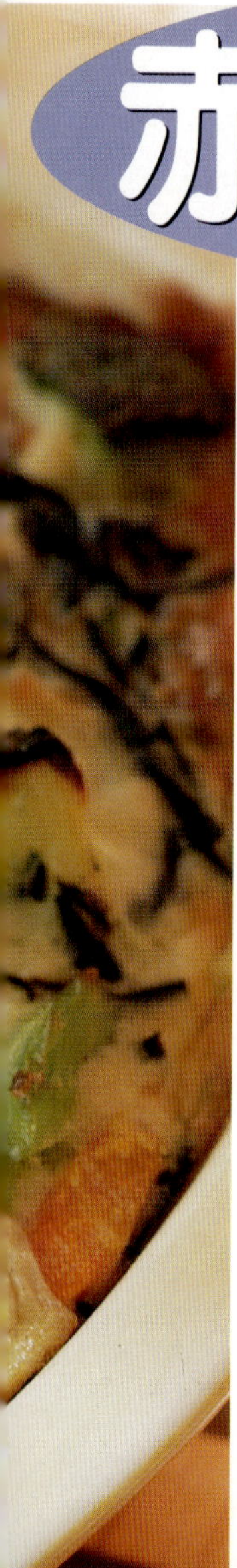

**良質タンパク質とビタミン・ミネラルの補充ができる
薄味の小鉢、汁物をご紹介します。**

ひじきも驚くほど食べられる

ひじきと野菜のキッシュ

●材料（4人分）

ひじき……20g
にんじん……100g
ブロッコリー……1株
油……小1
卵……3個
ピザ用チーズ……80g
生クリーム……½C
塩……少々
こしょう……少々

●作り方

❶ひじきを洗い、かぶるくらいの水につけてやわらかくもどす。にんじん、ブロッコリーはさっとゆでて小さく刻む。
❷軽く油で炒め、塩、こしょうをする。
❸卵を割りほぐして、チーズ、生クリームと混ぜ合わせ、②を入れて混ぜ、焼き皿に流し入れる。
❹1人分ずつならオーブントースターで4分ほど焼き、アルミホイルをかぶせてさらに3分ほど焼く。4人分を1度に焼く場合は、180度のオーブンで30分ほど焼く。

POINT

卵と生クリームでまろやかな味わい

和風のひじきも、卵と生クリームを使ったキッシュなら、おしゃれにおいしく変身。ひじきはカルシウム、鉄分、食物繊維たっぷり。タンパク質、ビタミン、ミネラルが豊かな卵、チーズのおかげで吸収率アップ。

熱量 274 kcal
タンパク質 14 g

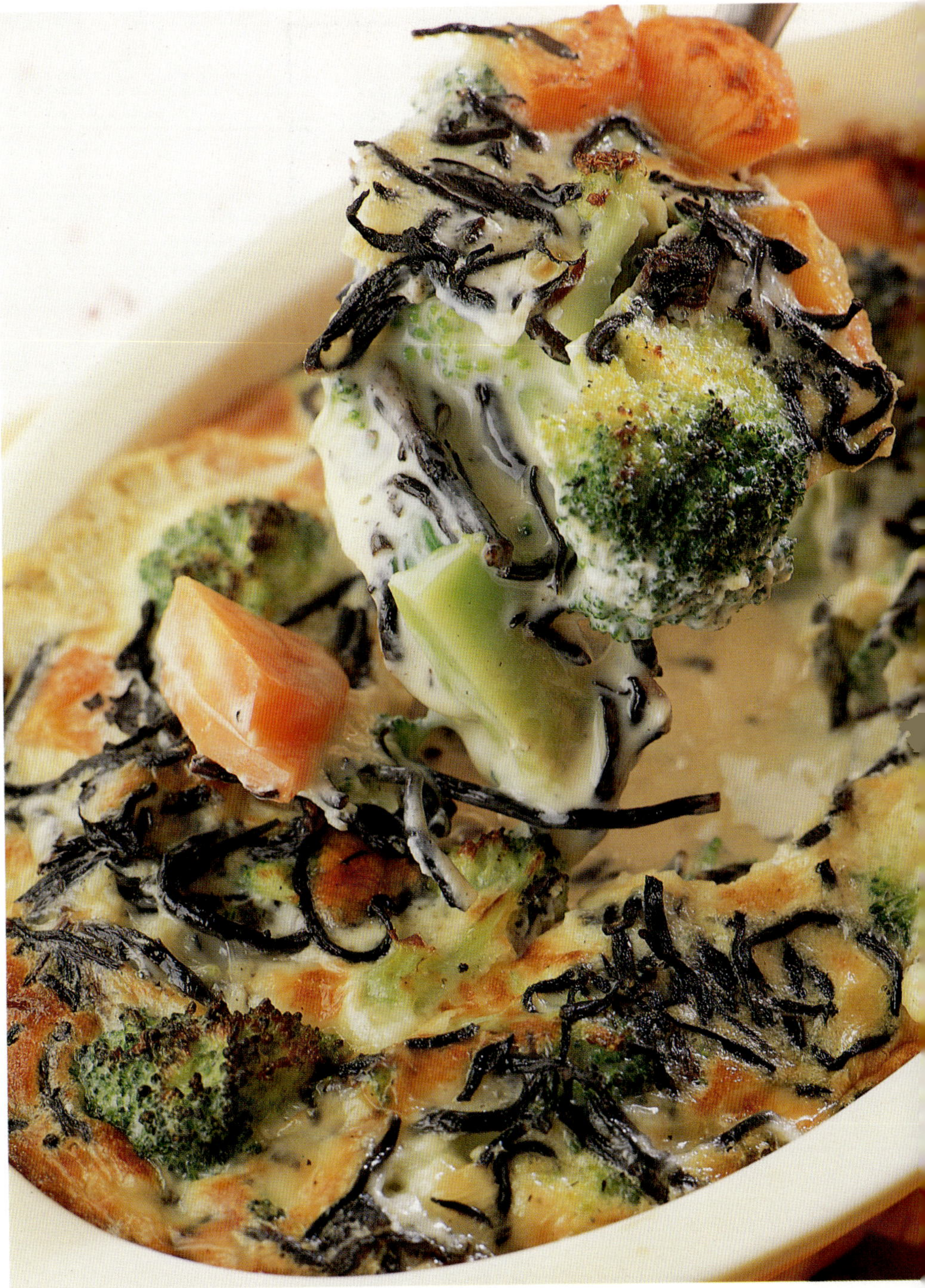

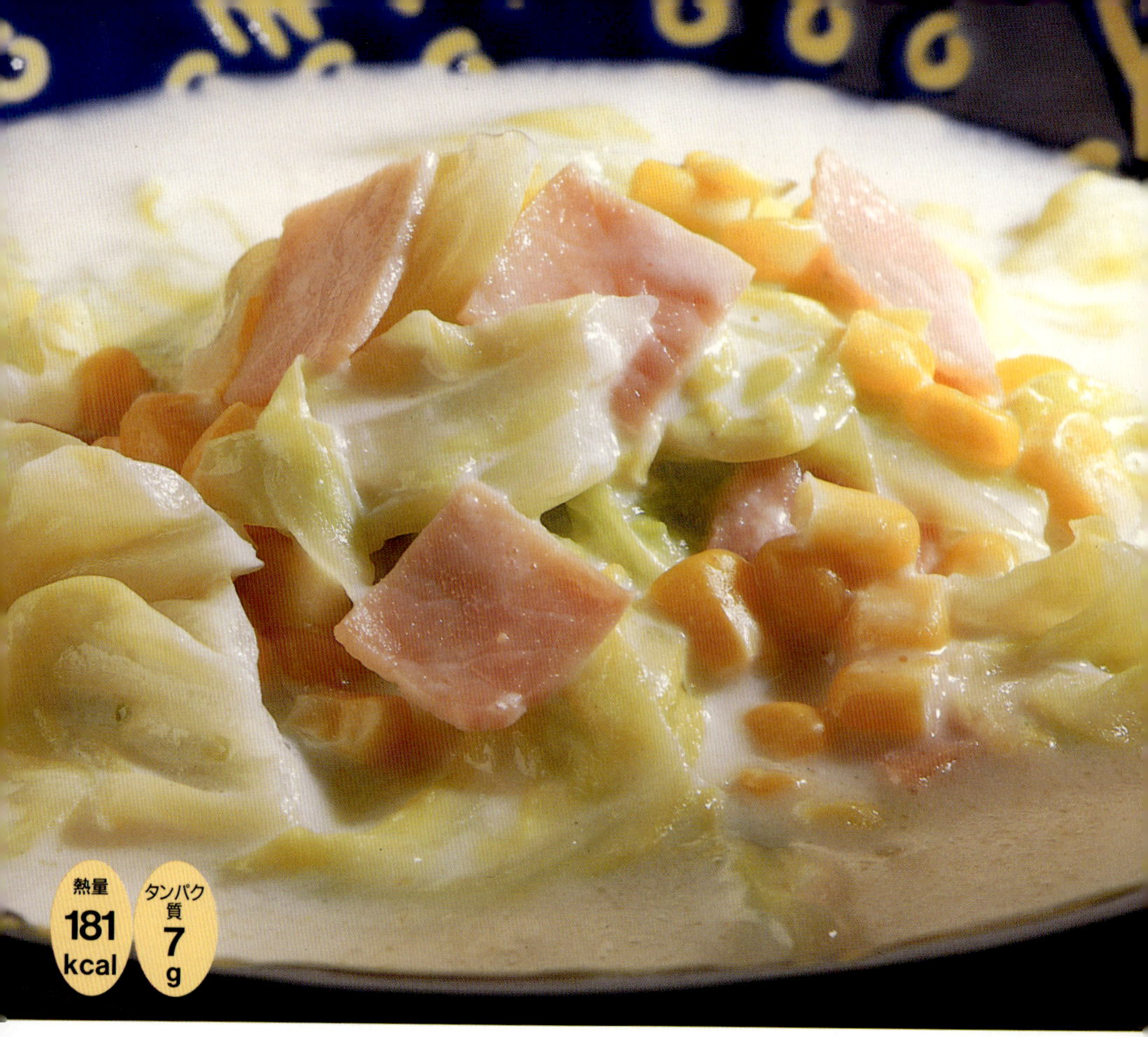

煮るだけのタンパク質補給メニュー

キャベツの牛乳煮

●材料（4人分）

キャベツ……400g	Ⓐ｛チキンスープの素1個
ロースハム……4枚	水……大4
粒コーン……½C	塩……少々
油……大1	こしょう……少々
牛乳……2C	片栗粉……大1

●作り方

❶キャベツは芯を除き、5cmの角切りにする。ハムは2cmの角切りにする。

❷油を熱して①を炒め、コーンを加えて炒める。Ⓐを加え塩、こしょうを入れて、少し煮込む。

❸キャベツがやわらかくなったら、牛乳と片栗粉を混ぜ合わせて加える。塩、こしょうで調味する。

❹煮立ったら火を弱め、混ぜながら1〜2分煮込む。

POINT

胃腸をいたわる キャベツの消化酵素

牛乳を煮汁として使うことで、タンパク質を補給できます。さっと炒めて煮るだけの料理ですが、熱を加えてしんなりしているので、量がたっぷりとれます。キャベツには、消化酵素のビタミンUが含まれているので、胃腸の機能が低下しているときや、食欲がないときにおすすめの1品です。

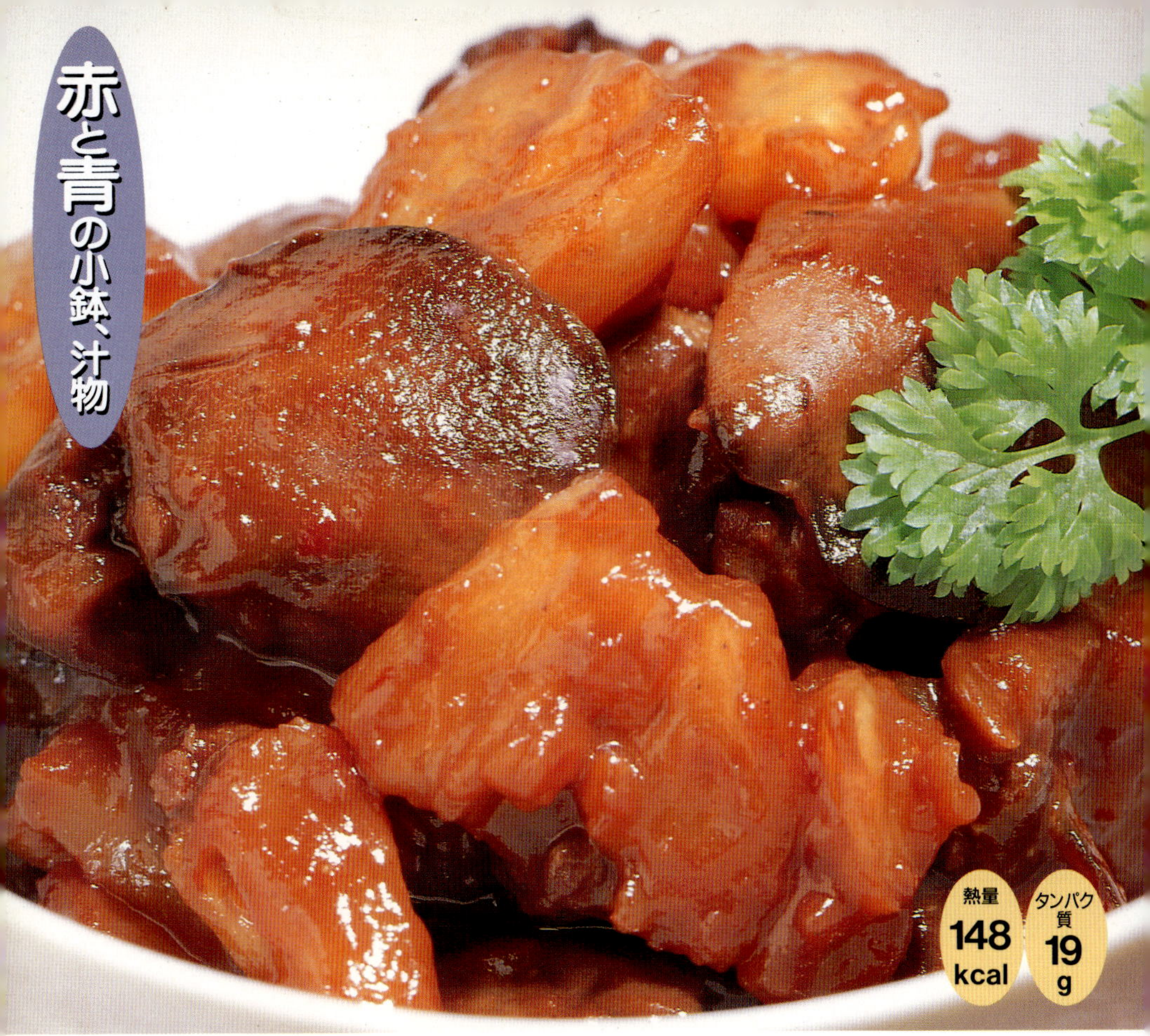

熱量 148 kcal　タンパク質 19 g

甘酸っぱさと辛さが同居する鉄分補給メニュー

鶏レバーのパイン煮

●材料（４人分）

鶏レバー……400g
パイナップル（缶）…2切れ
Ⓐ
- 酒……大2
- トウバンジャン…小1
- パイン缶の汁……大1
- トマトケチャップ大2
- トンカツソース…大2

●作り方

❶鶏レバーはひと口大に切り、時々水をかえながら5分ほど血抜きをする。
❷パイナップルはひと口大に切る。
❸Ⓐを鍋に入れて煮立て、①と②を入れ、混ぜながら煮て味をからめる。

POINT

血抜きは5分以内に

レバーは、タンパク質、鉄分の他、ビタミンA、B_1、B_2、Cまで含む栄養の宝庫ですが、脂分が少ないので、肝臓には負担の少ないメニューです。生のパイナップルなら、タンパク質分解酵素が含まれるので、柔らかな口当たりに仕上がります。血抜きは、長過ぎると、栄養分が逃げてしまうので、注意。

壊れにくいビタミンCを含む

さつまいもと小豆の煮物

（写真手前）

熱量 186kcal

タンパク質 6g

●材料（4人分）

さつまいも……300g
だし汁……適量
ゆで小豆……200g
Ⓐ しょうゆ……大1/2
　 みりん……大2
　 塩……小1/2

●作り方

❶さつまいもは皮つきのままきれいに洗い、1～1.5cm厚さの半月切りにし、ひたひたのだし汁を加えてやわらかく煮る。

❷やわらかくゆでた小豆を加えてひと煮立ちさせ、Ⓐを加えて煮含ませる。

大根で消化アップ

かきのみぞれ汁

（写真奥）

熱量 83kcal

タンパク質 8g

●材料（4人分）

かき、大根……各300g
かいわれ菜……1/2パック
だし汁……3C
Ⓐ しょうゆ……大1/2
　 塩……小2/3
　 酒……大1
片栗粉……適量

●作り方

❶かきは薄い塩水でふり洗いをし、ざるにあげて水気を切る。

❷薄く片栗粉をまぶし、沸騰しただし汁に入れる。ふっくらと丸まったらⒶで味をつけ、すりおろして水気を絞った大根を入れてひと煮し、器に盛る。半分の長さに切ったかいわれ菜を添える。

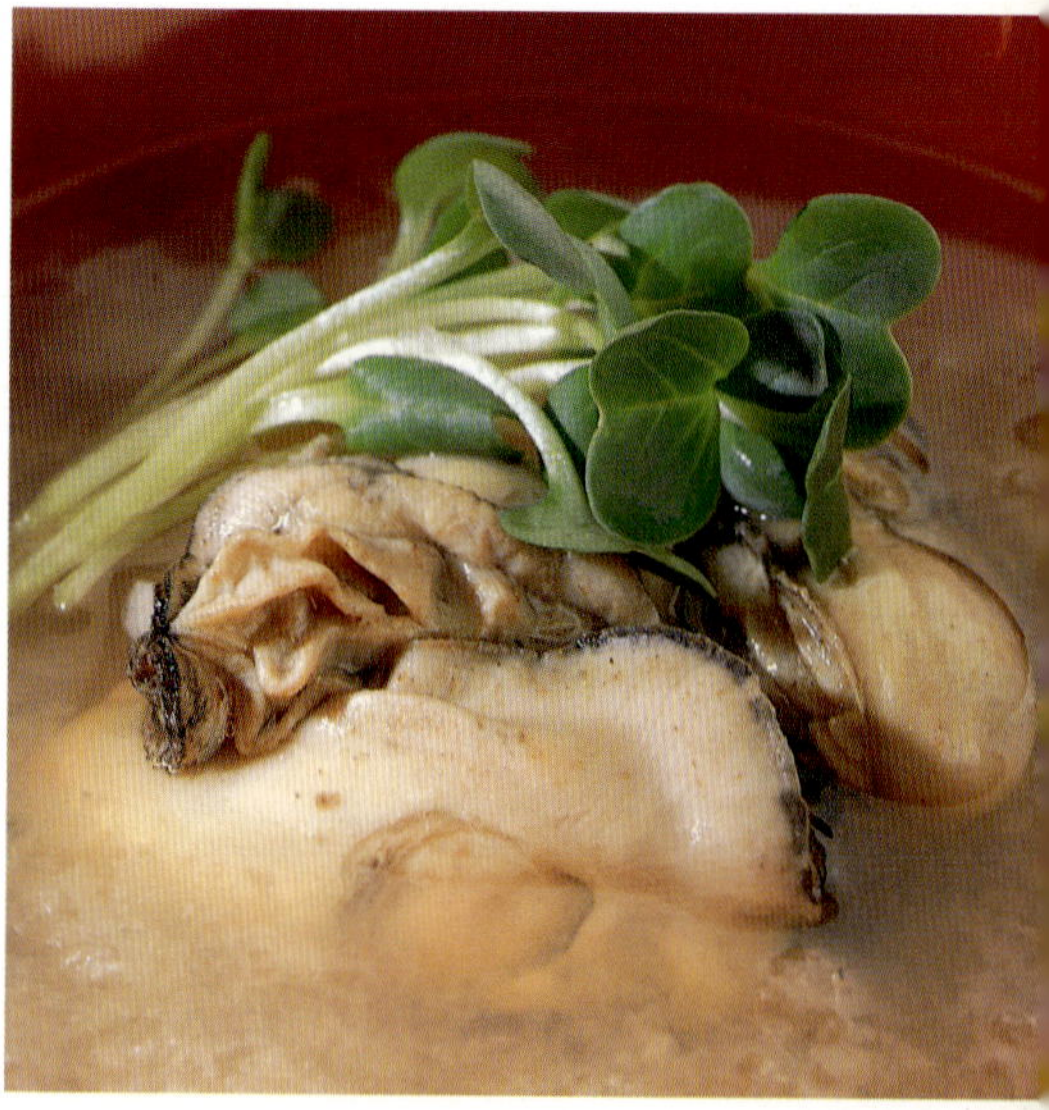

POINT

肝臓の栄養になる消化のよい２品

煮物のさつまいもは、糖質がとれるだけでなく、加熱しても壊れにくいビタミンCを含みます。小豆は利尿作用があり、むくみ防止にも。

かきには、タンパク質合成を助ける、ビタミンB_{12}と肝臓の栄養源となるグリコーゲンを含みます。大根も一緒に煮てあるので、消化吸収もよい1品。

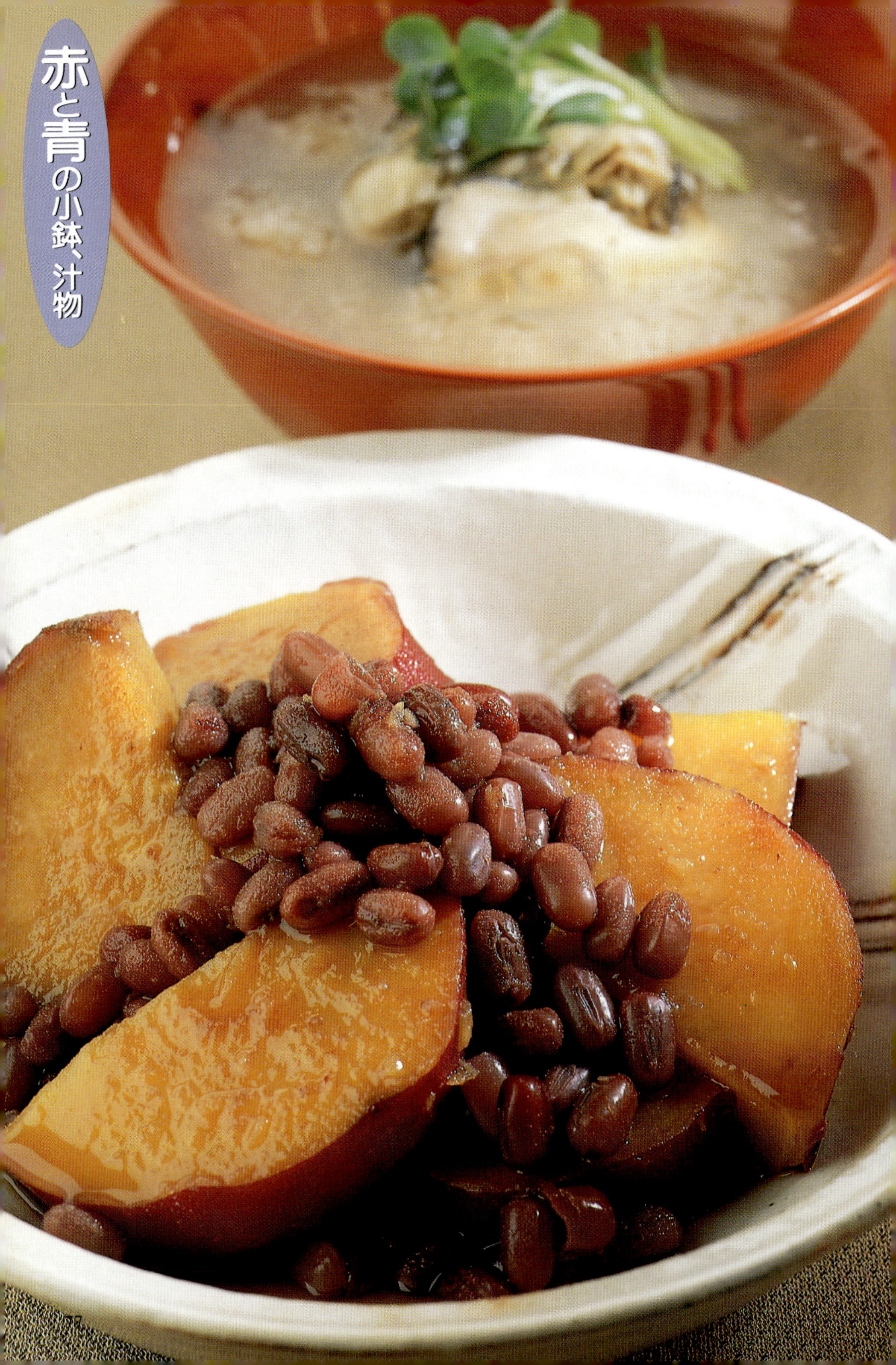

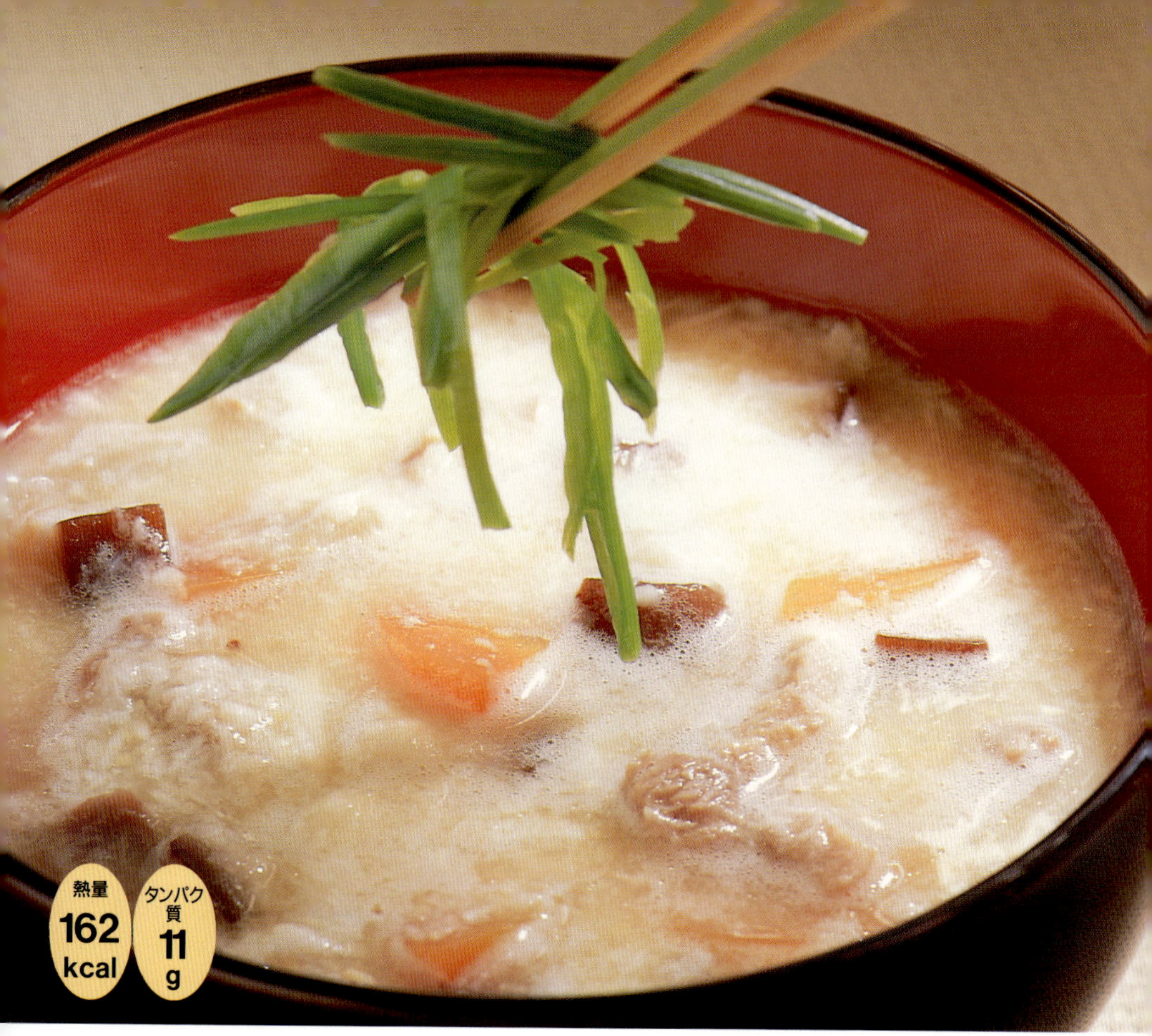

熱量
162
kcal

タンパク質
11
g

野菜がたっぷりとれる

五目とろろ汁

●材料（4人分）

鶏肉……………100g　だし汁……………3C
にんじん………50g　みそ………………大3
ごぼう…………50g　大和いも………300g
しいたけ………4枚　さやえんどう……10枚

●作り方

❶鶏肉は細切り、にんじんはいちょう切り、ごぼうは皮をこそげ取ってささがきに、しいたけは石づきを取って1cmの角切りにする。

❷鍋にだし汁を入れ、①を入れてやわらかく煮る。みそを溶き入れ、ひと煮して冷ます。

❸大和いもは皮をむいてすりおろし、この中に②を具も一緒に少しずつ加えながら溶きのばす。ゆでたさやえんどうを斜め切りにして散らす。

POINT

大和いもで消化促進

汁物でも、具をたっぷり加えると野菜がたっぷりとれます。大和いもには、ルチンという物質が含まれ、タンパク質の活用度をアップさせます。また、大根は消化酵素の3倍の威力があるアミラーゼも含む優れものです。疲れたとき、胃腸が弱っているときに。

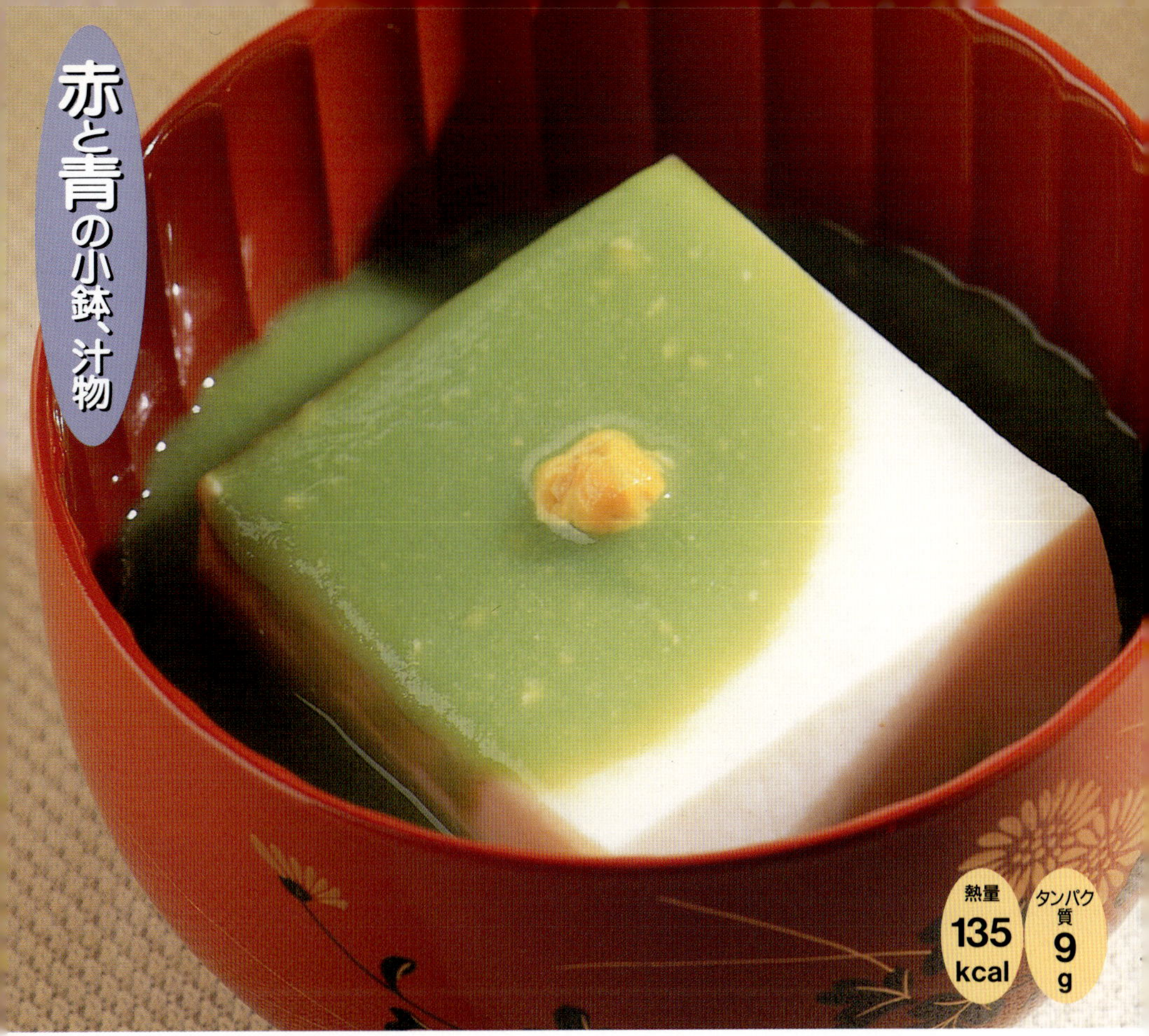

懐石料理風のリッチなメニュー

うぐいす椀

●材料（4人分）

グリーンピース（冷凍）…200g　溶き辛子……………少々
絹ごし豆腐……………1丁　だし汁……………3C
白みそ……………80g

●作り方

❶冷凍グリーンピースを熱湯に通し、だし汁1Cとともにミキサーにかけ、裏ごし器でこし、残りの2Cのだし汁を加えて混ぜる。

❷鍋に白みそを入れ、①を少しずつ加えて溶きのばし、火にかける。白い泡が出たら泡をすくい、中火にして2～3分煮て味を調える。

❸豆腐は4つに切り、湯にひたして熱くしておき、お椀に入れて②の汁を注ぎ、溶き辛子を添える。

POINT

食効のほとんどが無駄なく生きる

春先作る場合は、ぜひ生のグリーンピースを入手して。タンパク質と糖質、ビタミンB_1、B_2、Cがたっぷり補給できます。消化吸収のよいタンパク源豆腐とのコンビで食効のほとんどが無駄なく生かせます。豆類には食物繊維がたっぷりなので、便秘解消にもなります。

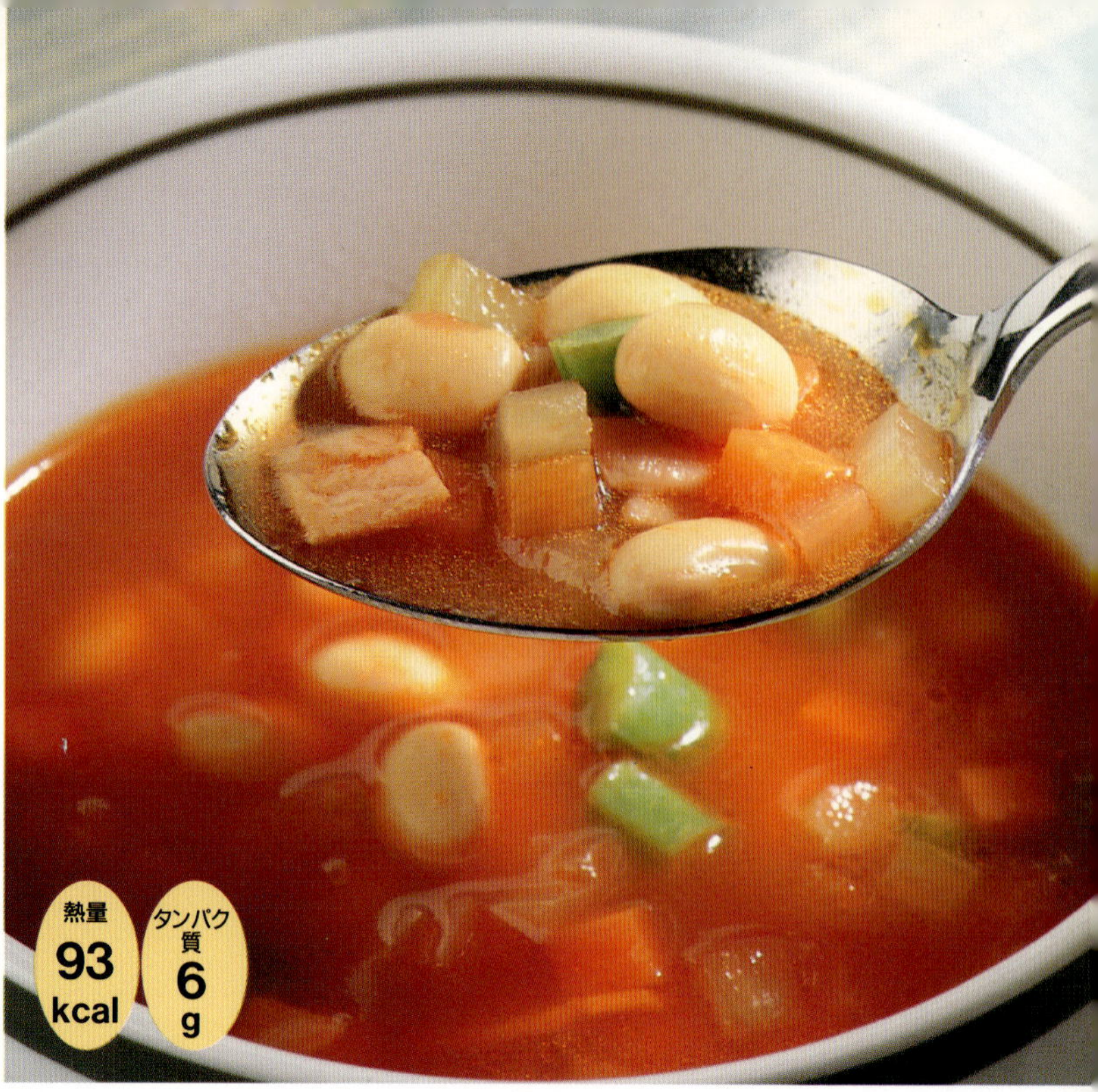

大豆を洋風に仕立ててたっぷりと

大豆入りトマトスープ

●材料（4人分）

たまねぎ……½個
セロリ……½本
にんじん……½本
さやいんげん……30g
ベーコン……1枚
Ⓐ
チキンスープの素……1個
トマトジュース……2C
塩……少々
こしょう……少々
ローリエ……1枚
ゆで大豆(缶)……100g
油……小1

●作り方

❶たまねぎ、にんじん、セロリは5㎜の角切り、さやいんげんは1㎝長さに切る。

❷ベーコンを油で炒め、①を加えて炒め、水1C(分量外)、Ⓐ、ローリエ、水を切った大豆を加えて煮る。

❸やわらかくなったら塩、こしょうで味を調える。

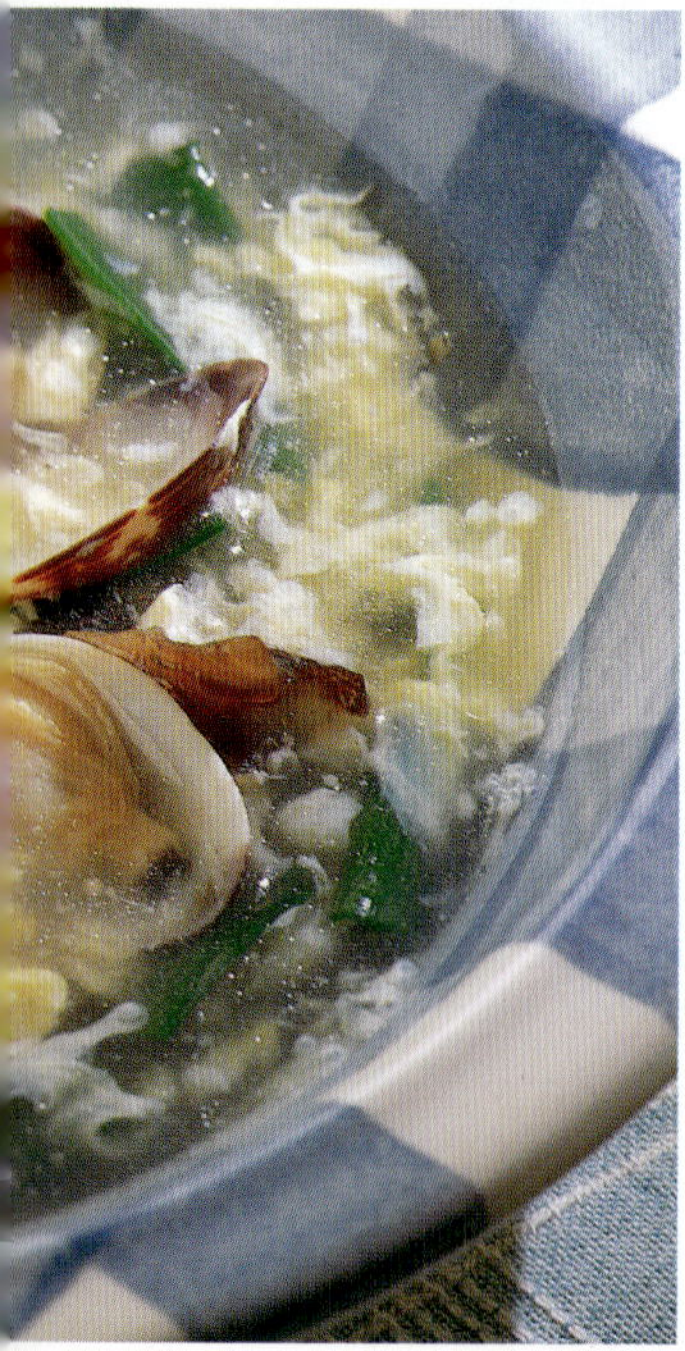

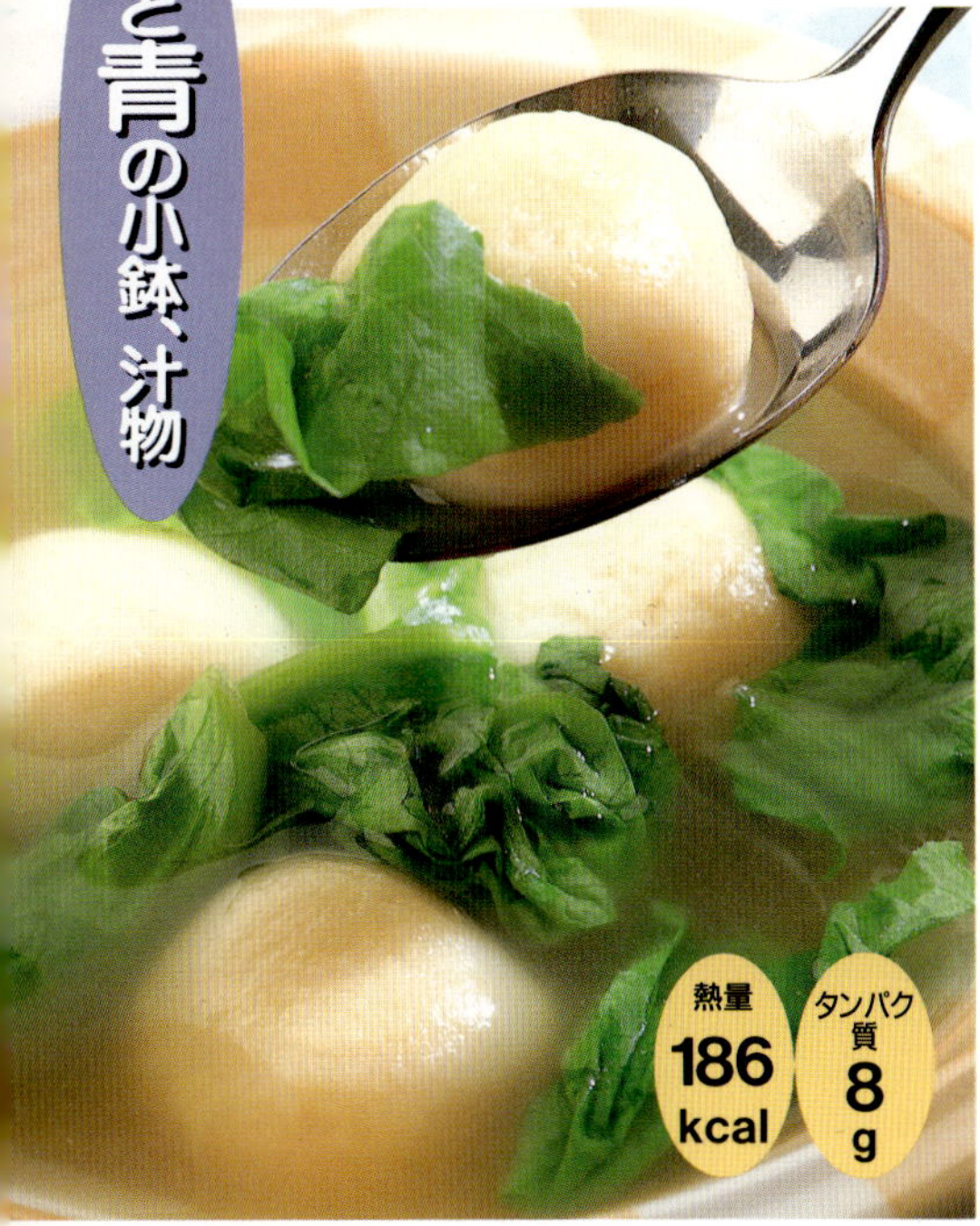
熱量
186
kcal
タンパク質
8
g

豆腐を混ぜて口当たりふわっ

チーズ入り白玉だんごのスープ

●材料(4人分)

- 白玉粉……1C
- 木綿豆腐……⅓丁
- プロセスチーズ……60g
- サラダ菜……1株
- Ⓐ
  - 水……3C
  - チキンスープの素……1個
- 塩……小⅔
- こしょう……少々

●作り方

❶白玉粉に豆腐を加えて耳たぶ程度のかたさにこね、16個に分ける。❷チーズも16個に分け、①で包み、煮立ったⒶの中に入れる。浮き上がってきたら、塩、こしょうで味をつけ、サラダ菜をひと口大にちぎって入れ、ひと煮する。

にらとにんにくで満足度高い

あさりの卵スープ

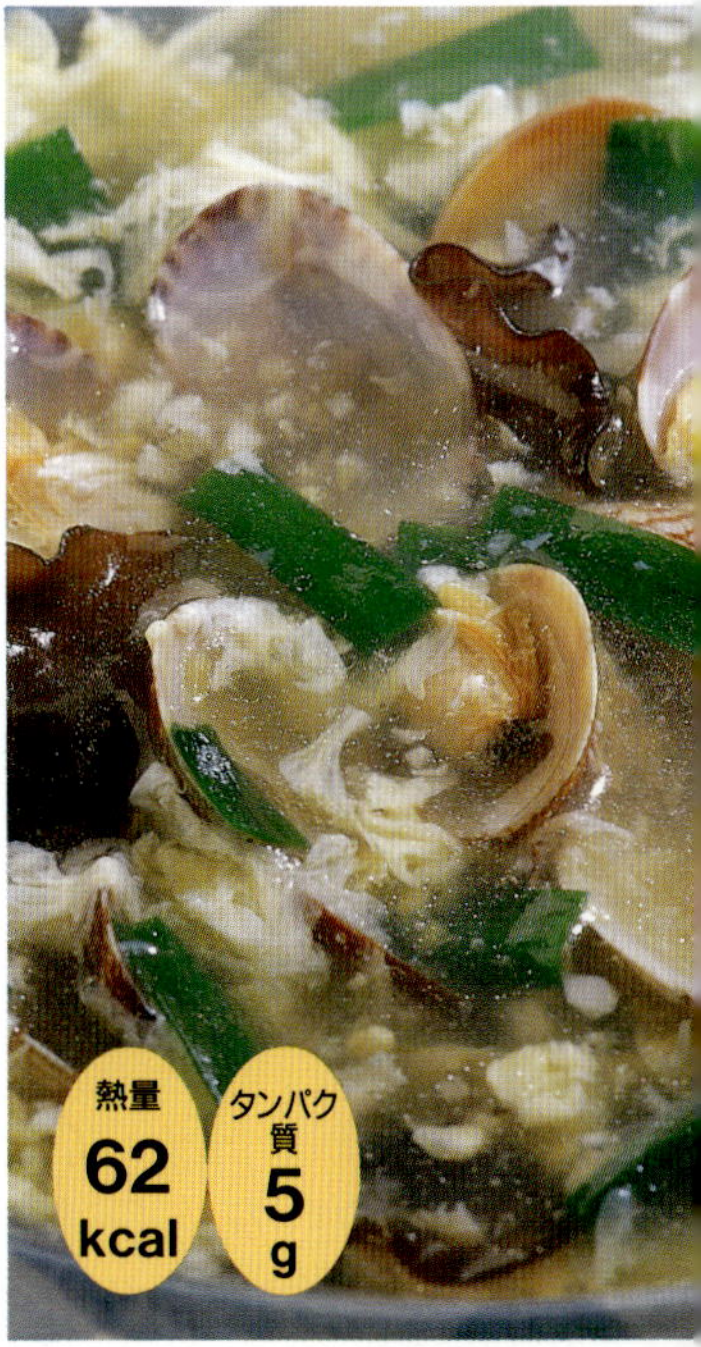
熱量
62
kcal
タンパク質
5
g

●材料(4人分)

- あさり(殻つき)……400g
- きくらげ……3～4枚
- にんにく……1片
- しょうが……1片
- 油……小1
- 片栗粉……大1
- Ⓐ
  - 酒……大1
  - 塩……小½
  - しょうゆ……小1
- にら……½束
- 卵……1個

●作り方

❶あさりはよく砂をはかせ、殻と殻をこすりあわせるようにして洗い、水気を切る。❷にんにく、しょうがはみじん切りにし、油で炒め、香りが出たらあさりを入れ、水3Cを注ぐ。あさりの口が開くまで煮てアクを取る。水でもどして食べやすく切ったきくらげを入れる。❸Ⓐで味をつけ、2cm長さに切ったにらを入れる。沸騰したら水溶き片栗粉を入れてとろみをつけ、割りほぐした卵をまわし入れ、沸騰する直前で火を止める。

油とサーモンで巻いてタンパク補給

野菜の2色巻きサラダ

熱量 109 kcal

タンパク質 7 g

●材料（4人分）

- 卵……2個
- 油……少々
- スモークサーモン……4枚
- にんじん（小）……1本
- セロリ……1本
- 青じそ……10枚
- しょうが……1片
- ねぎ……½本
- Ⓐ
  - レモン汁……½個分
  - 油……大1
  - 塩、こしょう……各少々
  - しょうゆ……小½
- パセリ……少々
- ラディッシュ……適量

●作り方

❶巻く皮を作る。卵は割りほぐし、油をひいたフライパンで薄焼き卵を4枚作る。長方形に近い形に4枚に切り、端切れなどはせん切りにする。

❷野菜はそれぞれ5㎝長さのせん切りにする。

❸卵、スモークサーモンで、それぞれせん切りにした野菜をしっかりと巻き、ピックで止める。

❹Ⓐをよく混ぜてかける。みじん切りにしたパセリを散らし、ラディッシュを添える。

ここがポイント！ **調理**のアイディア

ゆでたキャベツを加えれば3色巻きに

野菜からビタミンCをたっぷりとるためには、本当は生で食べたほうが栄養の損失は少ないのです。しかし、普通のサラダなどではかさばって食べにくいので、こうして巻くことによってたっぷりとることができます。巻く皮は、卵とサーモンのほか、ゆでたキャベツなどでも。タンパク質の補給ができますし、見た目にもきれいなので、ちょっとしたパーティー料理にも転用できます。

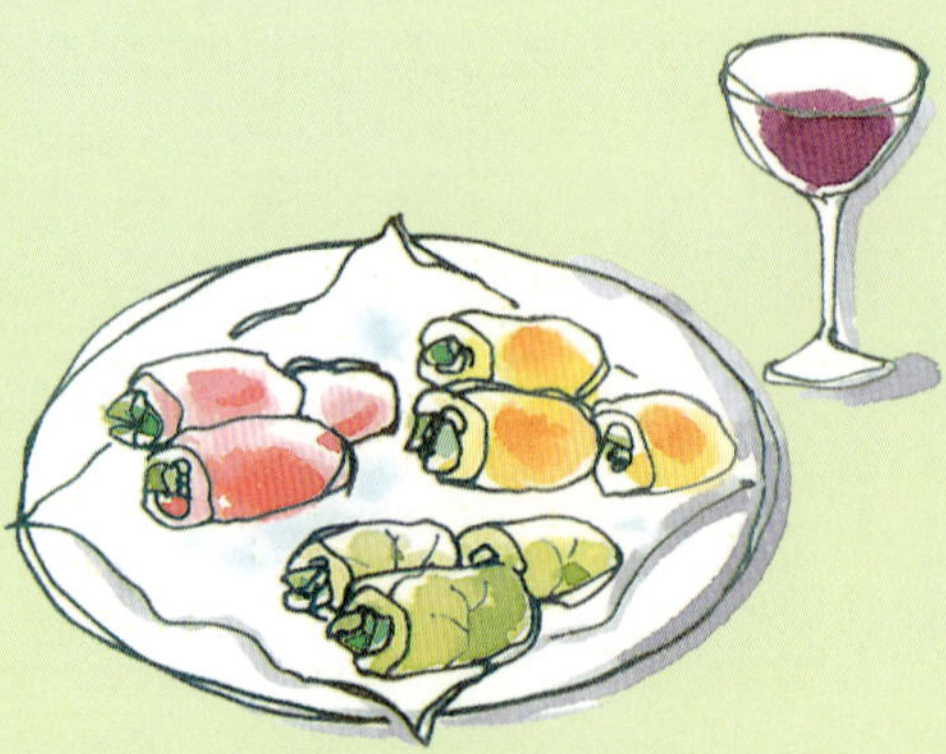

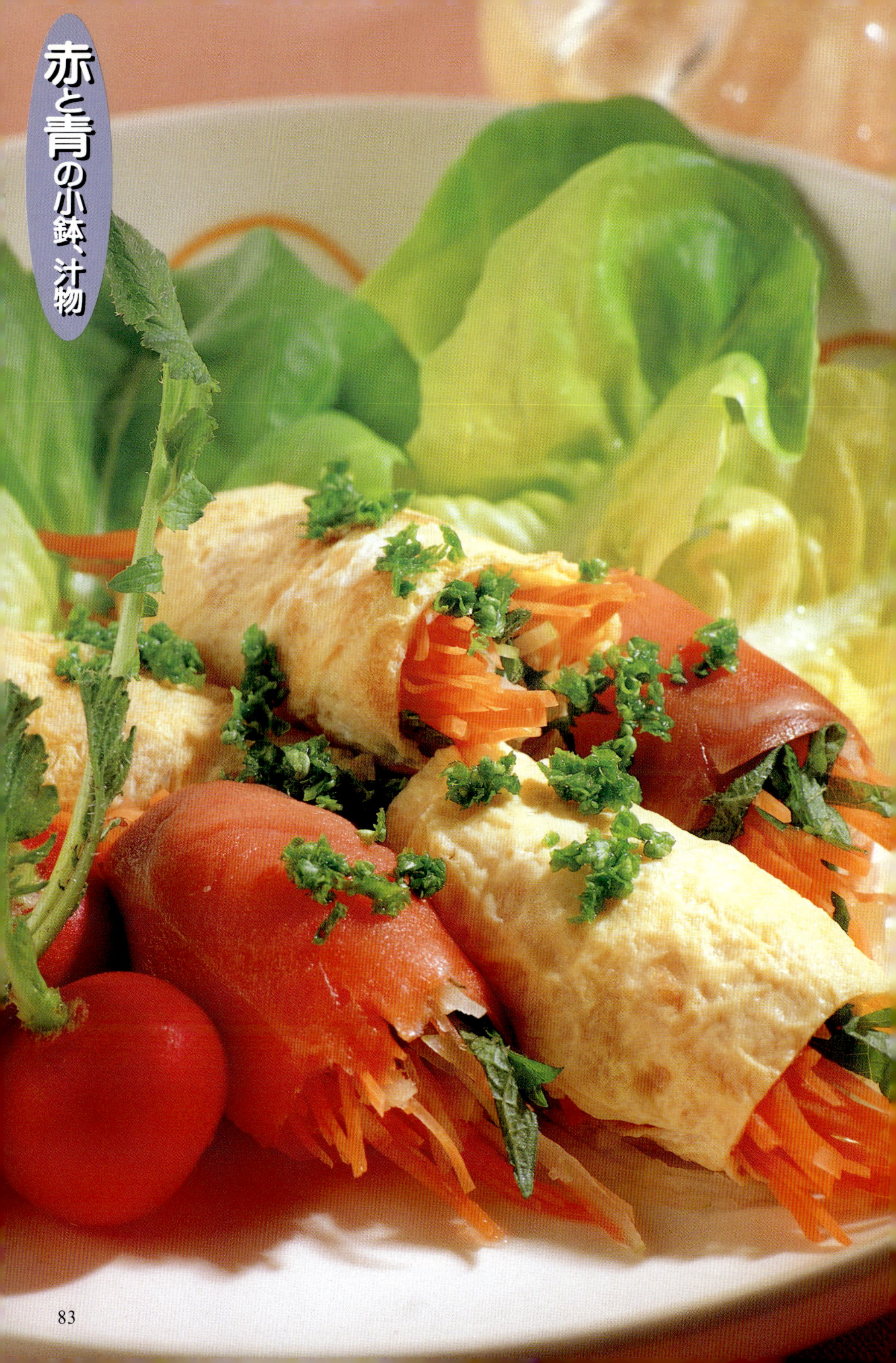

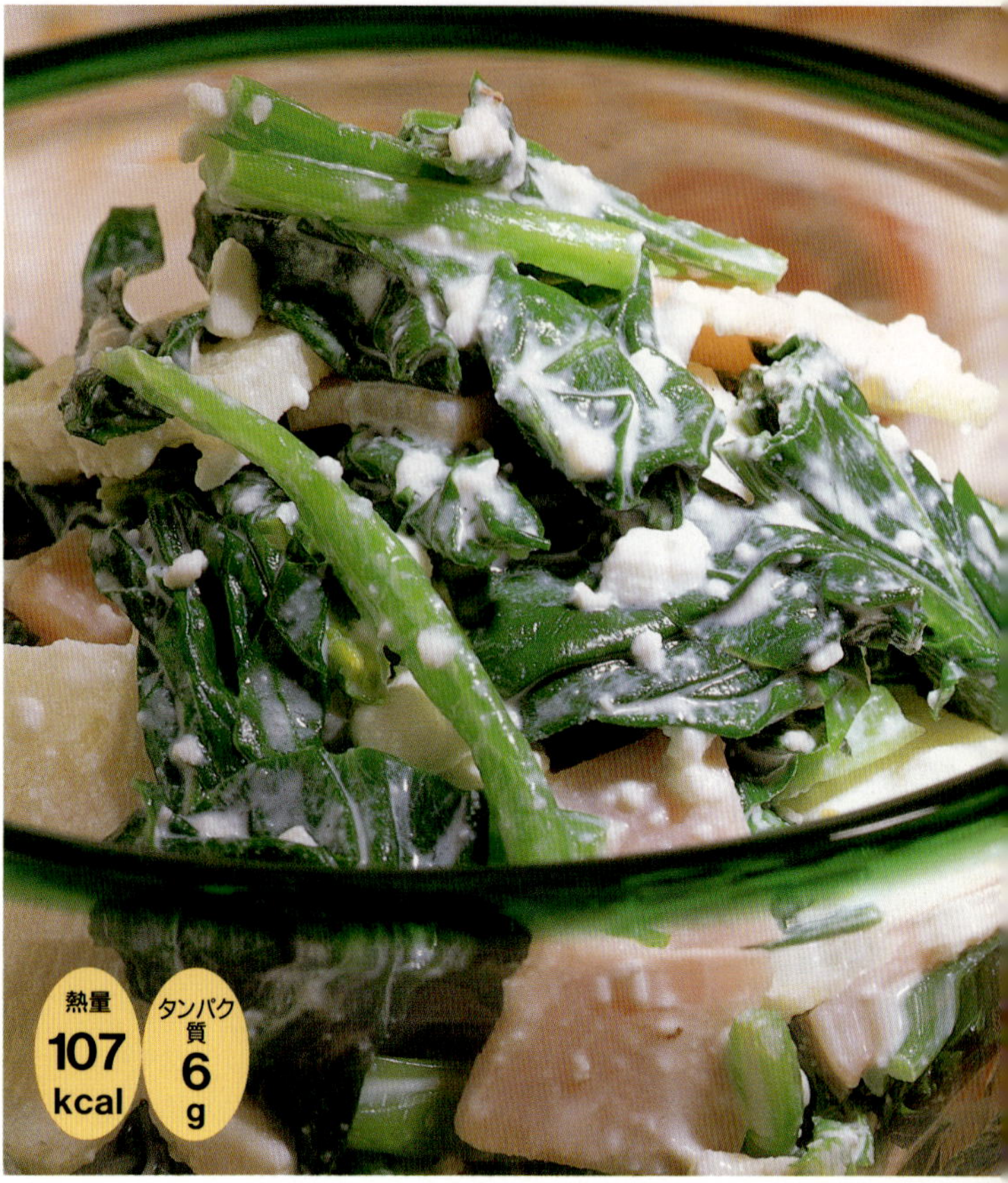

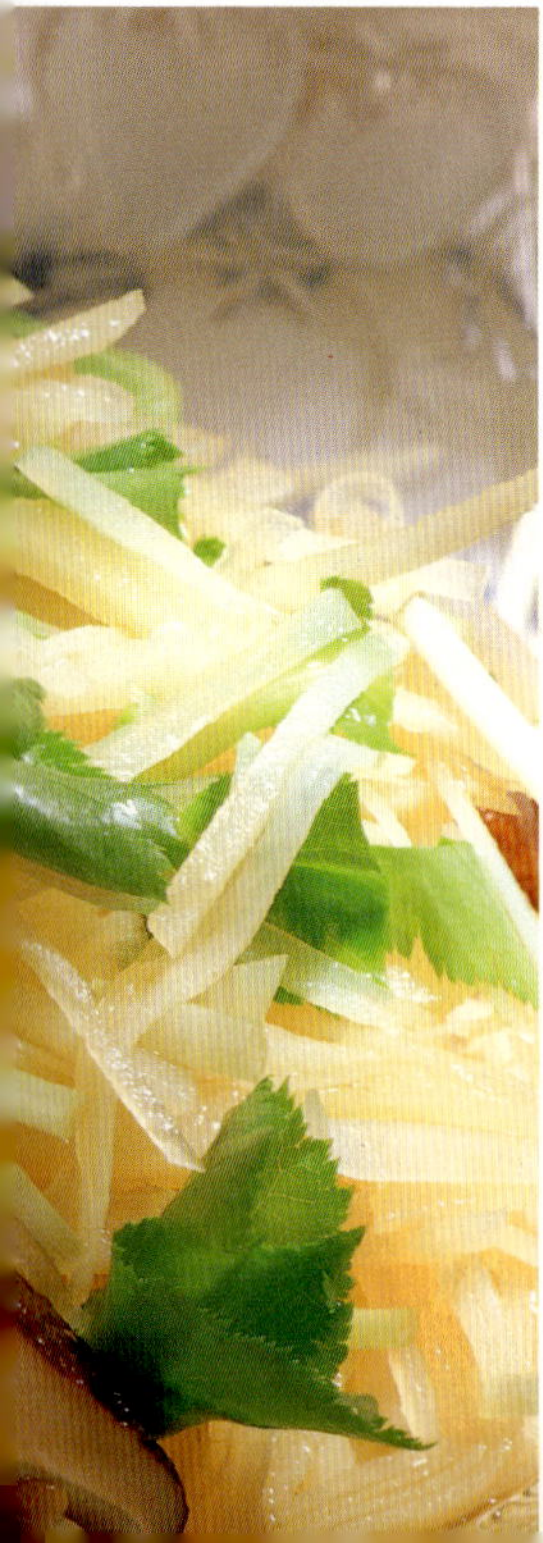

パンにも合う洋風白和え

ほうれん草のカッテージチーズ和え

●材料(4人分)

ほうれん草(小)……1束
りんご……½個
ハム……4枚
Ⓐ｛カッテージチーズ……大3
　 マヨネーズ……大2
塩……少々
こしょう……少々

●作り方

❶ほうれん草はゆでて3㎝長さに切る。りんごはくし形に3等分し、薄いいちょう切りにする。ハムは1㎝の角切りにする。

❷Ⓐをよく混ぜ合わせ、①を和えて塩、こしょうで味を調える。

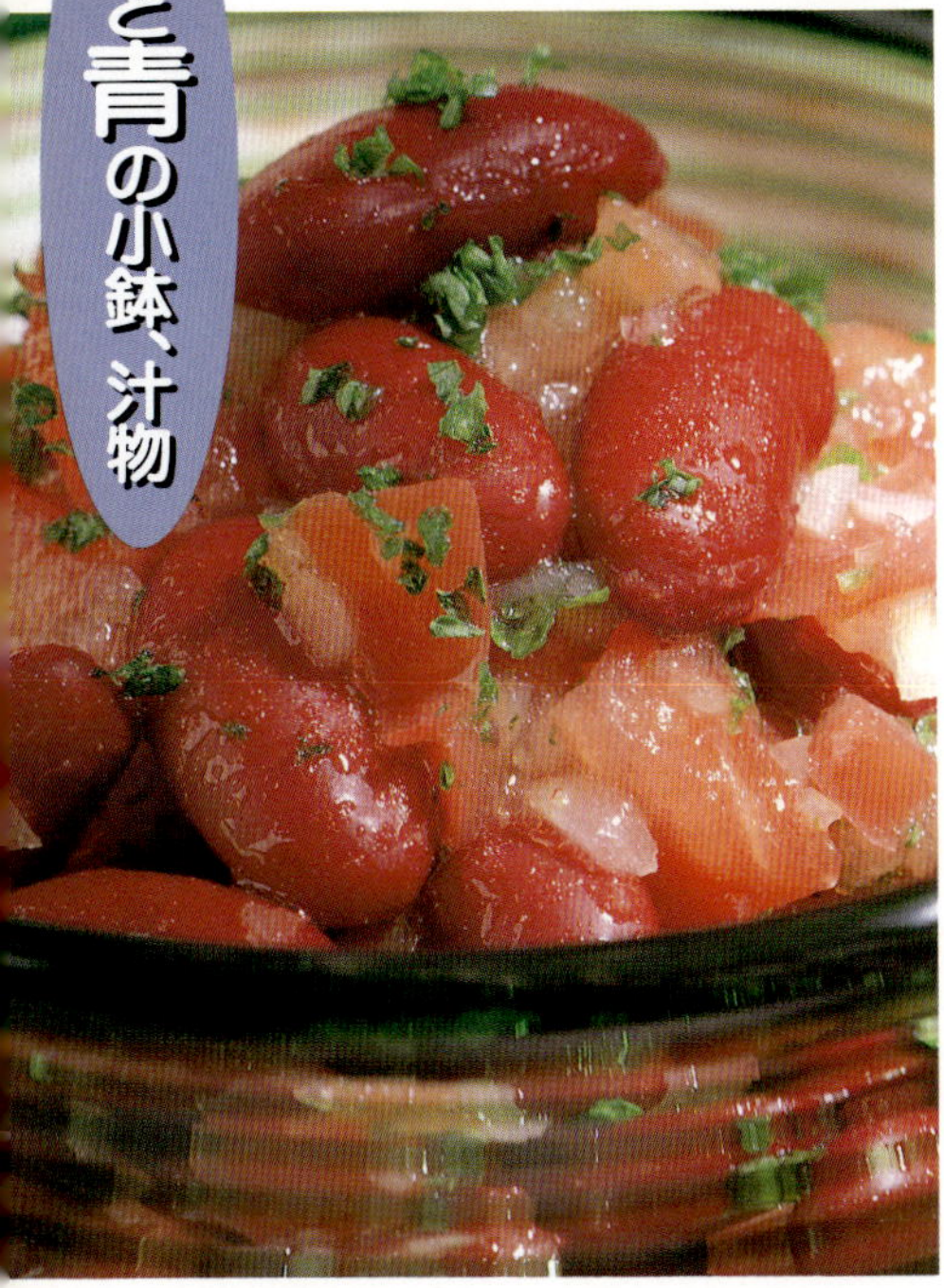

白いんげんなど豆ファミリーを集合させてもグッド

金時豆のサラダ

熱量 143 kcal
タンパク質 5 g

●材料（4人分）

金時豆（ゆで）……1½C
たまねぎ……¼個
トマト……1個
パセリ……適量
Ⓐ サラダ油……大2
　 酢……大2
　 塩……少々
　 こしょう……少々

●作り方

❶金時豆は水気を切り、熱湯をさっとかけて水切りをしておく。
❷たまねぎ、パセリはみじん切りにし、水にさらしたのち、水気をよく切る。
❸トマトは皮と種を除いて粗みじんに切る。
❹Ⓐを混ぜ合わせて全部を和え、冷やして味をなじませる。

歯ごたえを残すのがおいしさのコツ

いもと三つ葉のノンオイルサラダ

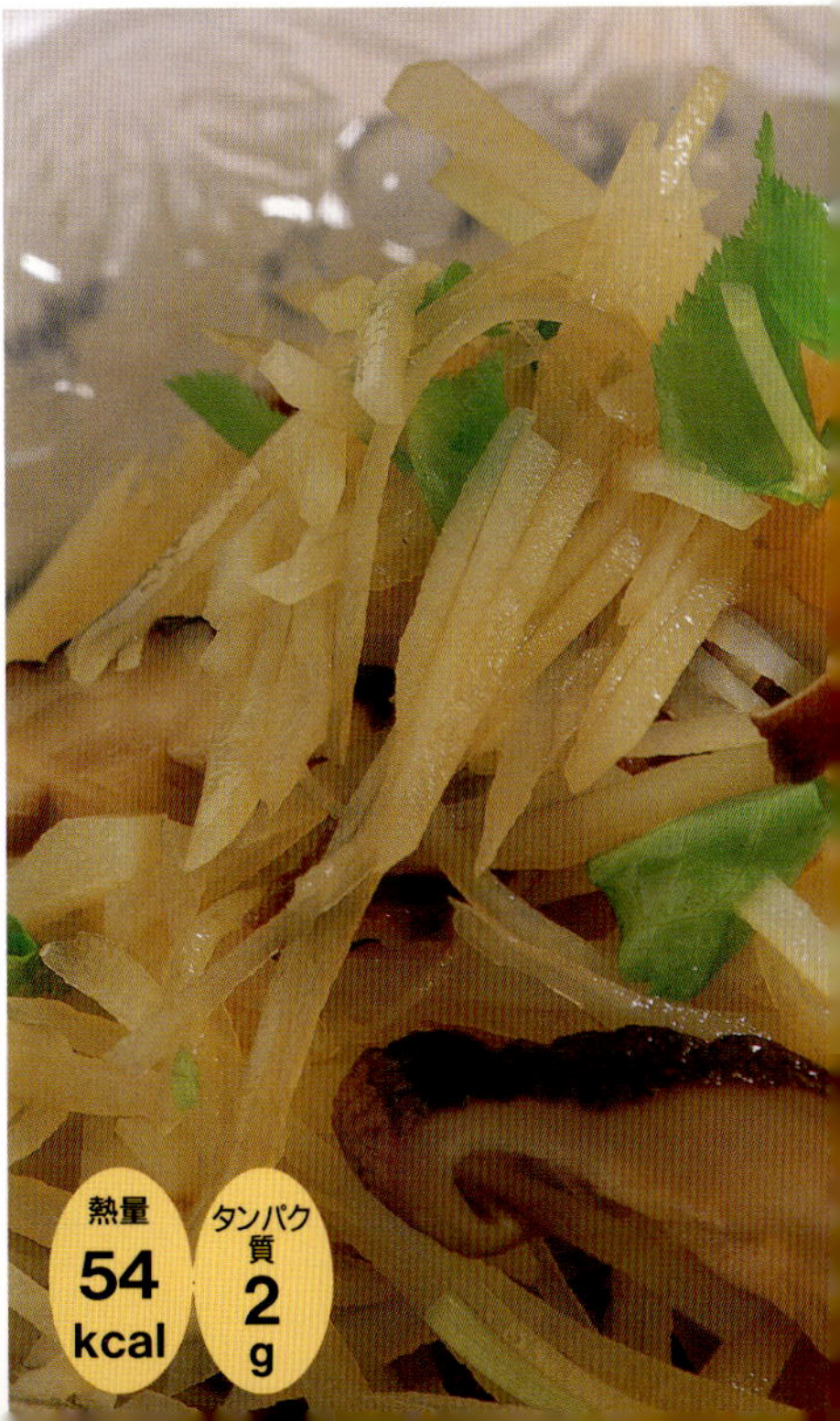

熱量 54 kcal
タンパク質 2 g

●材料（4人分）

じゃがいも……2個
三つ葉……50g
しいたけ……6枚
Ⓐ しょうゆ……大1
　 だし汁……大2
　 酢……大1

●作り方

❶じゃがいもは細いせん切りにし、水にさらしたのち、ざるにあげてよく水気を切る。熱湯にさっとくぐらせ、歯ごたえがある程度にゆでてざるにあげ、冷ます。
❷三つ葉は4㎝長さに切り、熱湯をまわしかける。
❸しいたけは石づきを取り、オーブントースターで焼いてせん切りにする。
❹Ⓐをよく混ぜて全部の材料を和える。

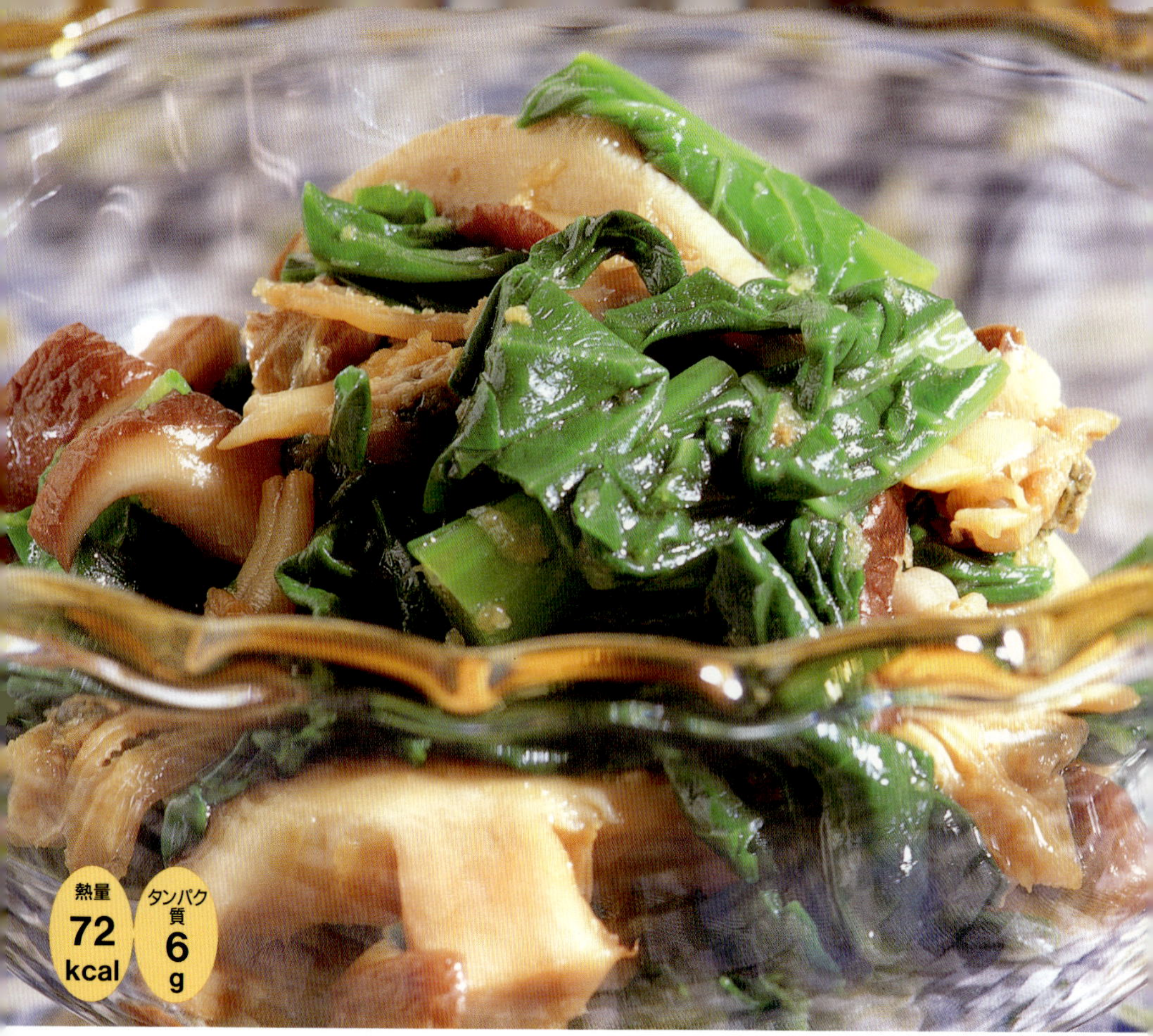

あさりのうまみのおかげで薄味でもOK

こまつ菜とあさりの中華風サラダ

●材料（4人分）

こまつ菜……1束
あさり（むき身）……100g
しいたけ……6枚
しょうが……1片
酒……大2

Ⓐ
酢……大1
ごま油……大1
しょうゆ……大1
砂糖……少々

●作り方

❶こまつ菜はゆでて3㎝長さに切る。

❷あさりのむき身は薄い塩水でふり洗いをし、水気をよく切る。小鍋に入れ、酒大さじ1とみじん切りしたしょうがで酒煎りし、ふっくらしたら火を止め、皿に取る。

❸しいたけは石づきを取ってせん切りにする。②のあとの小鍋に酒大さじ1を入れて火にかけ、しいたけを入れて酒煎りをする。

❹ボールにⒶを入れて混ぜ、全部の材料を加えて和える。

食欲増進の1品完結メニュー

- ご飯物
- スープ
- デザート

「食欲もないし、だるいし、
食事したくないなぁ。」
そんな時でも
楽に食べられて食欲を増進させ、
栄養バランスのとれる1品を
ご紹介します。

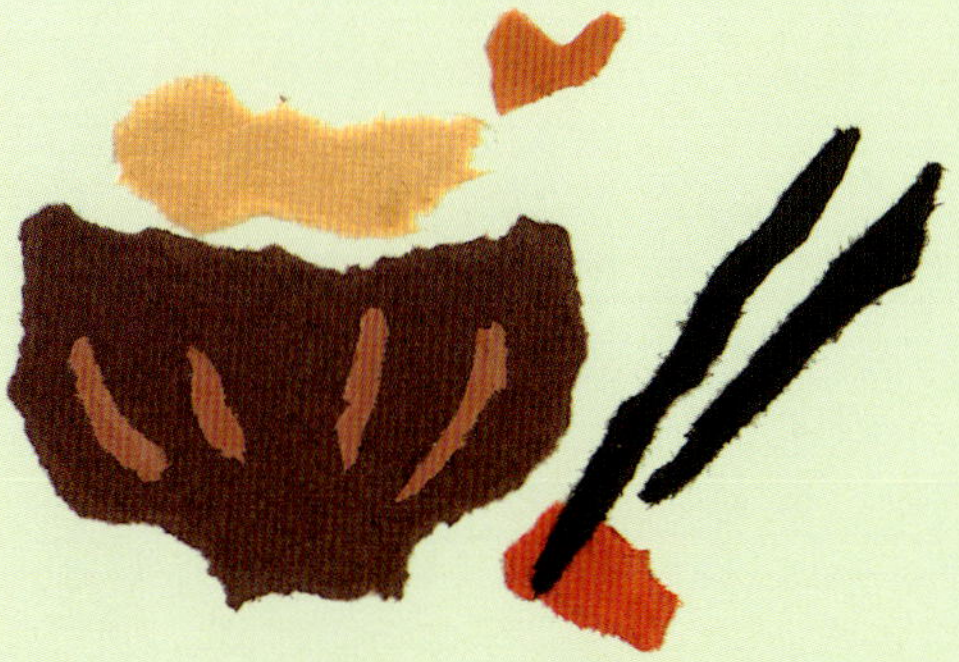

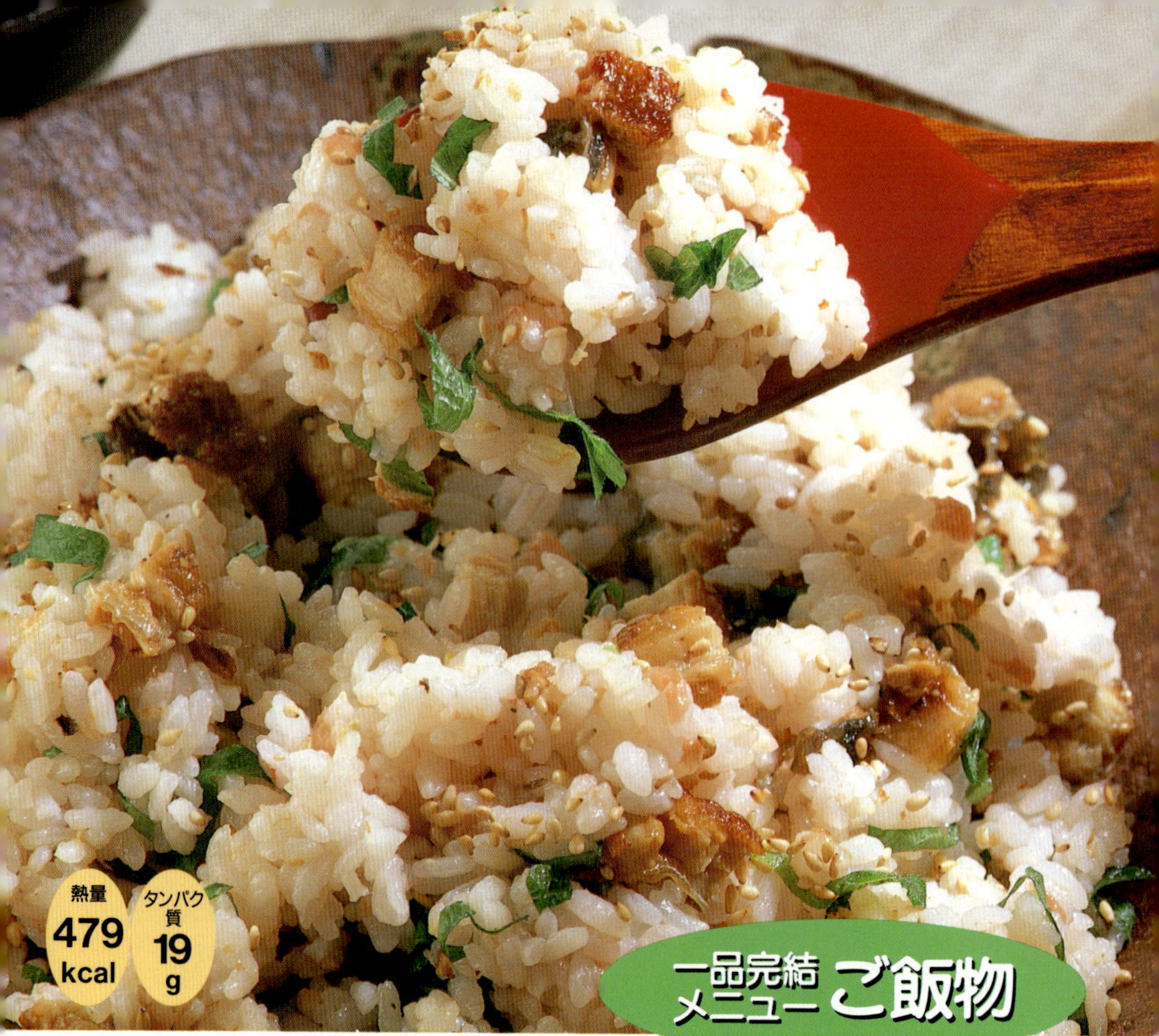

熱量
479
kcal

タンパク質
19
g

一品完結メニュー ご飯物

土用の丑の日のさっぱりメニュー

うなぎの混ぜご飯

●材料（４人分）

ご飯……………4人分　青じそ…………………20枚
梅干し（大）………2個　白ごま…………………大2
うなぎ蒲焼き………4枚

●作り方

❶梅干しの種を除き、細かく刻んで、さらに包丁でたたく。これをご飯に混ぜ込む。

❷うなぎは１cm角に切り、青じそは縦半分に切ってせん切りにする。白ごまは炒って包丁で刻むか、粗くする。

❸全部を混ぜ合わせる。

POINT

こってりうなぎもさっぱりと変身

ちょっとスタミナをつけたいな、と思っても、あのこってりしたうなぎの蒲焼きは、どうも食べたいと思わない。そんなときにおすすめです。梅と青じそを加えることで、うなぎの食感はさっぱりしますし、食欲も増進。また梅のクエン酸には、疲労回復効果があるので元気もわいてきます。

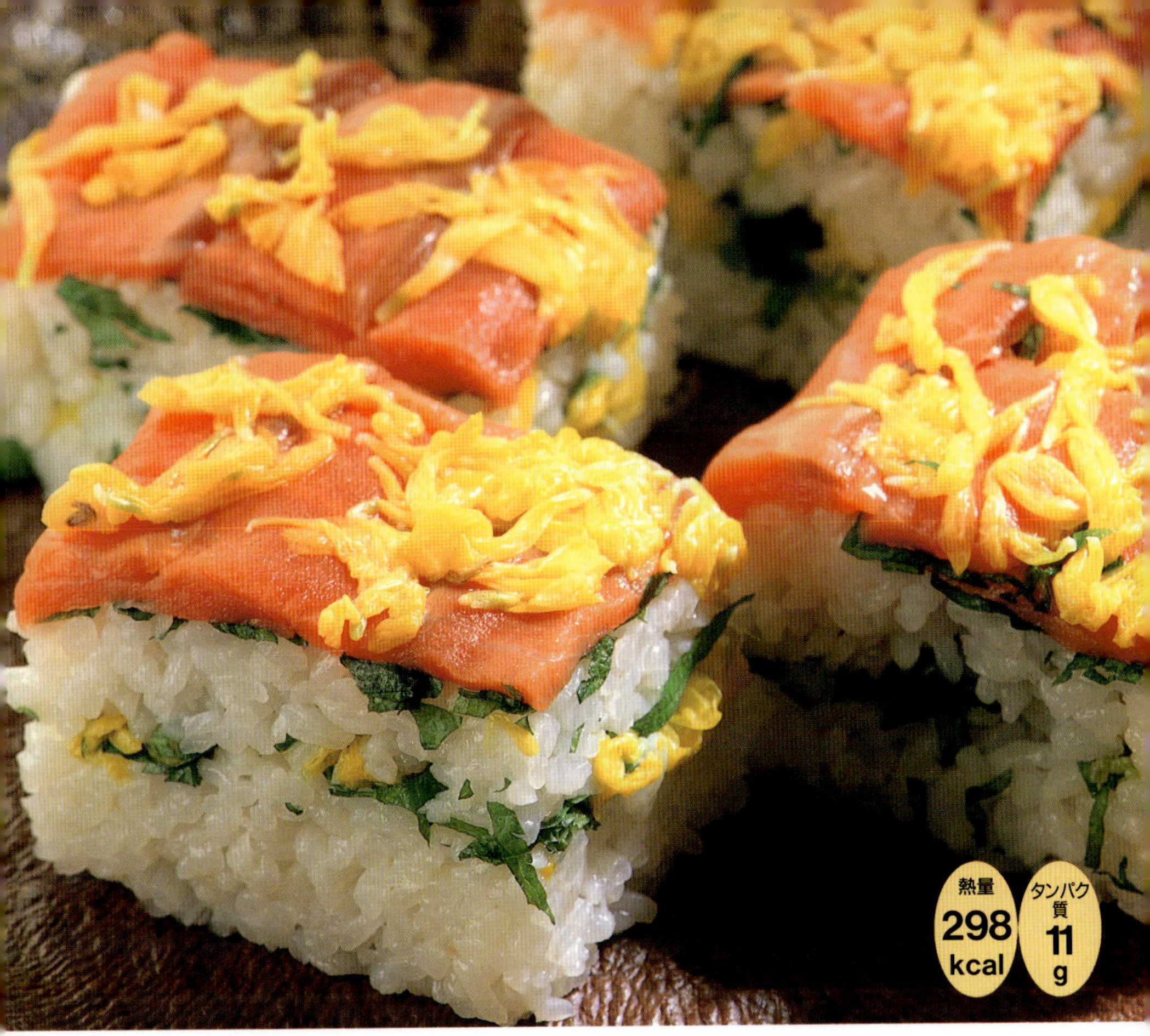

色目のよさがおいしさと栄養が高い証拠

スモークサーモンの押しずし

●材料(4人分)

- ご飯……4人分
- Ⓐ
  - 酢……大4
  - 砂糖……大1
  - 塩……小1/3
- スモークサーモン……12枚
- 青じそ……20枚
- 黄菊……適量

●作り方

❶ご飯をかために炊き、Ⓐをふりかけ、うちわであおいで冷まし、余分な水分を飛ばす。

❷青じそはせん切りにする。黄菊は花びらだけを摘み、酢大1(分量外)を入れた熱湯でさっとゆで、ざるにあけて水気を切り冷ます。

❸押しずし用の箱、なければタッパーなどの容器に、大きめに切ったラップを敷き、ご飯を入れ青じそと黄菊をのせて押さえる。もう一度ご飯をのせ、上に青じそを散らし、その上にサーモンを並べ、黄菊を散らしてラップをかぶせ、上から押さえる(押さえるのには、ひとまわり小さなタッパーを使うとよい)。

❹しばらく押さえてなじんだら、ラップごと取り出し、食べやすく切って器に盛る。

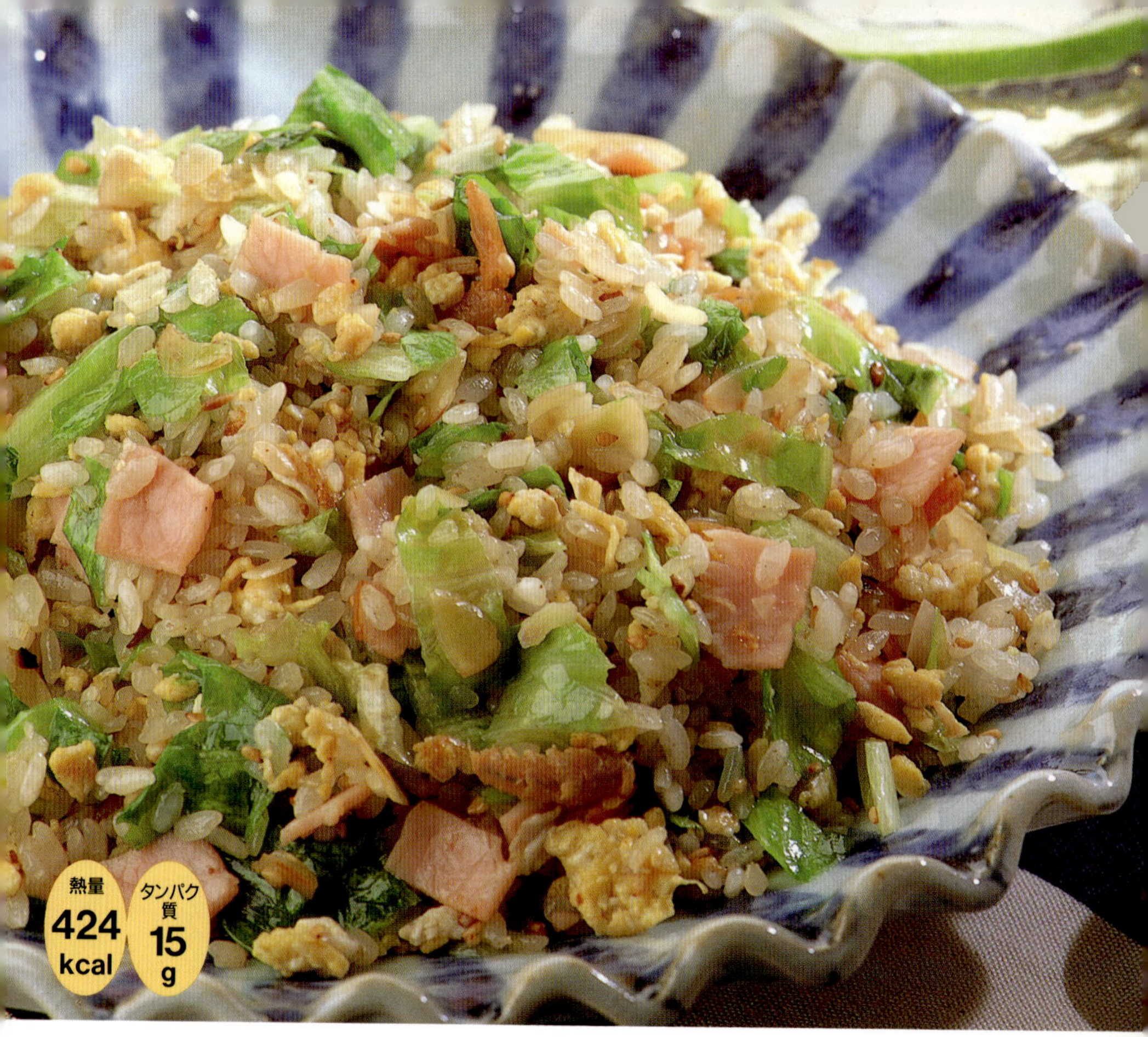

油少なめの健康チャーハン

レタスチャーハン

●材料（4人分）

ご飯……4人分	レタス……200g（1玉400g）
ハム……100g	塩……少々
卵……2個	こしょう……少々
桜えび……10g	しょうゆ……大1
スライスアーモンド…10g	油……大1
いりごま……大2	

●作り方

❶卵を割りほぐし、大½の油でいり卵にして取り出す。

❷このあとに大½の油を熱し、1cm角に切ったハムと桜えび、スライスアーモンドを入れて軽く炒め、ご飯を入れて混ぜ合わせる。

❸1cm角に切ったレタスを加え、卵をもどし入れて混ぜながら炒め、塩、こしょうで味を調える。

❹粗くすったいりごまをふり入れ、しょうゆを鍋肌からまわし入れ、香りをたてて混ぜる。

POINT

カルシウム豊富なご飯

カルシウムたっぷりの健康ご飯。ハムの代わりにしらすを加えるとカルシウムがさらにアップします。アーモンドとごま、桜えびの香ばしさが食欲をそそります。

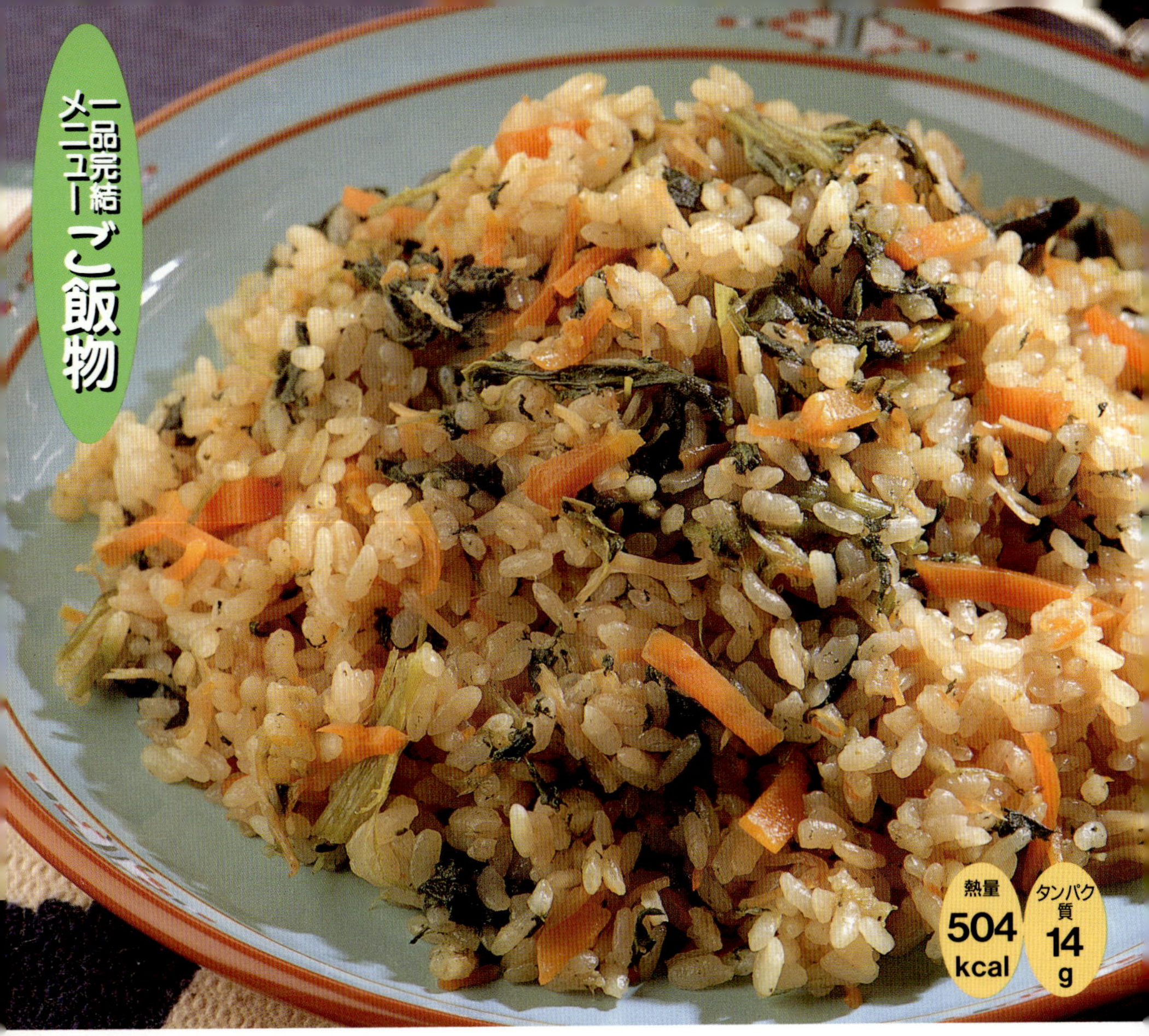

熱量 504 kcal　タンパク質 14 g

ほたて缶でうまみたっぷり、あっさり味つけ

こまつ菜の中華風炊き込みご飯

●材料（4人分）

米………3C
こまつ菜………1束（250g）
にんじん………½本（80g）
ほたて缶（大）………1缶
油………大1
Ⓐ
しょうゆ………大2
塩………小½
酒………大1

●作り方

❶米は洗って3Cの水につけておく。

❷こまつ菜は洗ってよく水気を切り、1cm幅に刻む。にんじんは1cm長さの細切りにする。

❸油を熱して②を炒め、Ⓐを加えて炒め合わせる。

❹ほたての缶汁をはかり、それと同量の水を米の水から取りのぞく。①にほたてを缶汁ごと入れ、③の炒めた野菜と汁を入れて炊き上げる。

POINT

だしはほたてでOK!

材料を炊飯器に入れるときに、量が多いのでびっくりするかもしれませんが、仕上がりは野菜がしんなりとやわらかくなり、カサが減るので大丈夫。緑黄色野菜がたっぷりとれる、香りのよい炊き込みご飯です。ほたてを、豚肉に変えても。

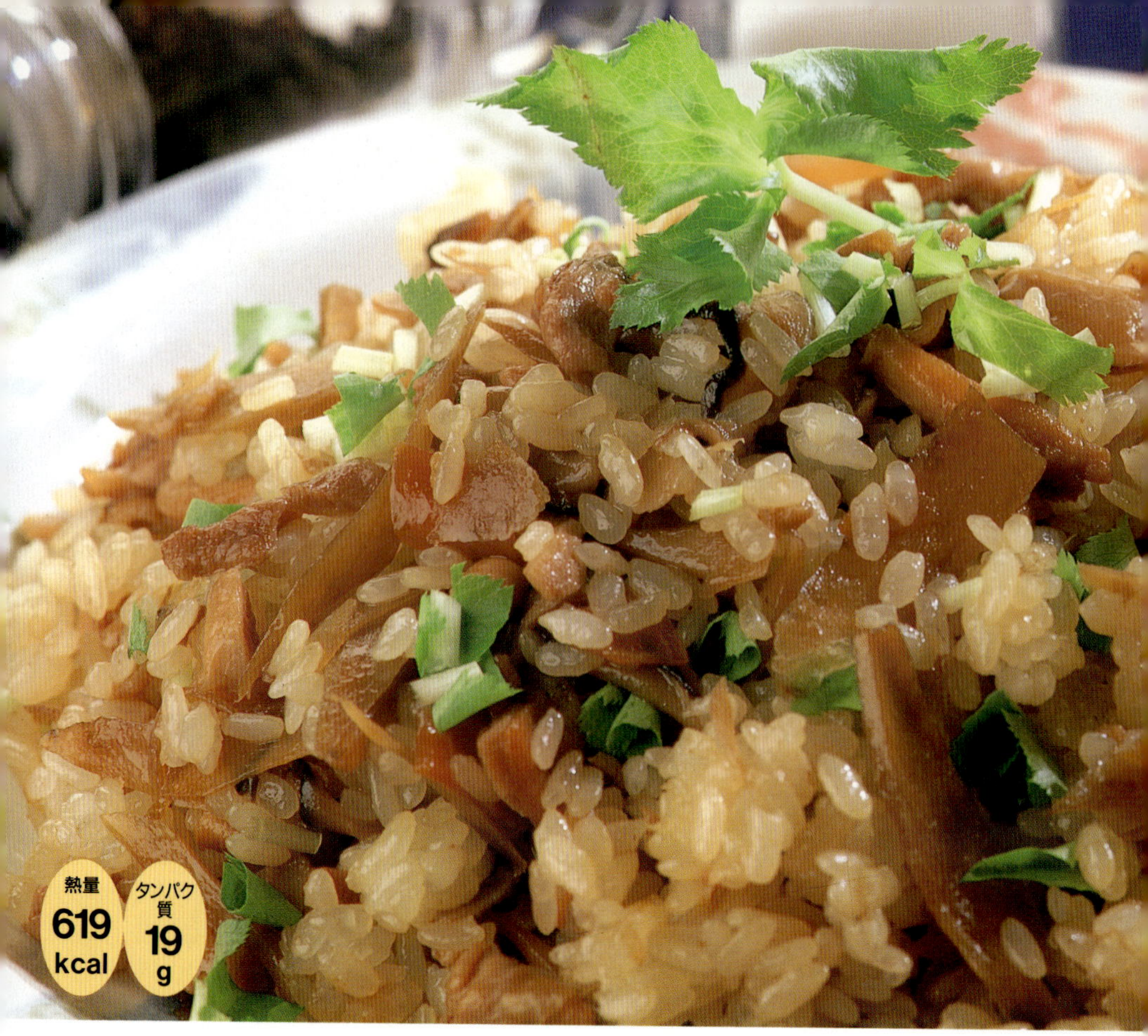

たっぷり種を作って冷凍保存すると便利

ごぼうと鶏肉の五目ご飯

●材料（4人分）

米……3C　砂糖……大1½
ごぼう(小)……2本　しょうゆ……大3
にんじん……¼本　酒……大3
干ししいたけ……4枚　みりん……大1
鶏肉……200g　三つ葉、塩……適量
油……大1½

●作り方

❶ごぼうは薄いささがきにして水にさらし、アクを抜く。にんじんは薄いいちょう切りにする。しいたけは水でもどしてせん切りにする。

❷鶏肉は細切りにして、油大½で炒め、しょうゆと酒各大1、砂糖大½を加えて味をからませながら火を通し、汁ごと皿に取る。

❸そのあとに油大1を足して①を炒め、砂糖大1、しょうゆ大2、酒大2、みりん大1、塩少々で味をつけ、ふたをして火を弱めて煮る。

❹ごぼうがやわらかくなったら、②を汁ごともどし入れて煮あげ、ご飯に混ぜ込み、三つ葉を散らす。

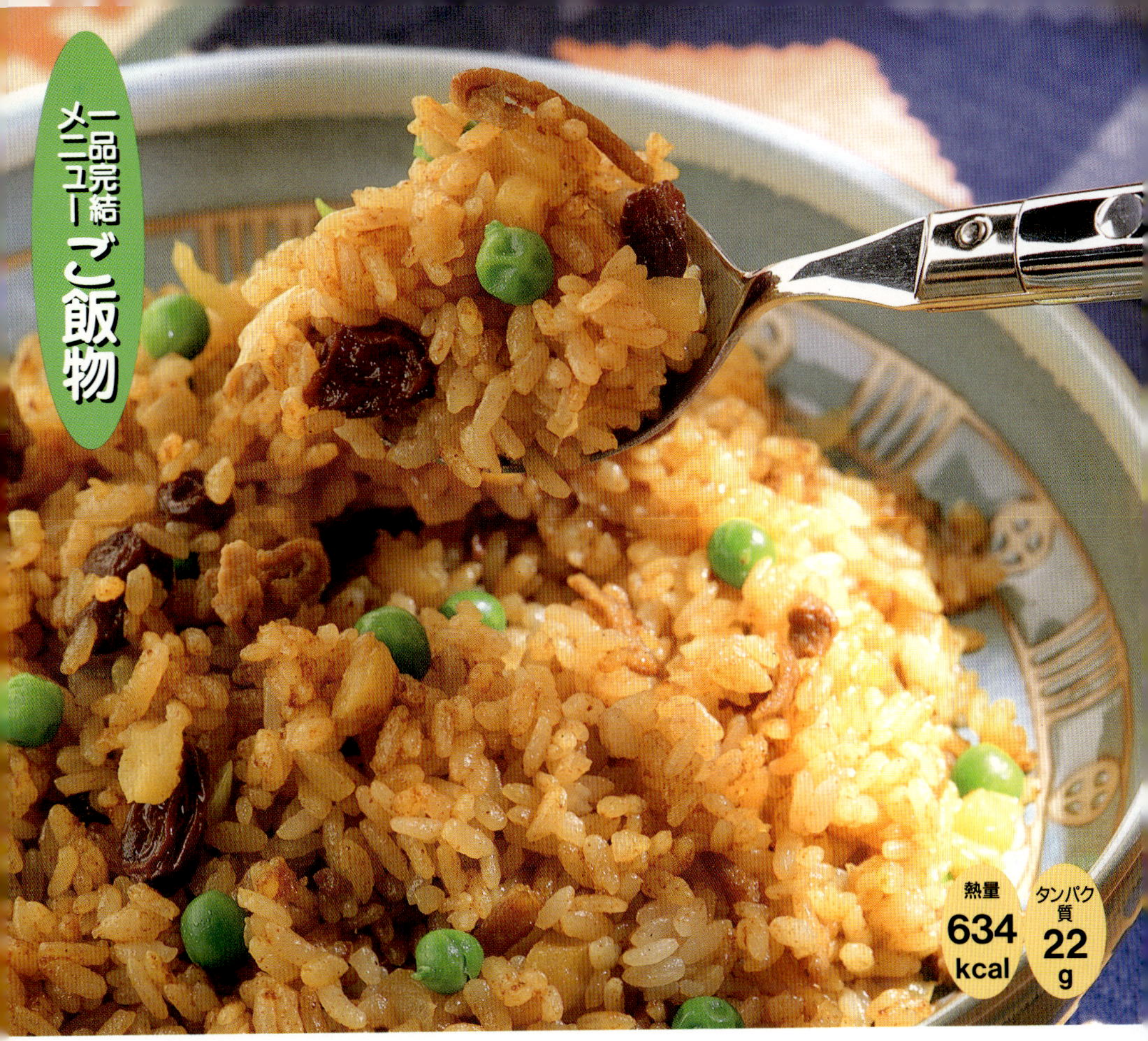

熱量 634 kcal　タンパク質 22 g

炊き込み風でエネルギーダウン

豚肉とりんごのカレーピラフ

●材料（4人分）

米……3C　カレールー……1片
チキンスープ……3C　ローリエ……1枚
豚薄切り肉……250g　バター……大1
たまねぎ……100g　グリーンピース……50g
レーズン……50g　塩……大½
りんご……1個

●作り方

❶米は洗い、スープとともに炊飯器に入れる。
❷豚肉とたまねぎは1cm角に切る。
❸りんごは8つに割り、芯を除いて薄切りにする。
❹②をバターで炒め、りんご、レーズン、ローリエ、塩とともにルーを炊飯器に入れ、スイッチを入れる。蒸らすときにグリーンピースを入れる。

POINT

りんごを入れて肉をやわらかく

食欲を高めるカレー風味にりんごの甘酢っぱさが加わったオリエンタル風ピラフです。カレーライスだとエネルギーが高くなってしまいますからこのメニューがおすすめ。ドライカレー風の仕上がりで、具のりんごは、肉をやわらかくする作用があると同時に食物繊維をたっぷり含みます。

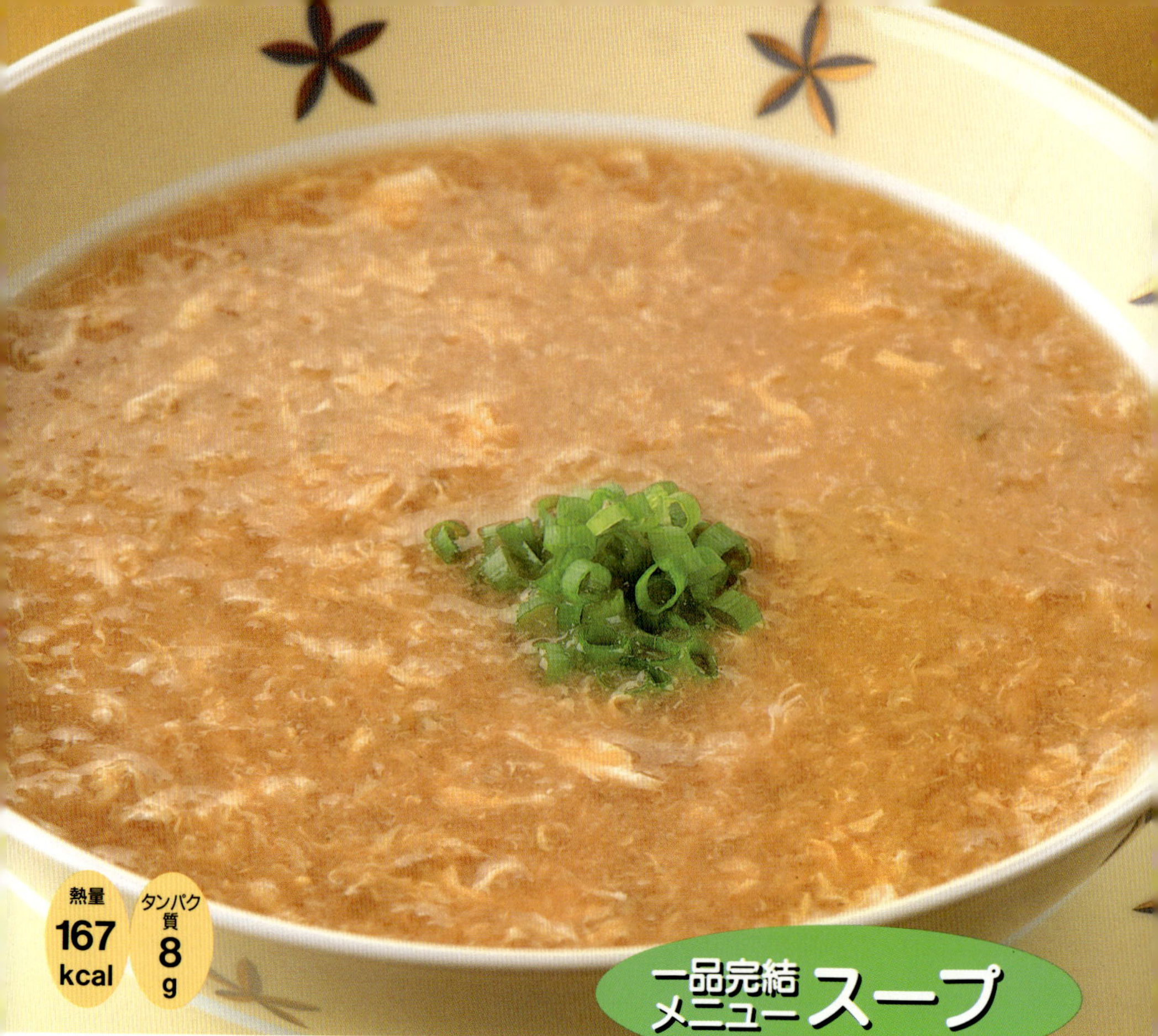

熱量
167
kcal

タンパク質
8
g

一品完結メニュー　スープ

疲れたときのボリュームスープ

にんにくスタミナスープ

●材料（4人分）

にんにく……6片　水……4C
たまねぎ……1個　卵……2個
食パン……1枚　塩……少々
油……大1　こしょう……少々
チキンスープの素……1個

●作り方

❶にんにくはみじん切りにして、焦げないように油で炒める。

❷たまねぎをみじん切りにし、①に入れて炒める。やわらかく透明になるまでていねいに炒めると甘みが増す。

❸食パンの耳を取り、小さくちぎって入れ、ひと混ぜし、水、スープの素を入れ、弱火でコトコトと煮込む。

❹とろりとしてきたら、割りほぐした卵をまわし入れ、塩、こしょうで味をつけ、煮立ちかけたら火を止める。

POINT

食欲不振時の必食スープ

とろみを出すのに、食パンを使っているので、手軽に作れ、糖質もとることができます。食欲がないときに、これさえ飲めば、食欲も戻りスタミナアップ疲労回復効果も。たまねぎは、じっくり炒めたほうが甘みが出ます。

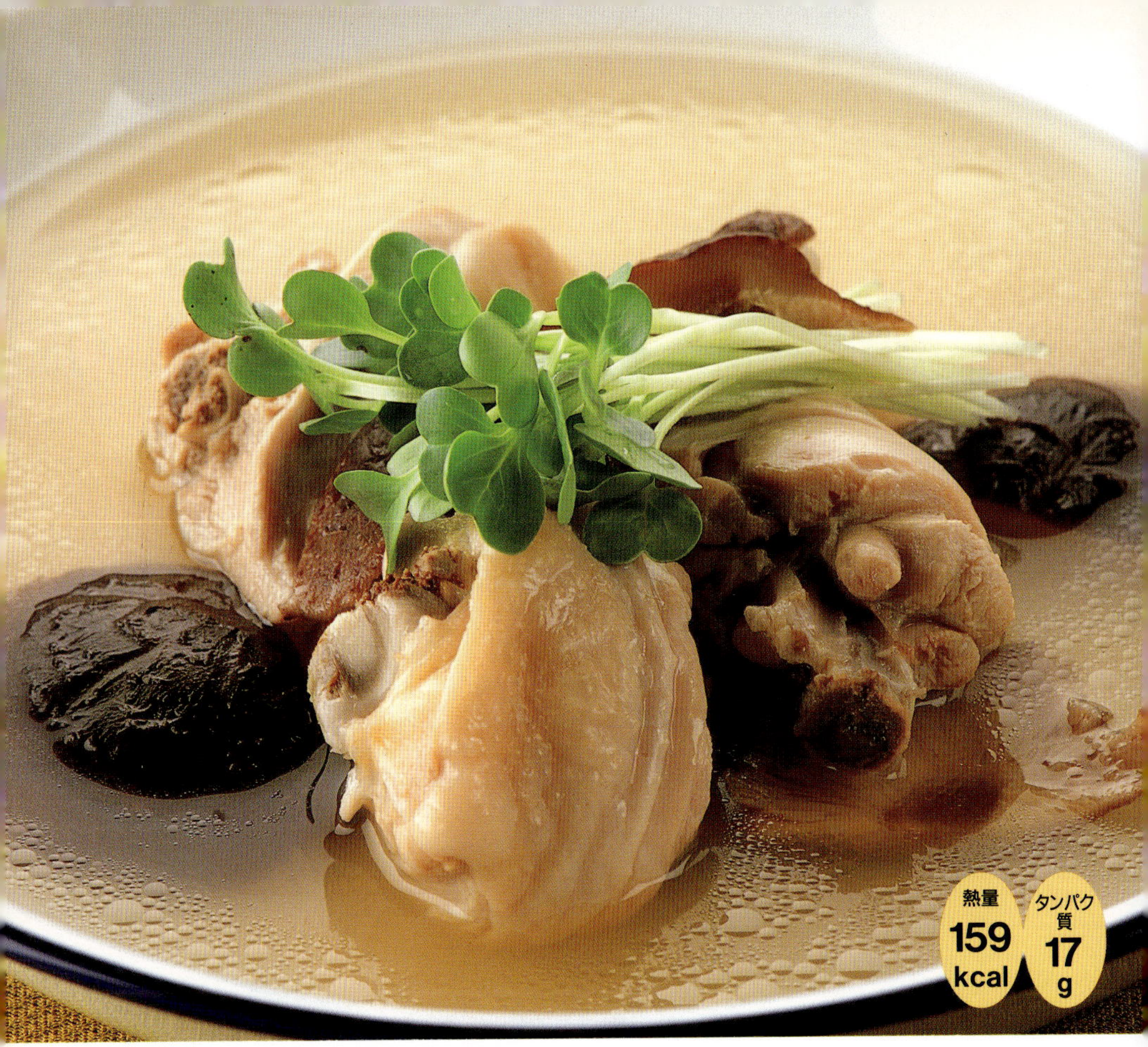

熱量
159
kcal

タンパク質
17
g

干ししいたけはそのまま鍋にポン

骨つきチキンのスープ

●材料(4人分)

鶏肉(骨つき)……500g
干ししいたけ……4枚
ねぎ……1本
しょうが……2片
かいわれ菜……少々

Ⓐ
塩……小$\frac{2}{3}$
しょうゆ……小1
こしょう……少々

酒……$\frac{1}{2}$C

●作り方

❶骨つきの鶏肉は水で洗い、ざるにあげて熱湯をまわしかける。
❷干ししいたけは水でもどし、半分に切る。もどし汁はとっておく。
❸ねぎは、半分はぶつ切り、半分はせん切りにする。
❹しょうがは半分は薄切り、残りはせん切りにする。
❺鍋に水5C(分量外)と酒、しいたけのもどし汁を入れ、①、②とねぎ、しょうがの薄切りを入れて、40分ほどコトコトと煮る。ときどきアクを取る。
❻Ⓐで味をつけ、せん切りのねぎ、しょうがを散らし、かいわれ菜を入れる。

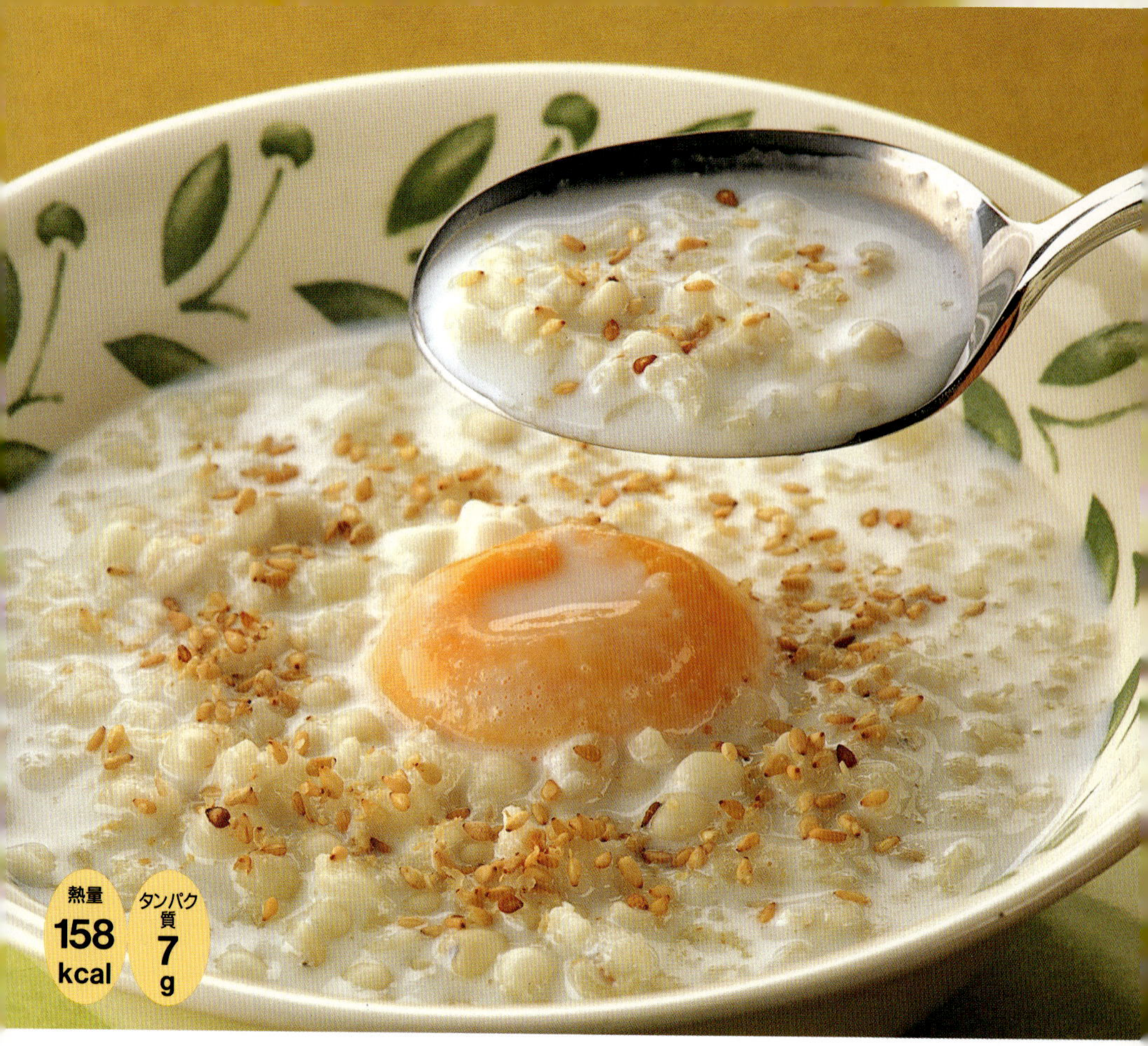

牛乳が栄養価と吸収率をアップ

はとむぎのミルクスープ

●材料（4人分）

はとむぎ……½C　塩……少々
水……6C　卵黄……2個
牛乳……2C　ごま……大1

●作り方

❶はとむぎはさっと洗って水とともに鍋に入れ、火にかける。沸騰したらコトコト煮含める。
❷やわらかくなったら牛乳を加え、塩少々で薄味をつける。
❸2〜3分弱火で煮込み、卵黄を加えて、半熟になったら火を止めて蒸らす。ごまをかけていただく。

POINT

体の芯から元気が出る

はとむぎは、漢方では「よくいにん」と呼ばれ利尿、消炎、美肌作用があり、新陳代謝を活発にさせ体内の老廃物の排泄に役立ちます。タンパク質、ビタミン、ミネラルが豊富。腹もちがよいので、スープの具として使うと、雑炊のような満足感が得られます。

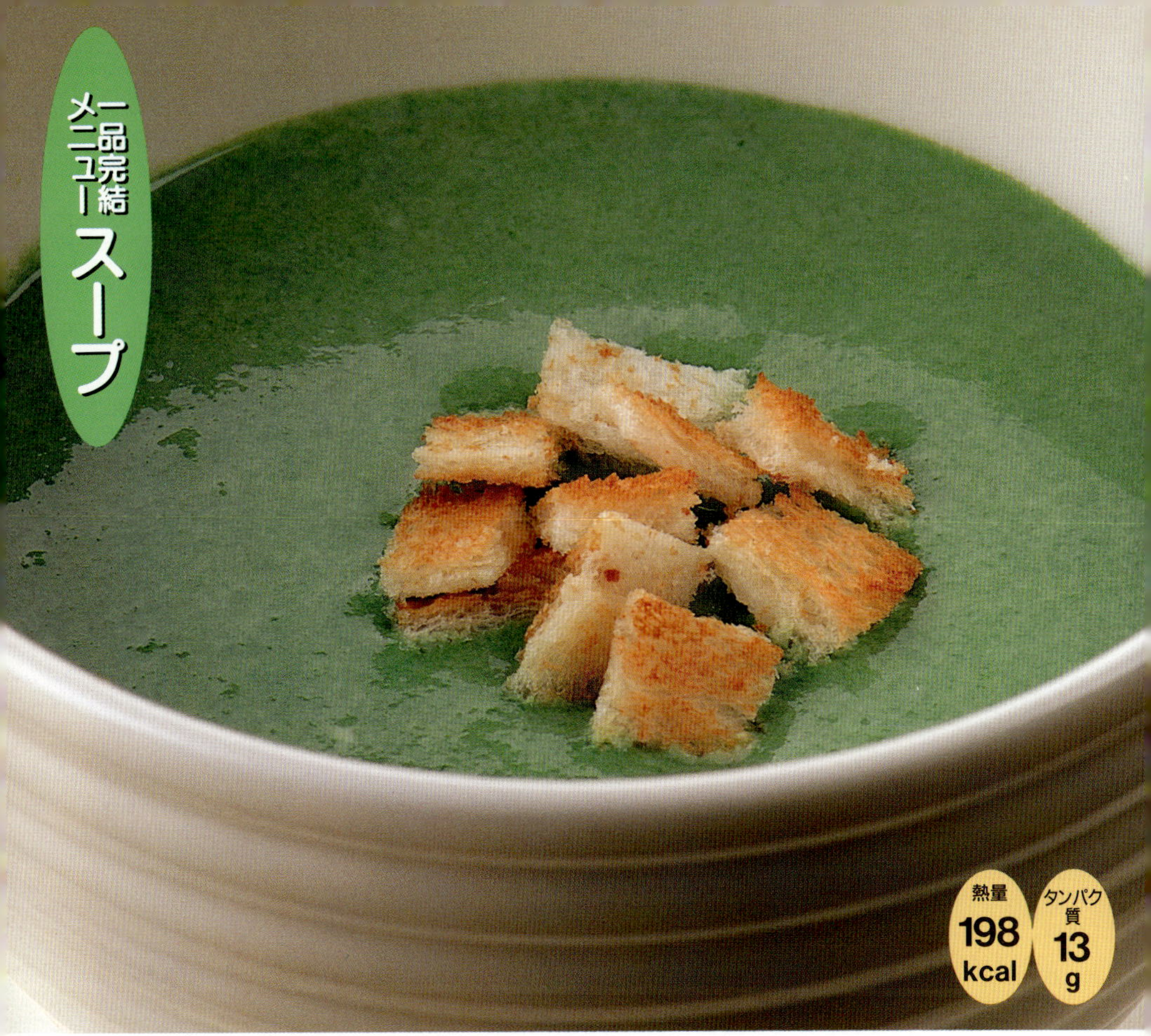

熱量 198 kcal　タンパク質 13 g

冷やしてものどごしさわやか

ほうれん草と豆腐のポタージュ

●材料(4人分)

ほうれん草……………300g
木綿豆腐(かため)……1丁
Ⓐ チキンスープの素…少々
　 牛乳…………………3C
　 塩、こしょう…各少々
クルトン……………適量

●作り方

❶ほうれん草はゆでて水に取り、かたく絞って小さく刻む。

❷ミキサーかフードプロセッサーに、①と豆腐、Ⓐを入れて、なめらかにする。

❸夏は冷やして、冬は温めて、クルトンを浮かせて。

※パセリや刻んだトマトを散らしてもおいしい。

POINT

のどごしうれしい豆腐のとろみ

生クリームの代わりに豆腐を使ってヘルシーにとろみとコクを出しました。栄養価もアップしています。ほうれん草は、カロチンの他、造血作用に効果のある鉄分が多く含まれています。ほうれん草のアクの苦みが嫌いな人も大丈夫。一度ゆでてアクを抜いていますので口当たりもまろやか。

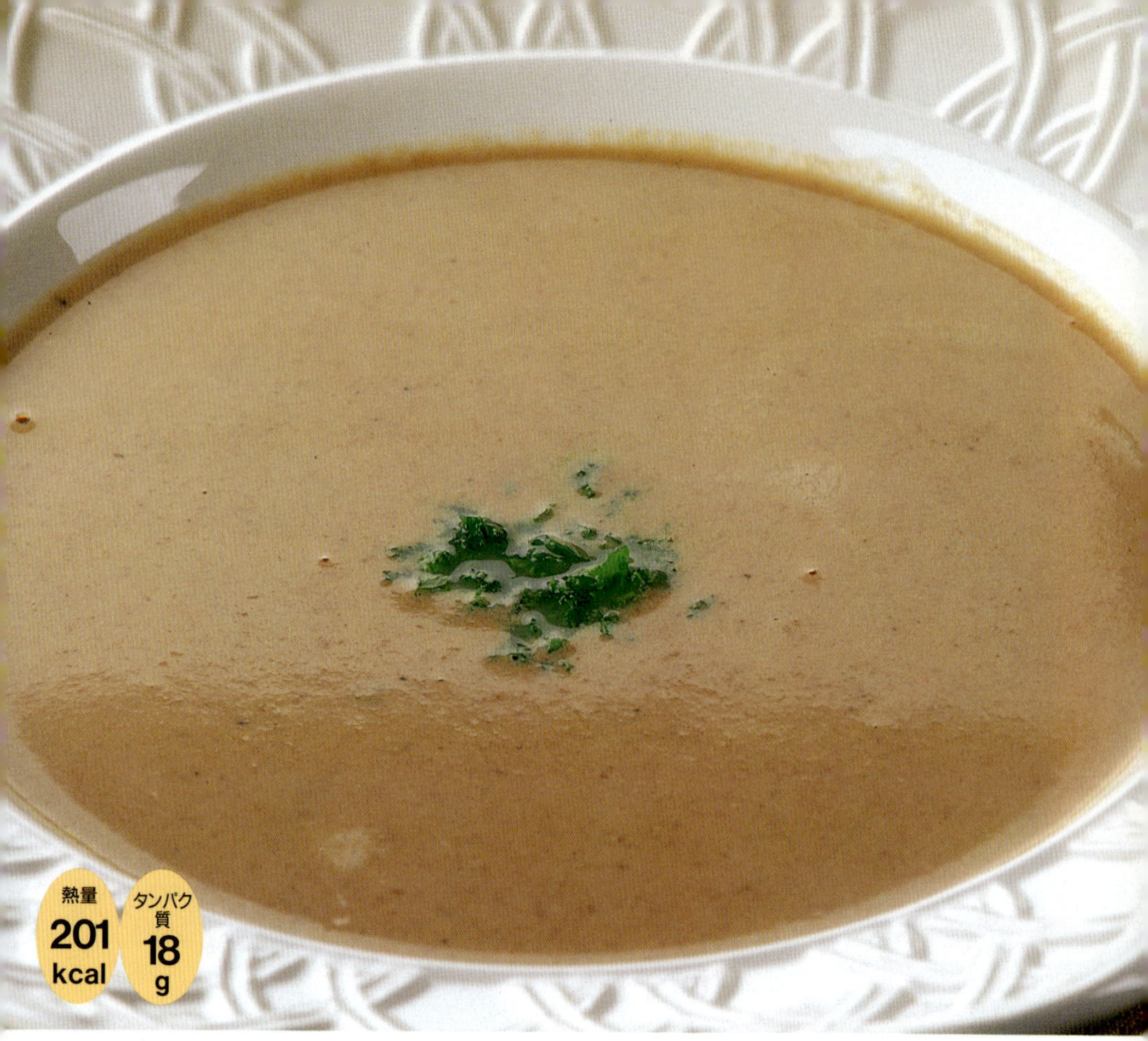

牛乳でくさみがなく楽しめる

レバースープ

●材料(4人分)

レバー……300g
たまねぎ(小)……1個
パン粉……½C
バター……大1
牛乳……2C
塩……少々
こしょう……少々
Ⓐ{チキンスープの素1個
　{水……2C
パセリ……少々

●作り方

❶レバーは新鮮なものを求め、5分ほど水につけたあと小さく刻む。
❷たまねぎはみじん切りにしてバターで炒め、レバーを加えて炒める。
❸色か変わったらパン粉をふり入れて炒め、Ⓐを加えて煮込む。
❹火が通ったらミキサーかフードプロセッサーにかけてなめらかにし、鍋に移す。
❺牛乳を加えてひと煮し、塩、こしょうで味をつけ、パセリをふる(砕いたクラッカーを浮かべてもよい)。

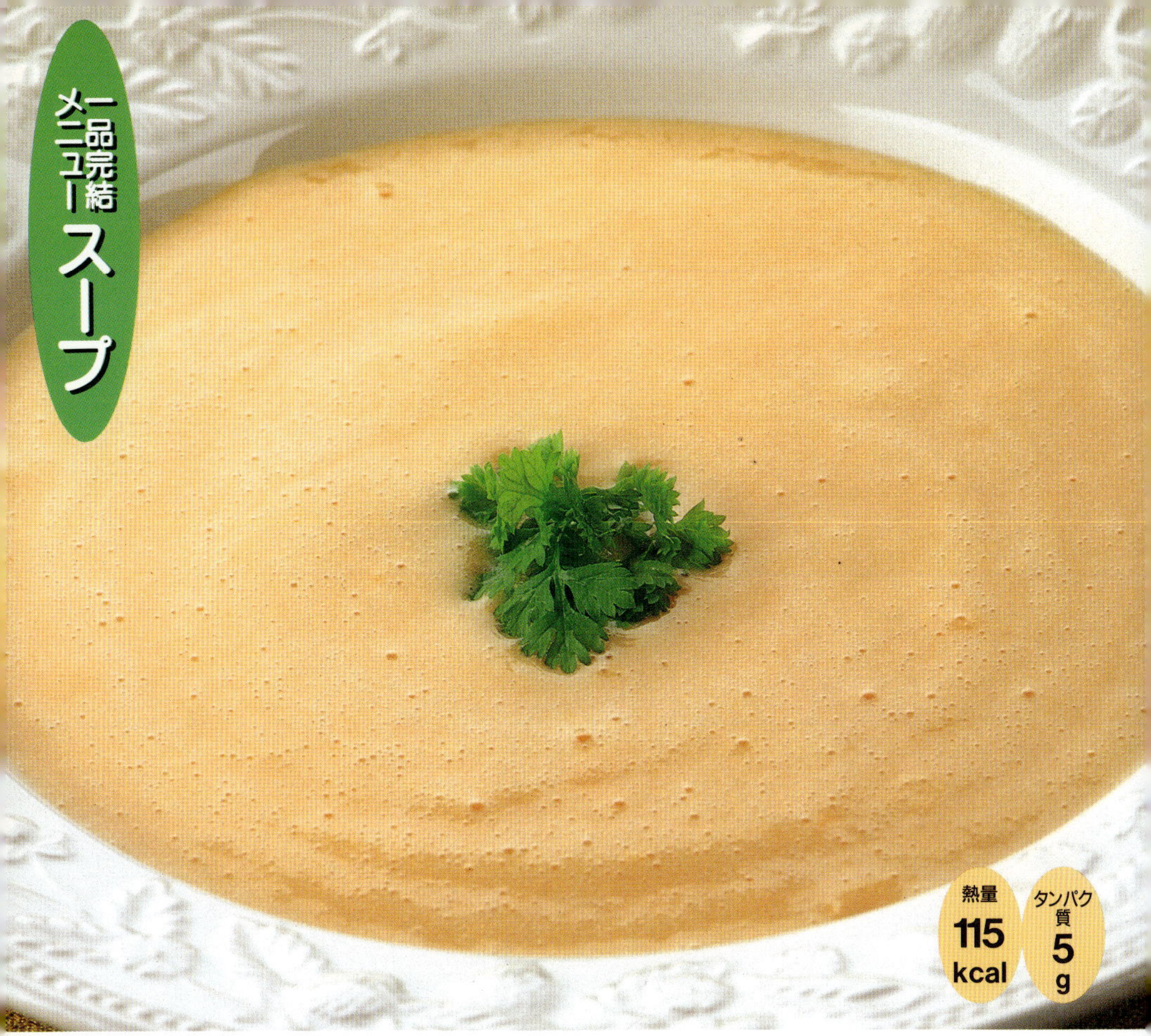
一品完結メニュー
スープ
熱量
115
kcal
タンパク質
5
g

主要栄養素がとれる満点スープ

にんじんスープ

●材料（4人分）

にんじん……3本　牛乳……2C
ご飯……$\frac{1}{2}$C　塩……少々
Ⓐ｛水……2C　こしょう……少々
　チキンスープの素1個　チャービル……少々

●作り方

❶にんじんは小さな薄切りにする。ご飯とⒶを加えて、とろみがついてやわらかくなるまでコトコトと煮る。
❷①をミキサーでなめらかにし、牛乳を加え、塩、こしょうで味を調えてひと煮する。チャービルをのせていただく。

POINT

ご飯＋にんじん＋牛乳で作る満点スープ

にんじん、ご飯、牛乳を使っているので、ビタミン、ミネラル、糖質、タンパク質の主要栄養素を一気にとれます。本当に何も食べたくないときでも、これさえ飲めばなんとか栄養補給ができるので、覚えておくとよいでしょう。浮き身は、ハーブやパセリなど、香りがあるものだと食欲がそそられるでしょう。ご飯がないときは、じゃがいもで代用しても。

一品完結メニュー デザート

ヨーグルトの酸味が胃においしい

いちご入りヨーグルトアイス

熱量 178kcal
タンパク質 2g

●材料(4人分)

生クリーム……½C
砂糖……大3
いちご……10粒
ヨーグルト……1C
飾り用ミント……少々

●作り方

❶ボールに生クリームと砂糖を入れて、泡立て器でピンと角が立つまで泡立てる。
❷ヨーグルトを加え、刻んだいちごを入れて混ぜる。
❸ふたつきの容器に入れて、冷凍庫で冷やし固める。半分くらい凍ったら、いちごをつぶしながら全体を混ぜ合わせ、さらに固める。ミントを添えて。

ビタミンCとタンパク質補給おやつ

プルプルオレンジゼリー

熱量 79kcal
タンパク質 2g

●材料(4人分)

粉ゼラチン……大½(5g)
水……大2
オレンジジュース……2C
砂糖……大2
いちご……6粒
キウイ……1個
牛乳……大4

●作り方

❶粉ゼラチンは水でふやかしておく。
❷鍋にオレンジジュースと砂糖を入れ、溶かしながらひと煮して火を止め、①を入れて混ぜる。
❸ボールに入れ、粗熱がとれたら冷蔵庫で冷やし固める。
❹固まったら器に盛り、粗みじんに切った果物をのせて、牛乳をかける。

POINT

食欲増進だけでなく ビタミンも補給できるおやつ

ヨーグルトアイスのいちごは、つぶしてもそのままでもOKです。作り方では一度だけ混ぜるようにしていますが、何回か混ぜるとまろやかな仕上がりになります。

ゼリーのほうは、100%のオレンジジュースを使うと、栄養もアップします。ソースは生クリームでなく牛乳を使うことで、低エネルギーに抑えられます。たっぷりかけて盛りつけましょう。

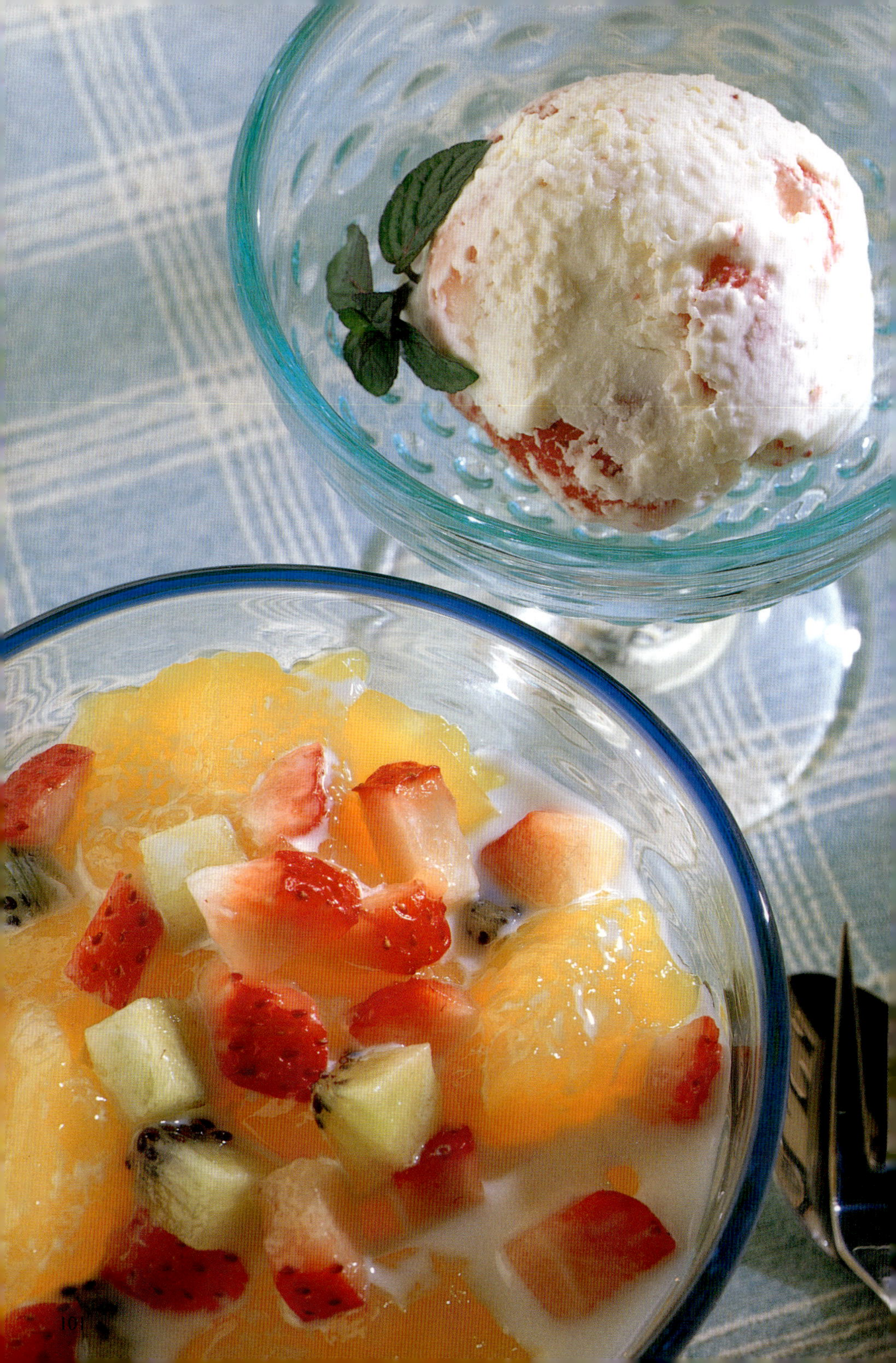

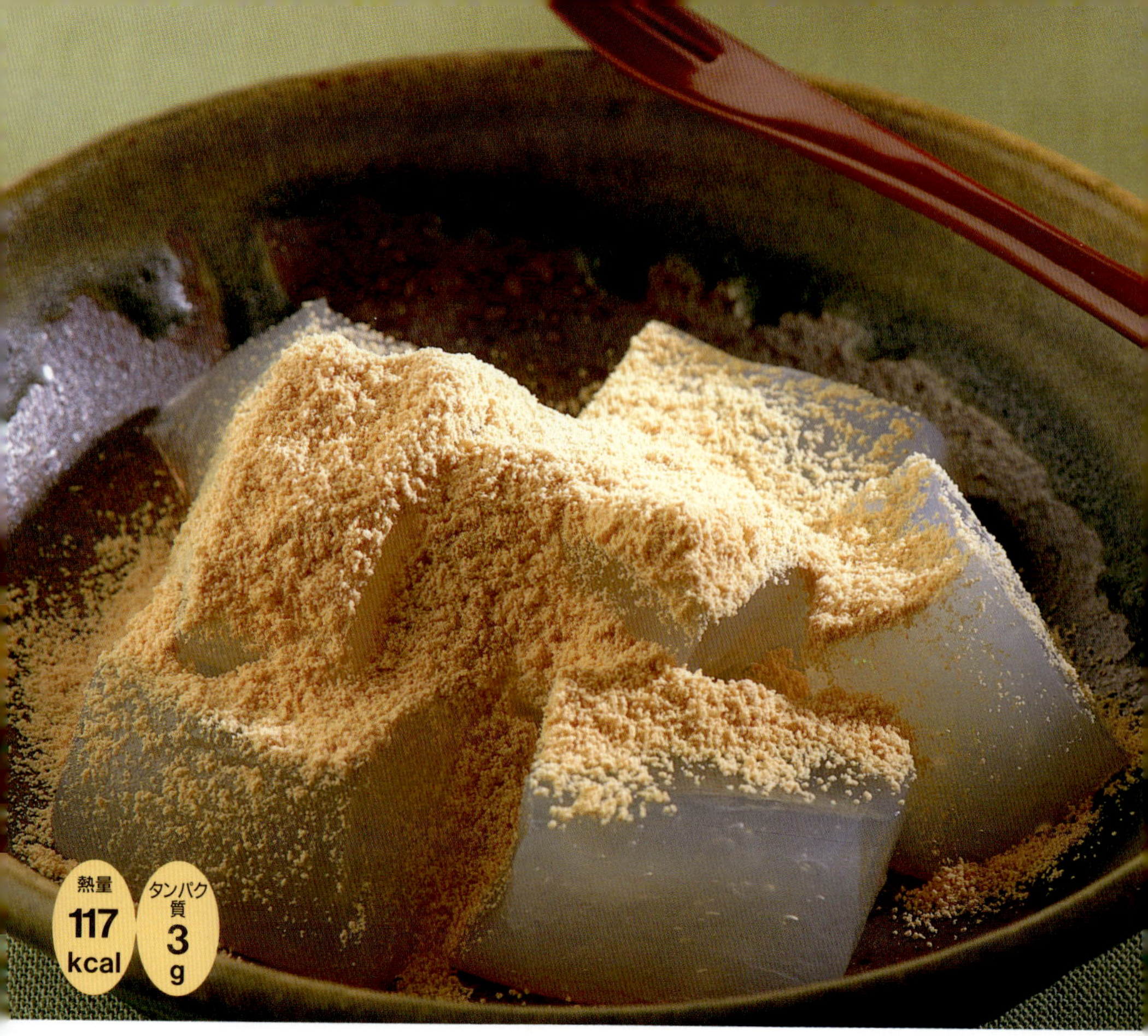

良質タンパク質がとれるおやつ

わらびもちのきなこがけ

●材料（4人分）

わらびもち粉……$\frac{1}{2}$C　きなこ……適量（大4）
水……2$\frac{1}{2}$C　黒みつ……大4

●作り方

❶わらびもちの粉に水を加えてよく混ぜ合わせる。
❷中火にかけ、たえず混ぜながら煮る。
❸白くにごっていたのが透明になり、ぽってりとしてきたら火を止め、四角い容器に流し入れて冷ます。
❹四角く食べやすい大きさに切って、器に盛り、きなこと黒みつをたっぷりかける。

POINT

消化のいいきなこを活用して

わらびもちは、でんぷんが主成分。消化がよいので、胃や肝臓にやさしい食材です。きなこも、香ばしさが食欲を刺激するほか、大豆のタンパク質が消化のよい形で含まれています。食欲が低下しがちな夏のおやつとして、冷やしてどうぞ。きなこの代わりに缶詰のみかんを添えてもおいしくいただけます。

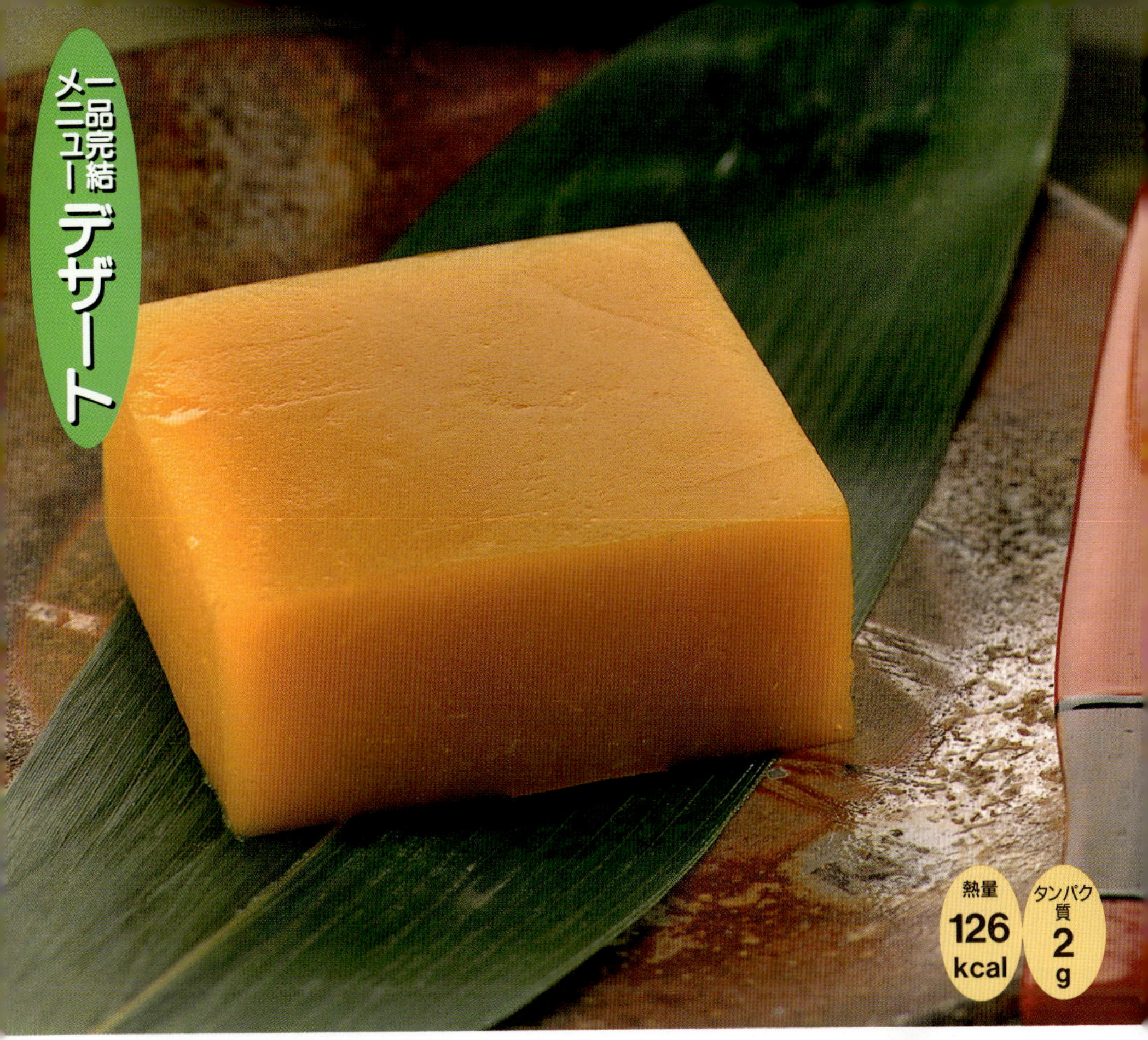

一品完結メニュー
デザート
熱量
126
kcal
タンパク質
2
g

カロチンたっぷり

かぼちゃようかん

●材料（4人分）

かぼちゃ……400g　水……2C
寒天……1本　砂糖……½C

●作り方

❶寒天をよく洗い水につけておく。寒天の水気をよく絞り、小さくちぎって2Cの水につけ、火にかけて煮溶かし、こす。

❷かぼちゃは皮と種を除き、ラップをかけて電子レンジで6分加熱し、なめらかにつぶすか、裏ごしする。

❸寒天液に砂糖を加えて少し煮詰め、②を加えて練りあげる。

❹水でぬらした四角い型に流し入れて固め、食べやすく切る。

POINT

おやつタイムもビタミン補給

ちょっと甘いものが食べたいときには、市販の甘いお菓子ではなく、こうした手作りのお菓子でビタミン補給を。かぼちゃは糖質を含みながらも、カロチンが豊富なので、おなかも膨らみ、栄養補給に。時間があるときに、作りおきして冷蔵庫に入れておくとよいでしょう。

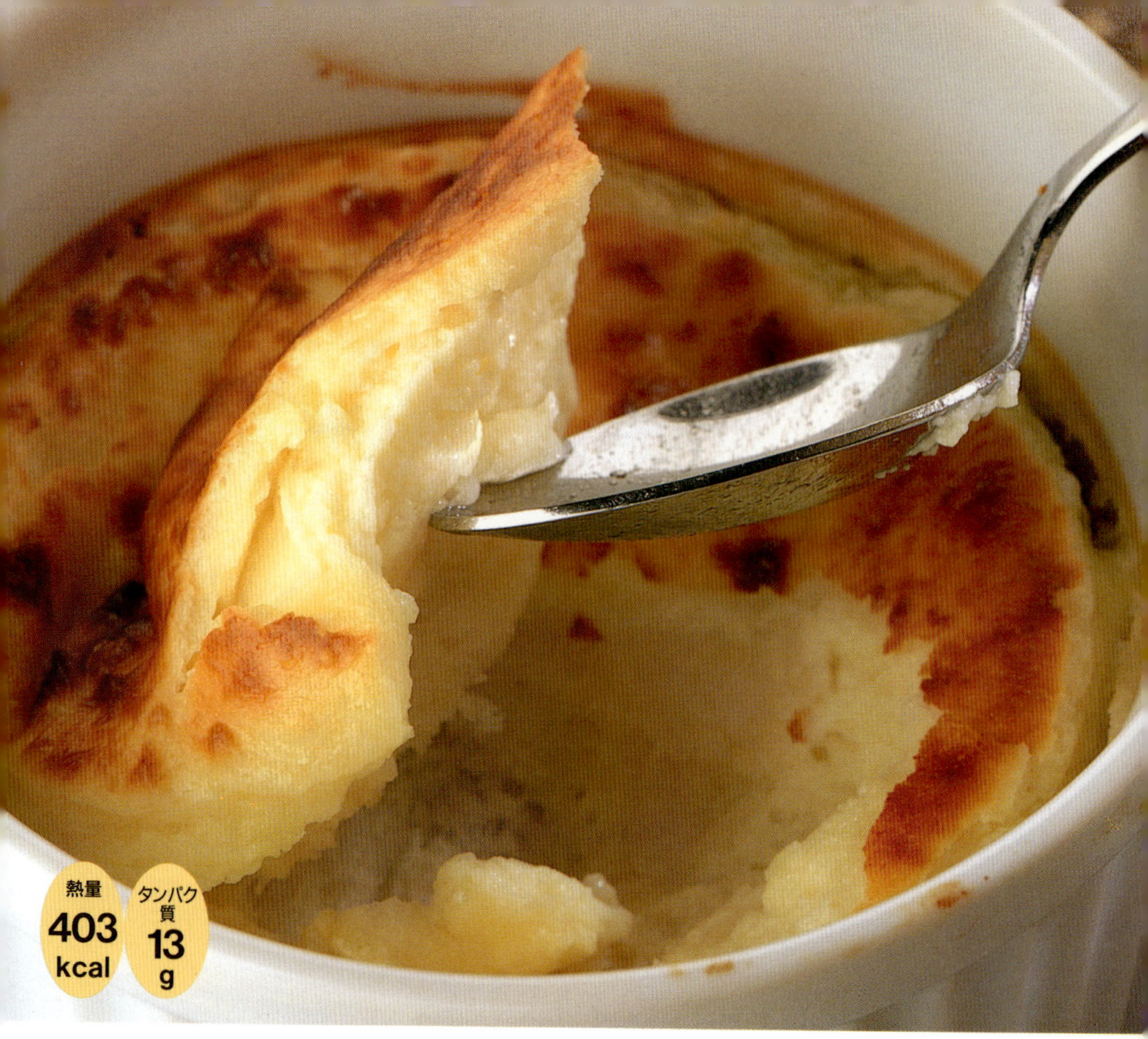

熱量
403
kcal

タンパク質
13
g

ボールひとつでOKのタンパク質補給ケーキ

かんたんチーズケーキ

●材料（4人分）

カッテージチーズ……250g　小麦粉……大3
生クリーム……1C　砂糖……½C
卵……2個　レモン汁……大1

●作り方

❶耐熱皿にバター（分量外）をぬり、全体に小麦粉を軽くふり、余分な粉はふるい落とす。

❷材料を全部ミキサーかフードプロセッサーにかけ、①に流し入れる。

❸180度のオーブンで40分ほど焼き、表面にこんがりとおいしそうな焼き目がつけばできあがり。

POINT

カッテージチーズで低エネルギーに

ボールひとつでできる手軽さが、おすすめ。普通のチーズケーキはクリームチーズを使いますが、このメニューはカッテージチーズを使います。脂肪は減らして、タンパク質を低エネルギーにとれるようにしました。あつあつのうちに食べるのが、おいしく味わうコツです。ミキサーやフードプロセッサーがないときは、すり鉢などでつぶしても大丈夫です。

短時間で必要な栄養素がとれる決め技メニュー

●コンビニ活用メニュー
●お弁当

加工品やできあいの総菜も、
一手間かけるコツさえ知れば
タンパク質もビタミンもとれる
夕食のおかずに仕上がります。
時間がない人にこそおすすめの
クイックバランスメニューです。

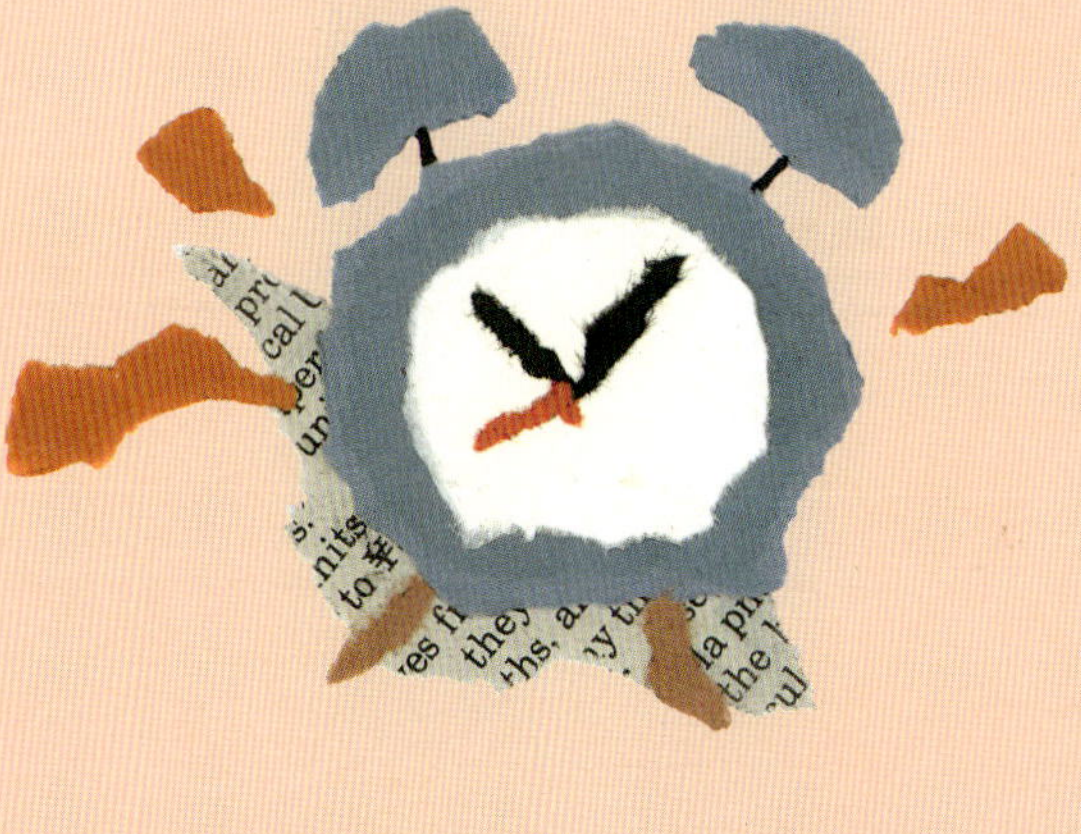

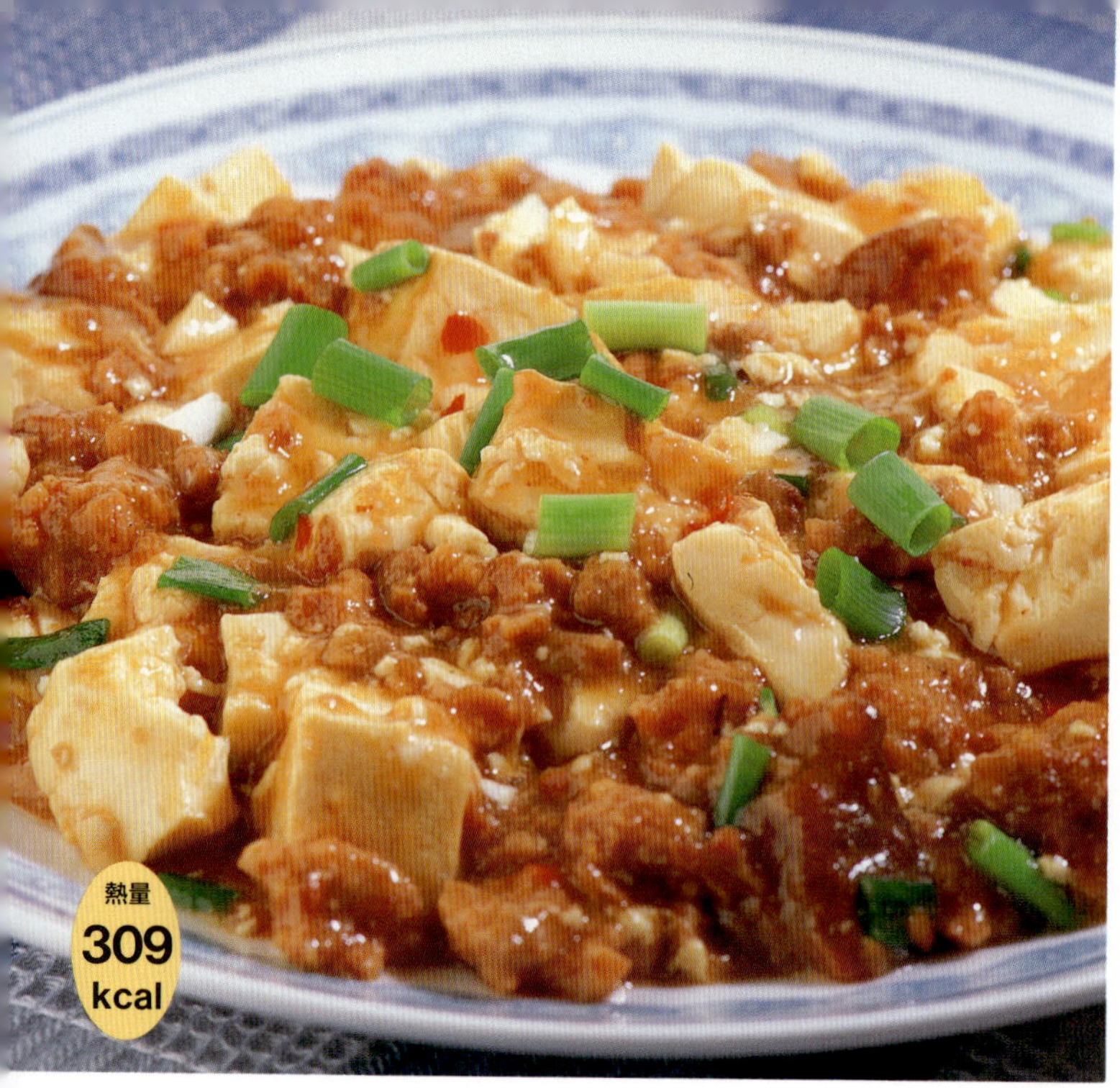

プラス一手間で栄養満点

コンビニ活用のクイック一品

便利なコンビニ惣菜や冷凍食品も、それだけでは栄養が偏ります。プラスひと手間で、糖質、タンパク質、ビタミンのバランスがおいしくとれるメニューをご紹介します。

ハンバーグマーボ

豆腐、ねぎを足して消化吸収アップ

●材料

ハンバーグ
2個

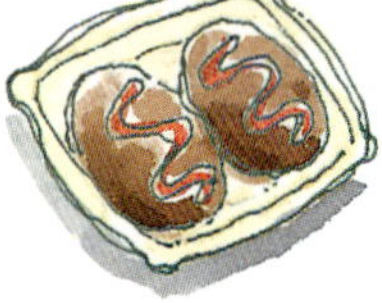

トウバンジャン	小1
Ⓐ チキンスープの素	½個
Ⓐ 水	½C
木綿豆腐	1丁
青ねぎ	½束
ごま油	大1
Ⓑ しょうゆ	大½
Ⓑ 片栗粉	小1
Ⓑ 水	大1

●作り方

❶ハンバーグはビニール袋などに入れて細かくもみほぐす。

❷フライパンにごま油を熱し、トウバンジャンを入れてさっと炒めたら、①を入れ、Ⓐを加えて炒める。

❸豆腐を1㎝角に切り、②に加え、小口切りにした青ねぎを散らす。

❹沸騰したらⒷのしょうゆと水溶き片栗粉を加えて薄くとろみをつける。

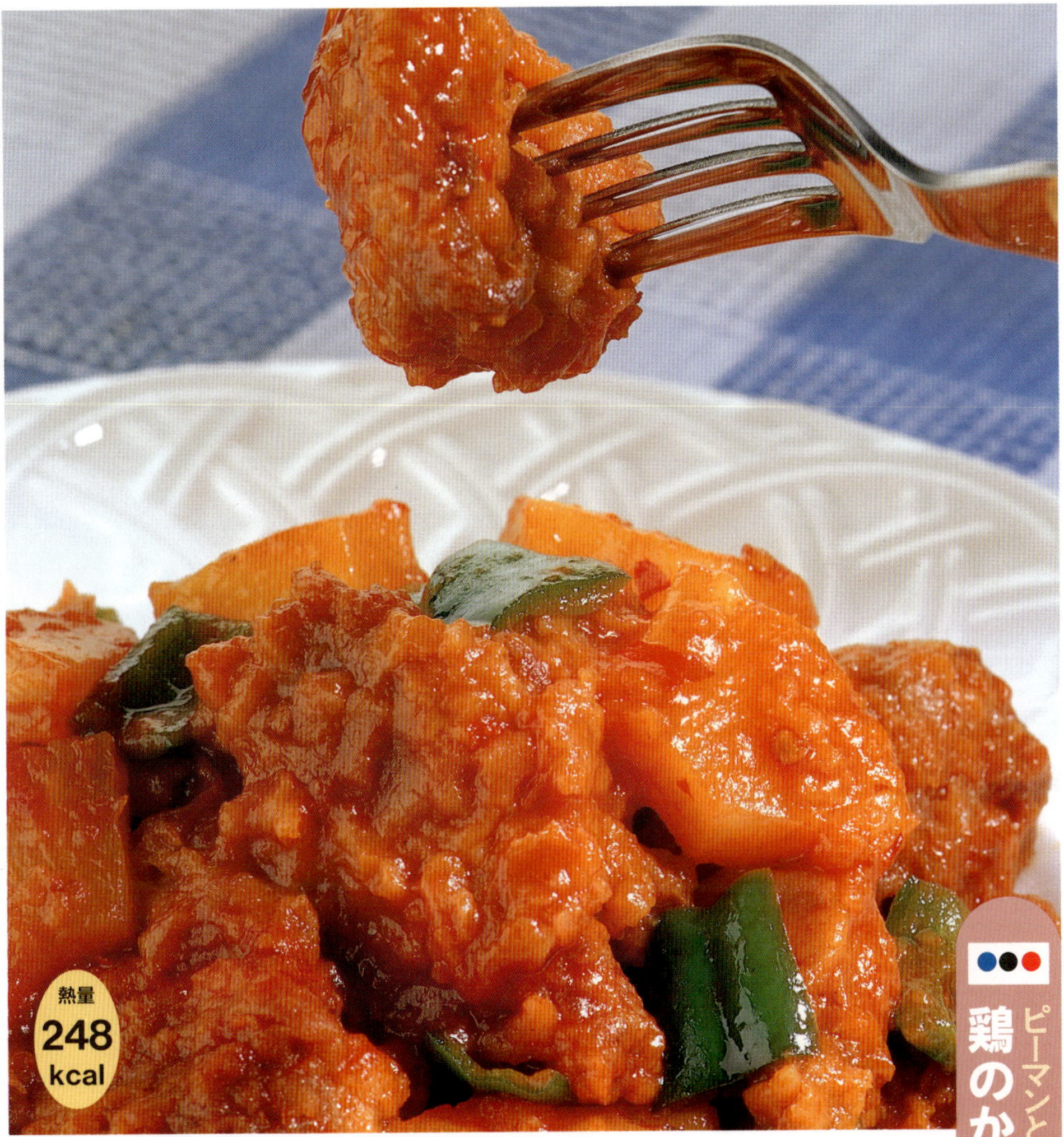

ピーマンとパイン缶で野菜不足解消

鶏のから揚げトマト煮

●材料

鶏のから揚げ
8個

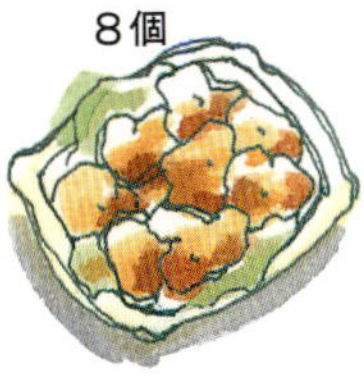

＋

ピーマン……………2個
パイナップル（缶詰）……2枚
Ⓐ
トマトケチャップ…大3
トウバンジャン……小½
チキンスープの素…½個
水……………………½C

●作り方

❶ピーマンは乱切り、パイナップルはひと口大に切る。
❷鍋にⒶを入れ煮立て、①を加える。
❸ひと煮立ちしたら、から揚げを入れ、煮汁をからめながら煮る。

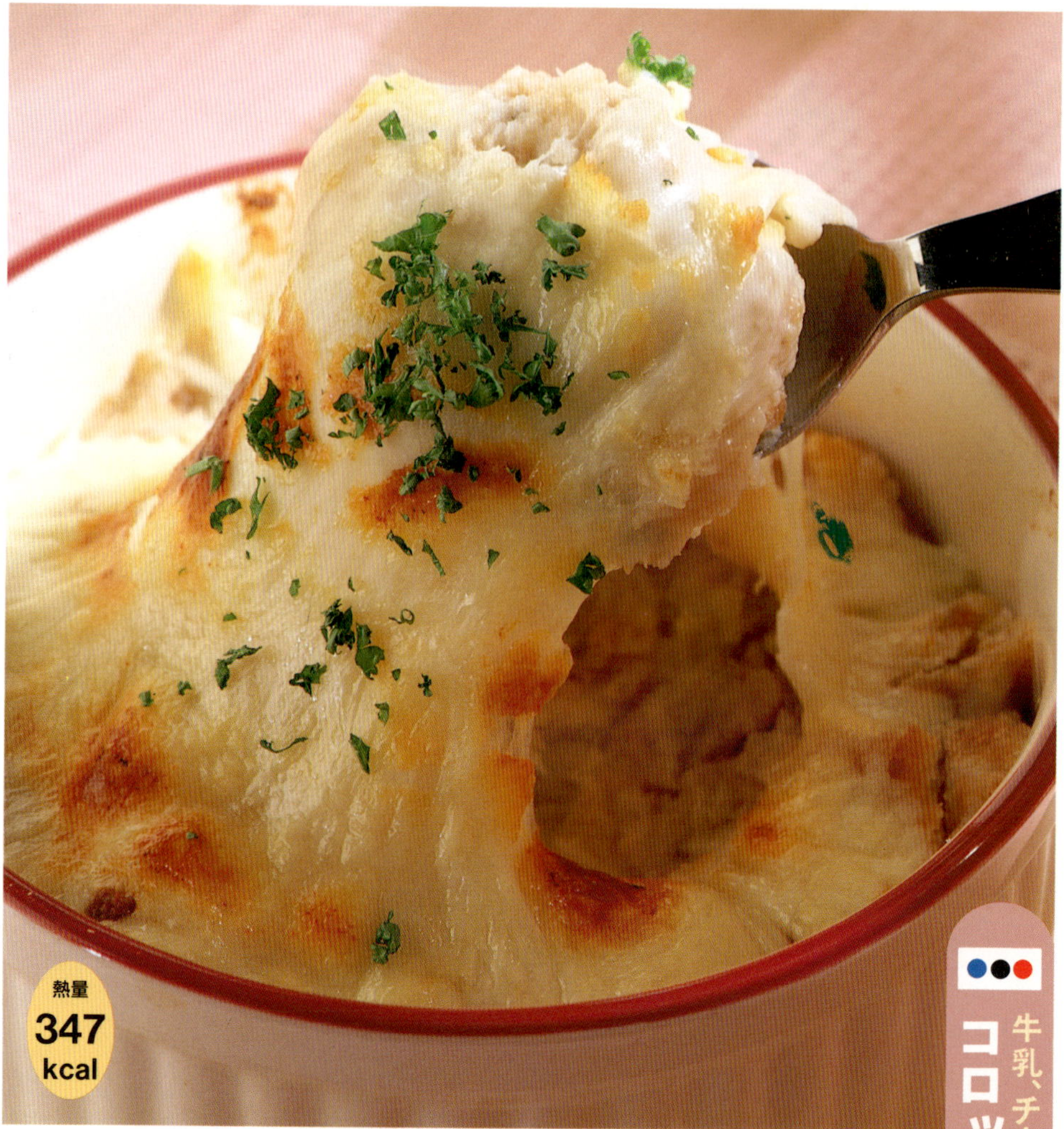

熱量
347
kcal

牛乳、チーズでタンパク質補給

コロッケグラタン

●材料

コロッケ
2個

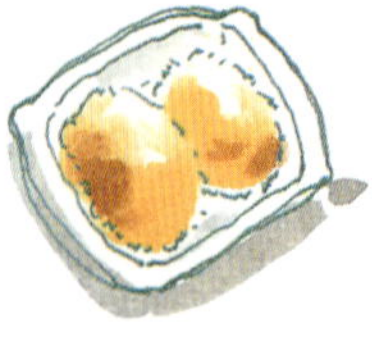

＋

牛乳……………………1C
ピザ用チーズ……………50g

●作り方

❶コロッケはフォークなどでつぶしながら牛乳を加えてやわらかくし、グラタン皿に入れ、上からピザ用チーズをふる。

❷オーブントースターで、4～5分焼く。

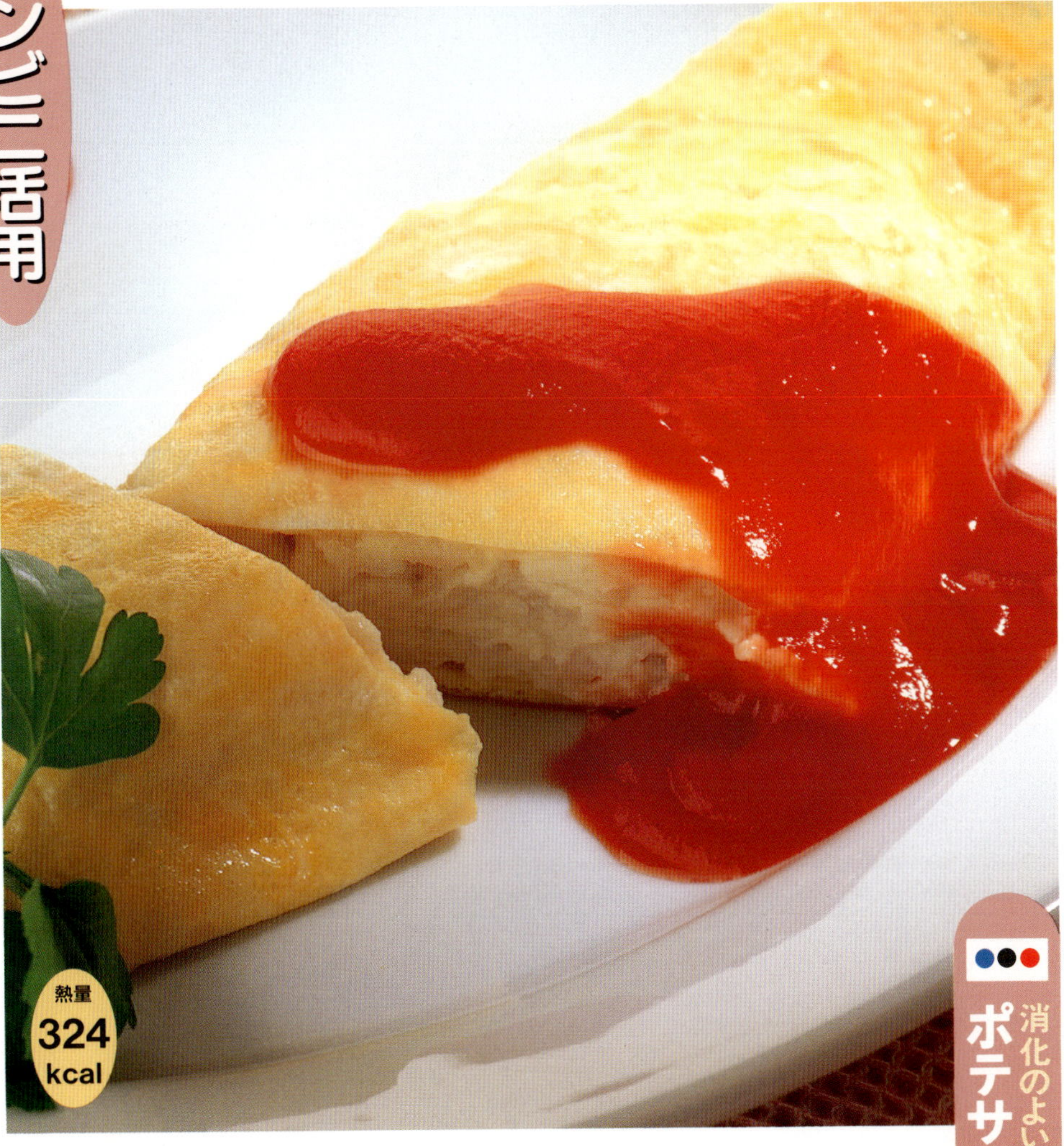

熱量
324
kcal

消化のよい卵で包んでビタミン補給
ポテサラオムレツ

●材料

ポテトサラダ
1パック

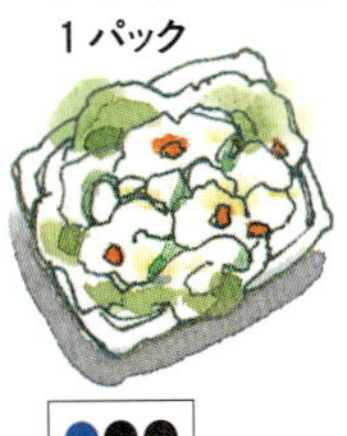

＋

卵……4個
油……少々
トマトケチャップ……大1
塩、こしょう……少々

●作り方

❶ポテトサラダは細かく刻み、電子レンジにかけて温めておく。
❷卵は割りほぐし、半量を油を熱したフライパンに流し入れ、半熟になったらポテトサラダの半量をのせてオムレツ形に焼く。ケチャップを添える。

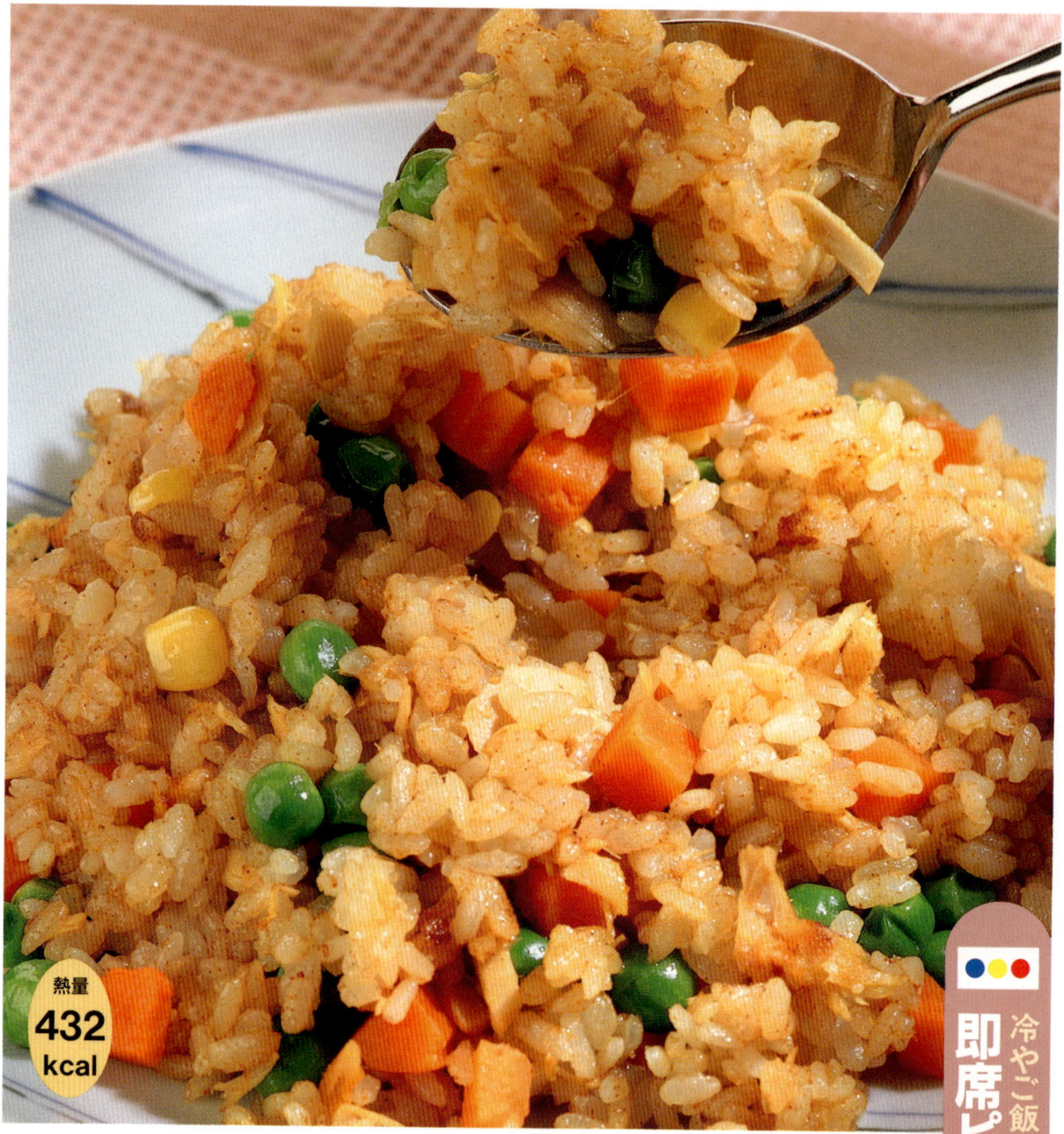

冷やご飯がビタミンメニューに

即席ピラフ

材料

ミックスベジタブル
大3

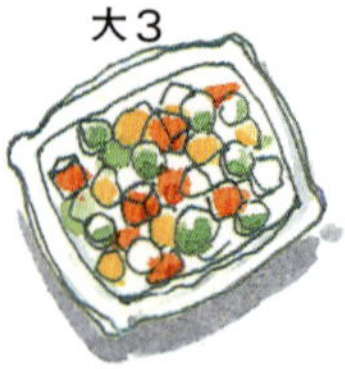

＋

ツナ缶（小）……………1缶
ご飯……………………2人分
カレールー………………適量
塩、こしょう………各少々

作り方

❶ご飯を耐熱ボールに入れ、ミックスベジタブル、ツナ缶を入れ、カレールーを刻んで全体にふる。塩、こしょうをふって味を調える。
❷ラップをかけ、電子レンジで4～5分加熱し、全体を混ぜ合わせる。

コンビニ活用

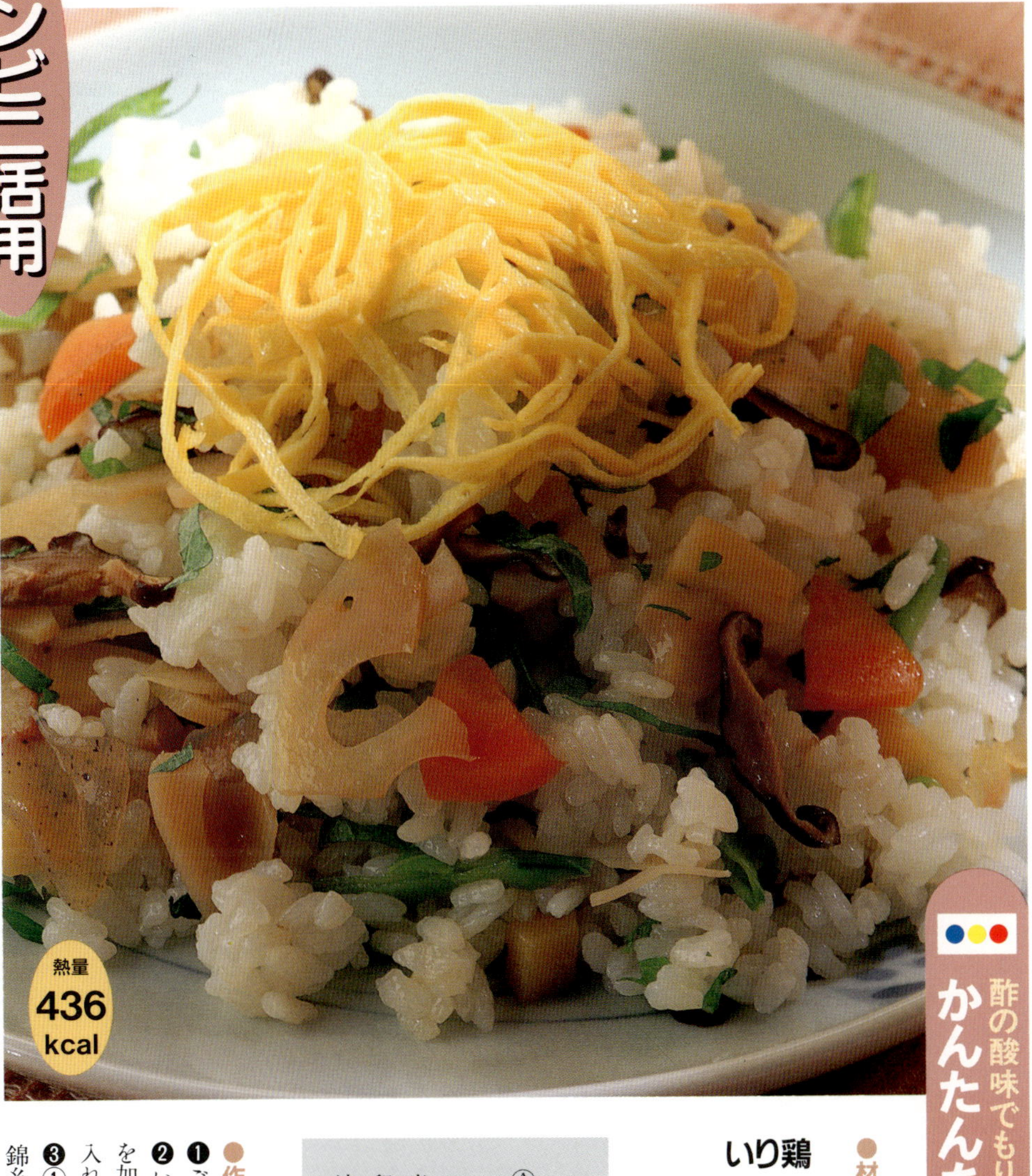

熱量 436 kcal

酢の酸味でもりもり食べられる

かんたんちらしずし

●材料

いり鶏
1パック
(200ｇ)

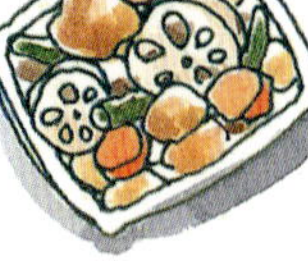

＋

Ⓐ 酢……大2
砂糖……小1
塩……少々

ご飯……2人分
青じそ……5枚
卵……1個
油、塩、刻みのり……各少々

●作り方

❶ご飯にⒶをふりかけすし飯を作る。

❷いり鶏を小さく刻む。卵に塩少々を加えて油を熱したフライパンに流し入れ、薄焼きにして錦糸卵にする。

❸①に②を混ぜのりと青じそをふり、錦糸卵を飾る。

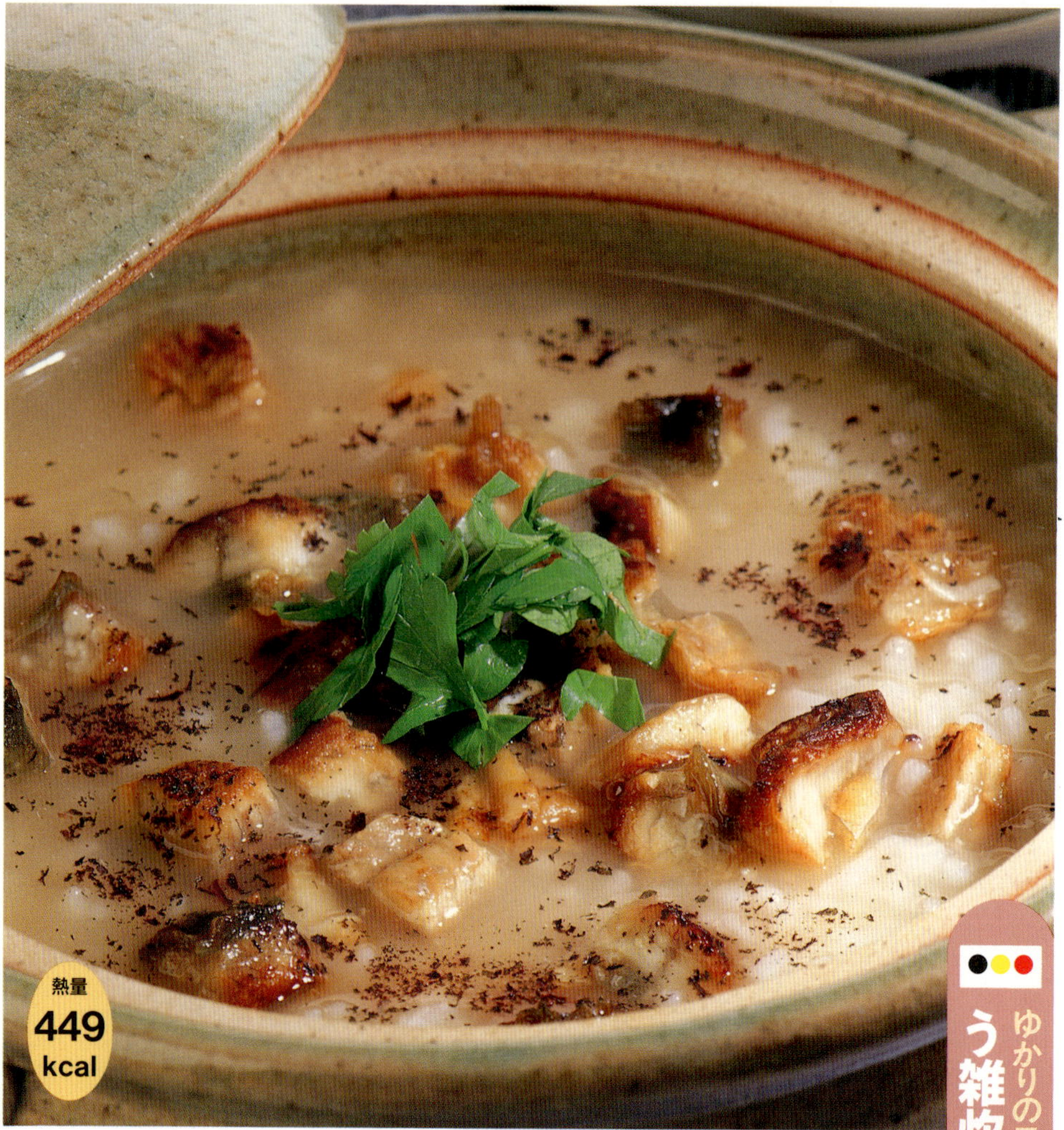

う雑炊

ゆかりの風味が食欲をそそる

●材料

うなぎの蒲焼き
2枚

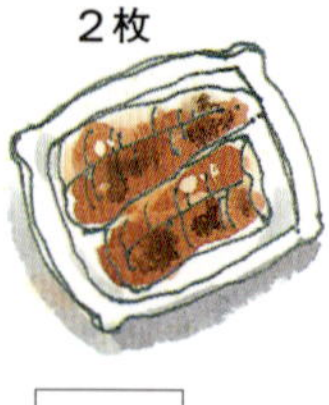

＋

ご飯	2人分
三つ葉、ゆかり	各少々
Ⓐ しょうゆ	小1
Ⓐ 塩	少々
Ⓐ 酒	大½
だし汁	3C

●作り方

❶だし汁を沸騰させ、洗ってぬめりを取ったご飯を入れて煮る。

❷Ⓐで味をつけ、1cm角に切ったうなぎを入れる。

❸ご飯がふっくらしたら、ゆかりをふり、三つ葉のざく切りを散らす。

コンビニ活用

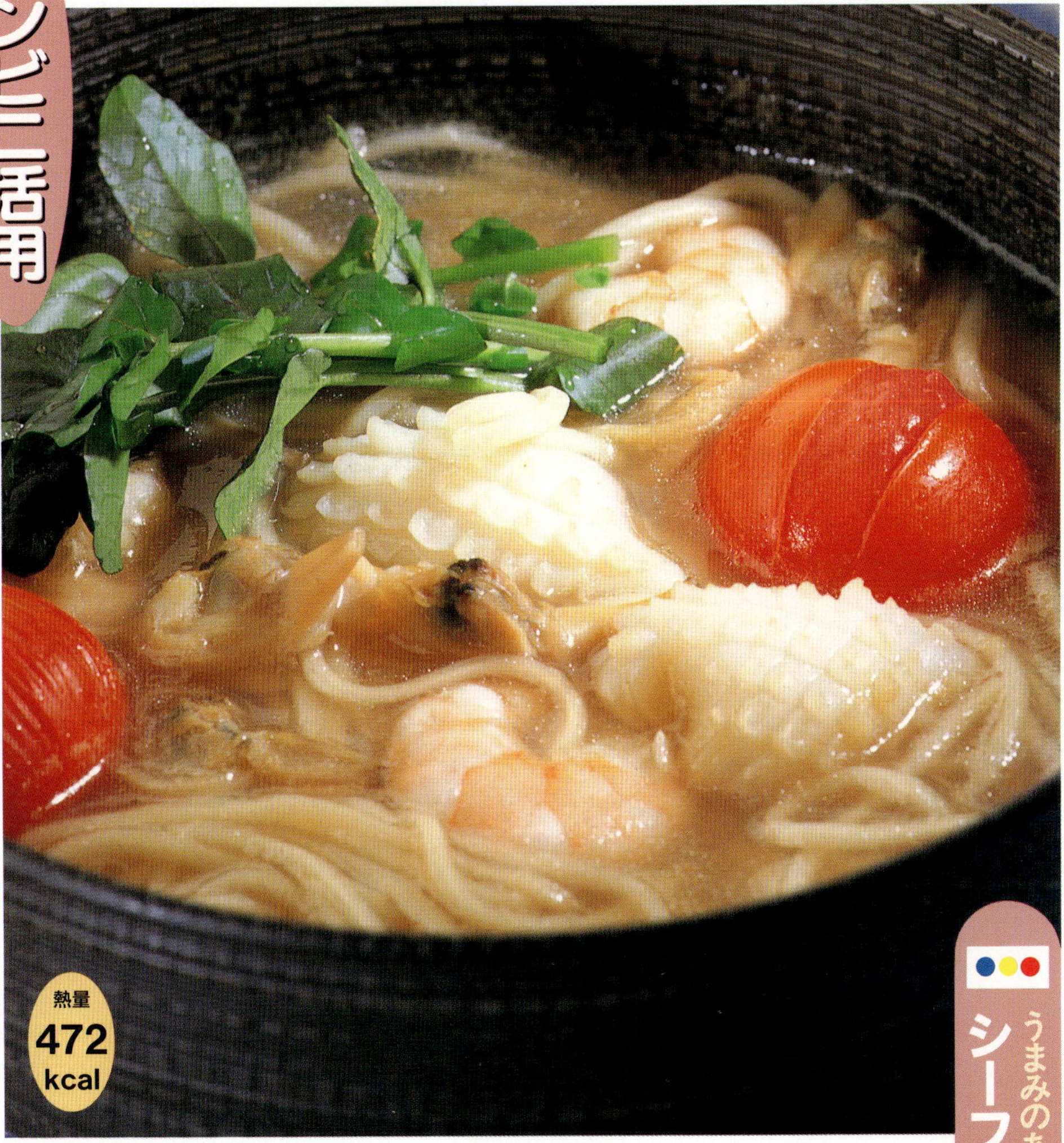

シーフードラーメン

うまみのあるタンパク質が豊富

●材料

シーフードミックス
1C

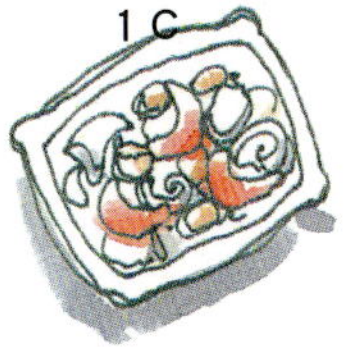

＋

ラーメン……2人分
プチトマト……4個
クレソン……1束

●作り方

❶ラーメンの添えつきの調味料を、定量の沸騰した湯に入れ、シーフードミックスを入れてひと煮する。

❷その間に別の鍋でラーメンをゆでてざるにあげ、水気を切って①に入れ、ひと煮する。

❸クレソンを食べやすく切って②に入れ、プチトマトも加えて熱々を器に盛る。

プラス豆腐でタンパク質アップ
ひじきの煮つけ

●●●

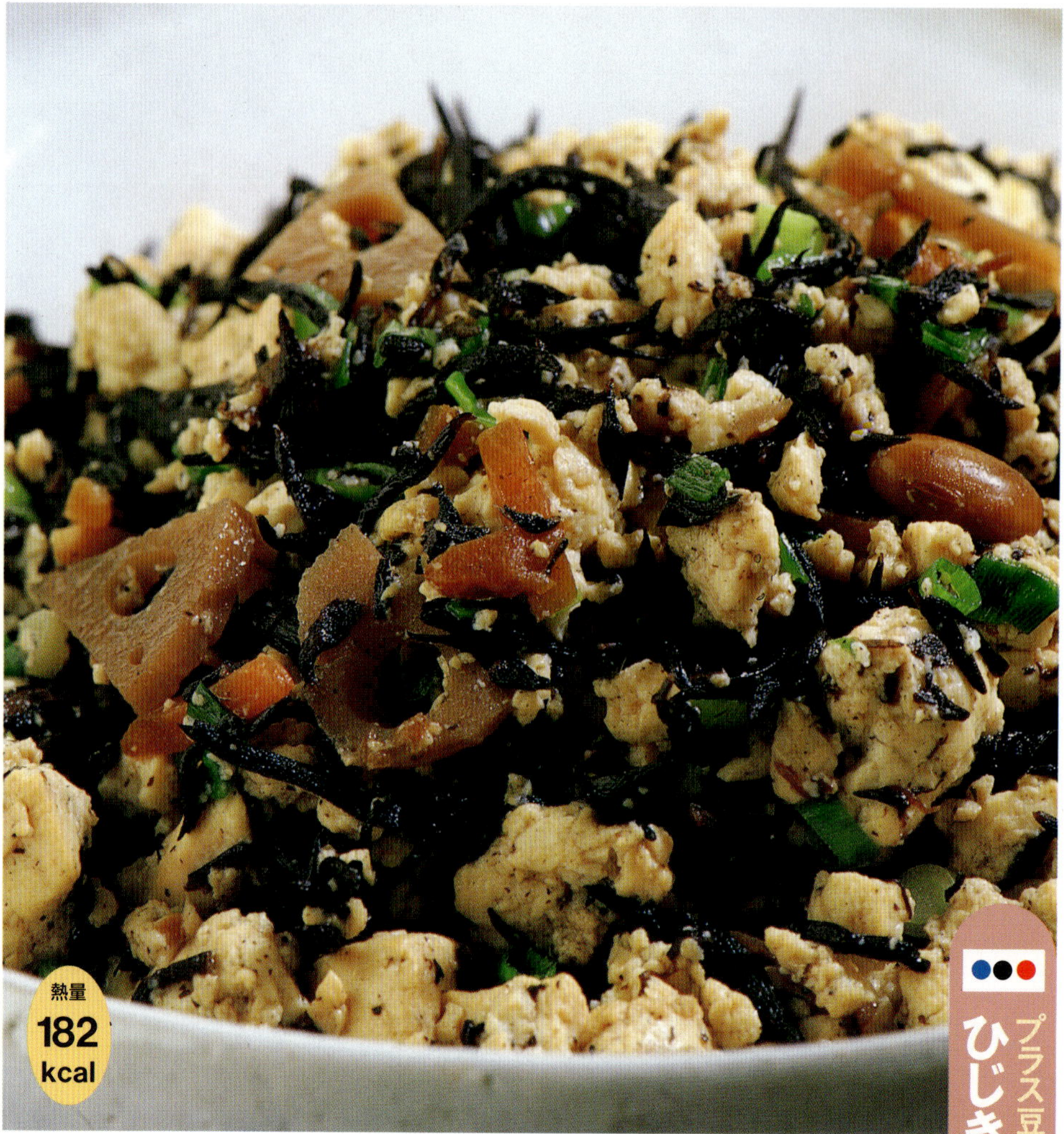

●材料

ひじきの煮つけ
1パック

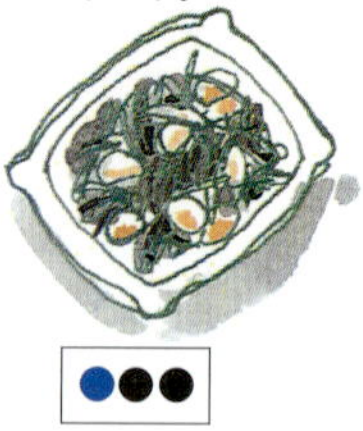

＋

木綿豆腐……………1丁
万能ねぎ……………3本

●作り方

❶フライパンにひじきの煮つけを入れ、豆腐も入れて一緒にくずしながら炒める。

❷万能ねぎの小口切りを散らし、ひと炒めして火を止める。

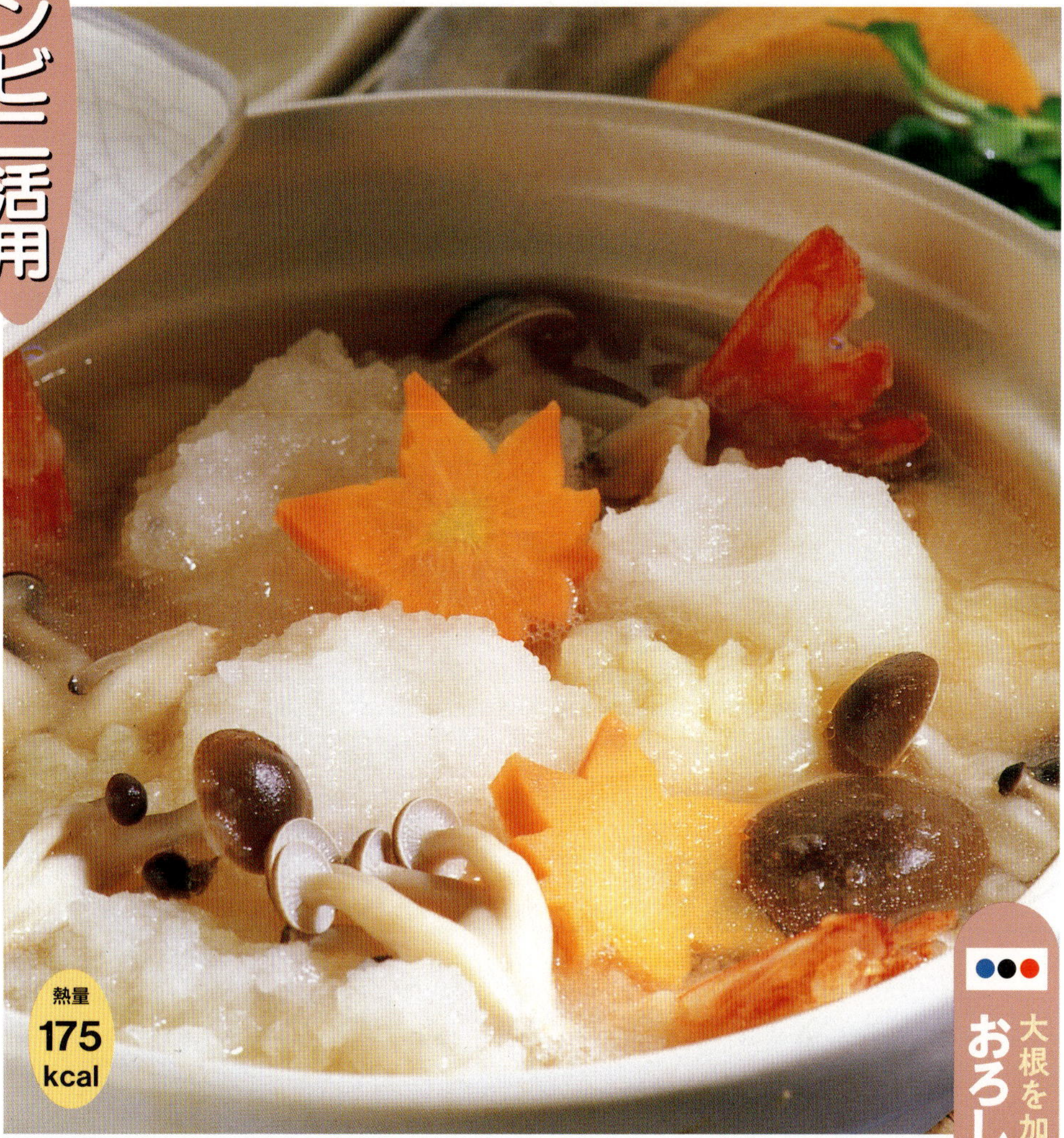

熱量 175 kcal

大根を加えて揚げ物の消化アップ

おろし鍋

材料

えびの天ぷら 4尾

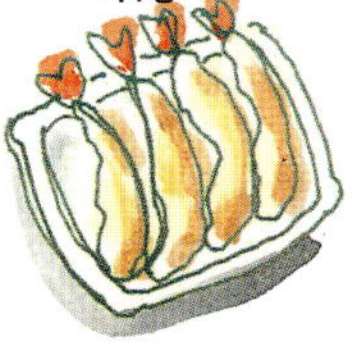

＋

大根（すりおろす）……300g
しめじ……½パック
かいわれ菜……1パック
にんじん……⅓本
だし汁……3C
めんつゆ……少々

作り方

❶しめじは石づきを取ってほぐす。薄切りにしたにんじんは型で抜く。
❷だし汁を沸騰させ、めんつゆで味をつける。にんじんとしめじを入れてひと煮してから大根おろしを入れる。
❸天ぷらを入れ、沸騰したらかいわれ菜を入れる。

5〜8分でできる!

お弁当のクイックおかずヒント集

食休みが短時間でOK! 消化のよい

赤のおかず

働く人は、ついつい外食しがちですが、肝臓をいたわるためにはお昼もお弁当が理想的。魚肉類は調理に時間がかかりがちですが、手早くできて、食欲がわき、消化がよい、3拍子そろった赤と青のおかずをご紹介します。

えびのマヨネーズ焼き

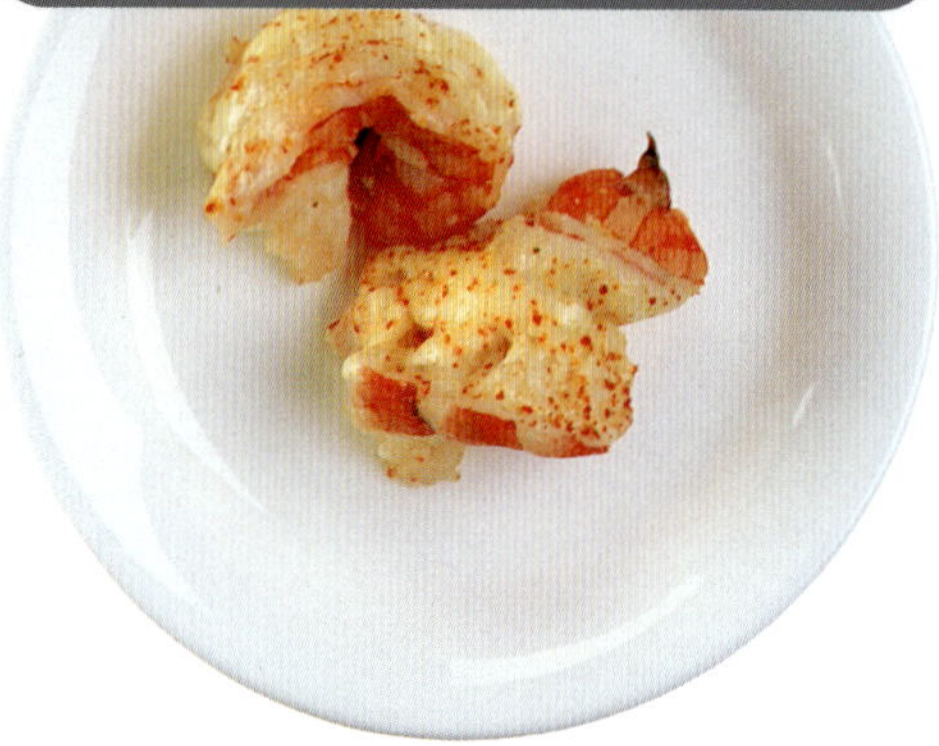

●材料(1人分)

えび3尾　塩少々　こしょう少々　マヨネーズ大1/2　粉唐辛子少々

●作り方

❶えびの殻を除き、背開きにして背わたを除き、軽く押さえて平らにする。

❷塩、こしょうをふり、マヨネーズをぬって、耐熱皿に並べ、ラップをかけずに電子レンジで1分加熱する。粉唐辛子をふる。

なると巻き

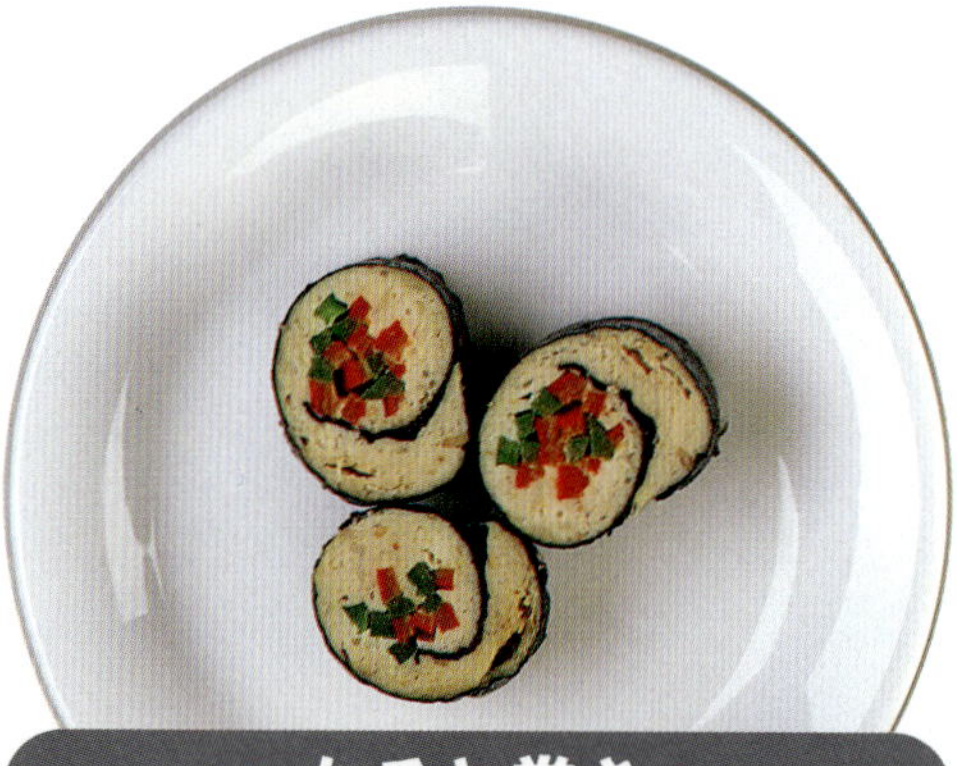

●材料(1人分)

のり1/2枚　鶏ひき肉70g　すりごま大1/2　赤ピーマン10g　ピーマン10g　Ⓐ(しょうゆ、みそ、みりん各小1/2)

●作り方

❶ひき肉にすりごまとⒶを混ぜてよく練り、のりにぬる。

❷せん切りにしたピーマンをひき肉の上にのせて芯にし、クルクルと巻く。

❸電子レンジ用の網にのせ、1分加熱する。食べやすく切る。ピーマンはさやえんどう、さやいんげんでも。

ほたてのハーブ焼き

●材料(1人分)

ほたて貝柱3個　塩少々　こしょう少々　ディル、セージ各少々　油小1

●作り方

ほたて貝柱に塩、こしょうをふり、ディルとセージをまぶし、油で焼く。

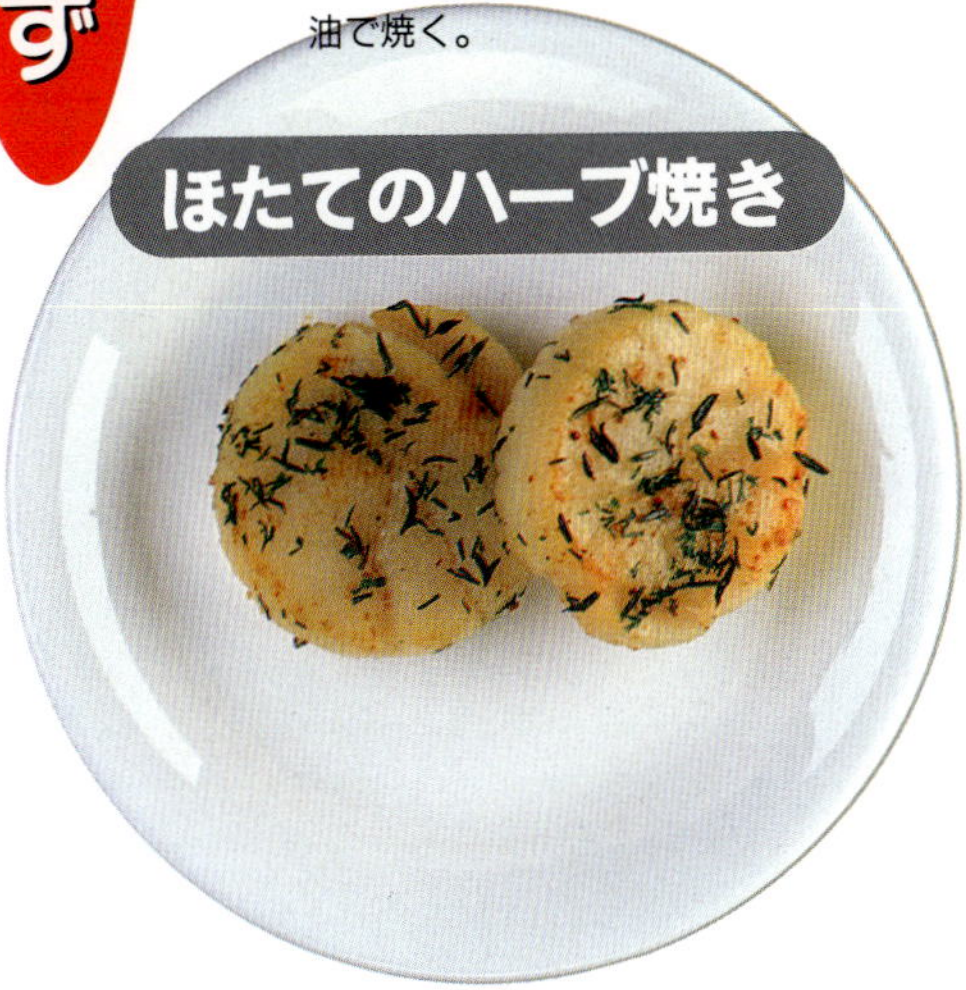

コーヒーチキン

●材料(1人分)

鶏もも肉　100g　Ⓐ(インスタントコーヒー小1/2　しょうゆ大1/2　砂糖小1/3　水大2)　パセリ少々

●作り方

鶏肉をそぎ切りにし、煮立てたⒶの中で煮て火を通す。味をからめてパセリのみじん切りをふる。コーヒーの香りが、肉のくさみを取り、食欲を増進します。

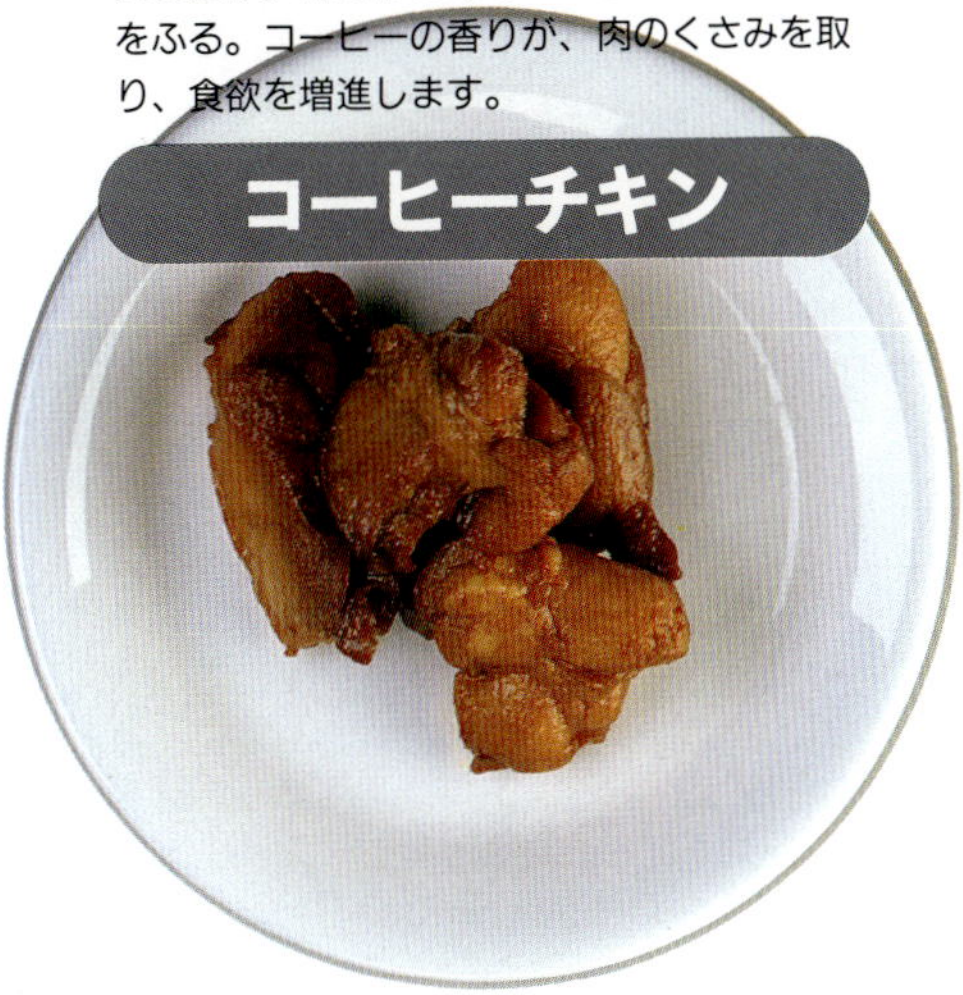

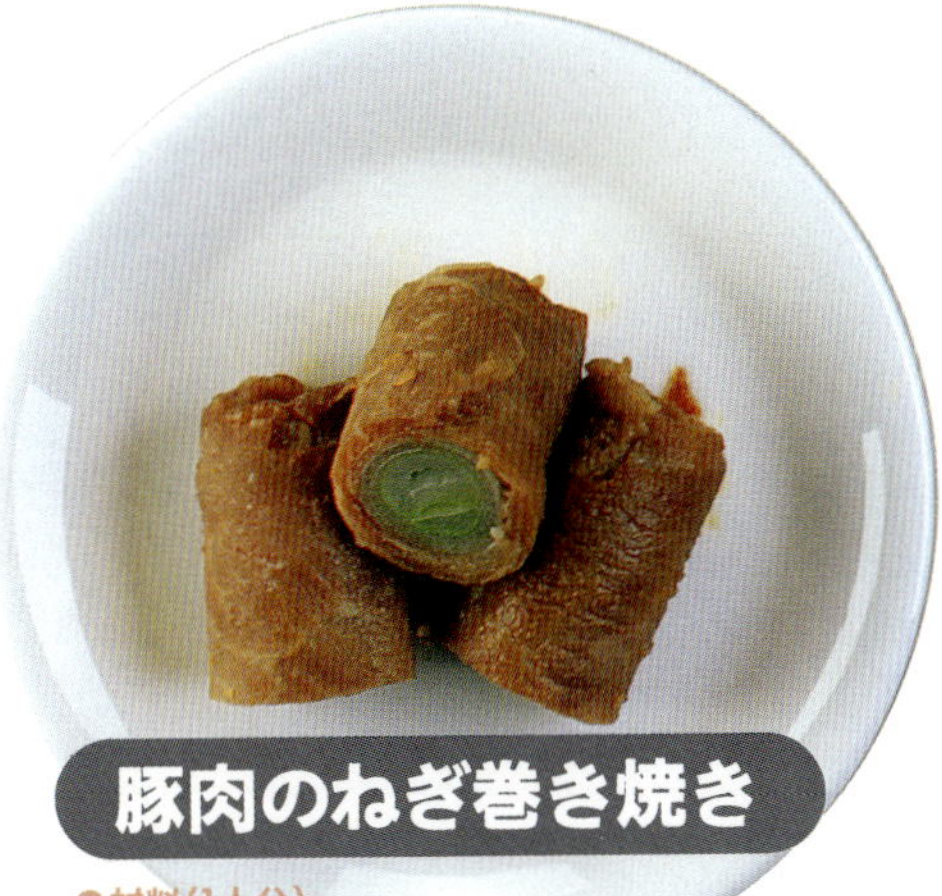

豚肉のねぎ巻き焼き

●材料(1人分)

豚薄切り肉80g　青ねぎ(万能ねぎ)1/2本　塩、こしょう各少々　焼き肉のたれ小1

●作り方

❶豚肉に塩、こしょうをし、焼き肉のたれをまぶす。

❷豚肉の幅に合わせてねぎを切り、芯にしてしっかりと巻く。

❸電子レンジで1分加熱し、半分に切る。

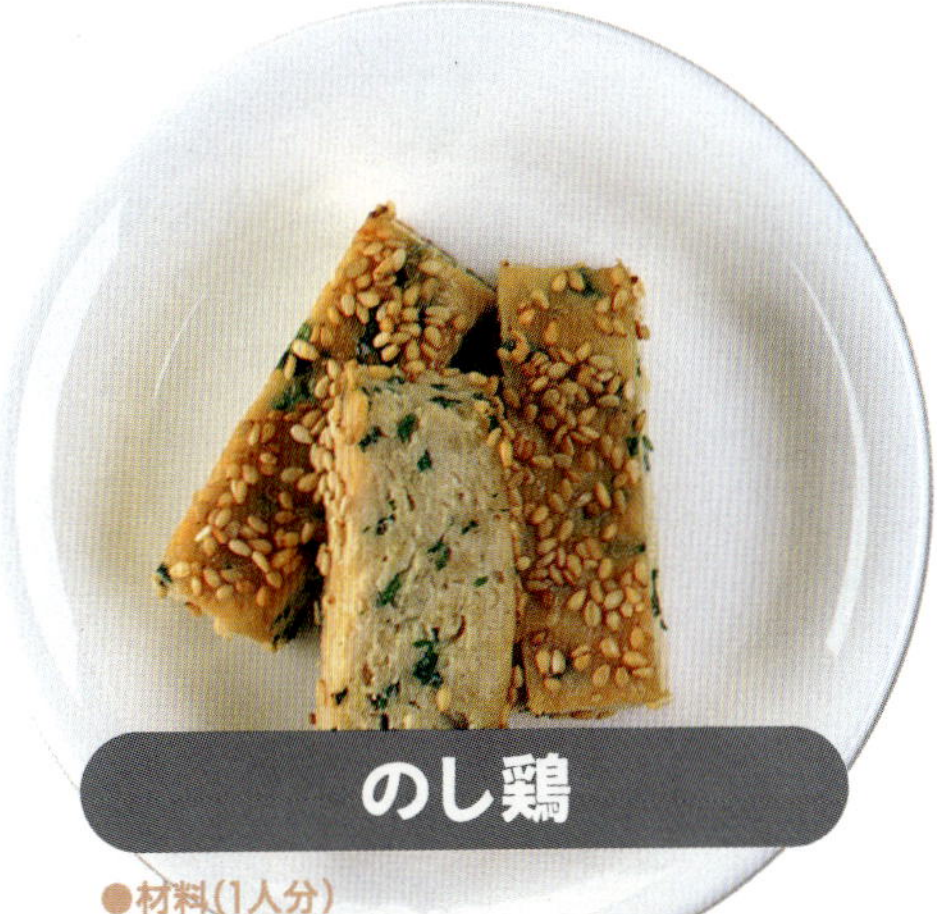

のし鶏

●材料(1人分)

鶏ひき肉80g　しょうが(みじん切り)少々　パン粉大1　青ねぎ大1　しょうゆ小1　みりん小1　ごま大1

●作り方

鶏ひき肉と、全部の材料を混ぜ、四角に形をととのえる。ごま(分量外)をふり、オーブントースターで5〜6分焼いて火を通す。ごまは、少しすっておくと消化がアップする。

フライパンさえあればOK!

青のおかず

赤ピーマンのアンチョビー炒め

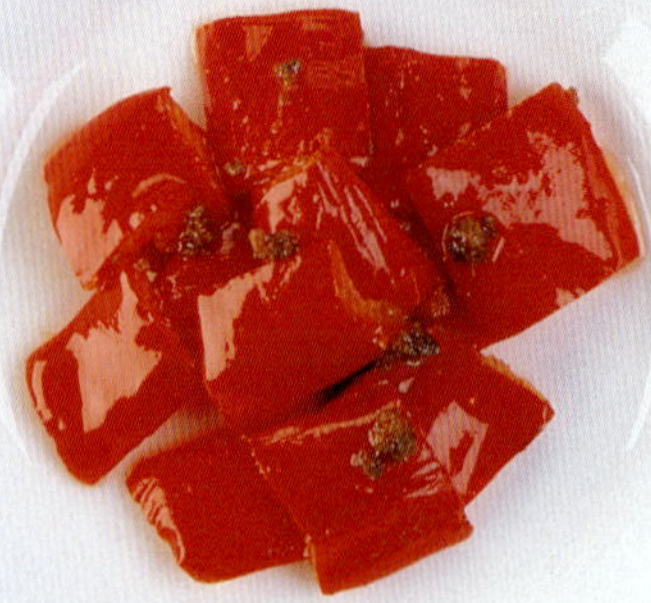

●材料(1人分)

赤ピーマン2個 アンチョビー1枚　油小1/2　こしょう少々

●作り方

赤ピーマンは角切りにし、アンチョビーは刻む。油で炒め、こしょうをふって味を調える。

かぼちゃのチーズ炒め

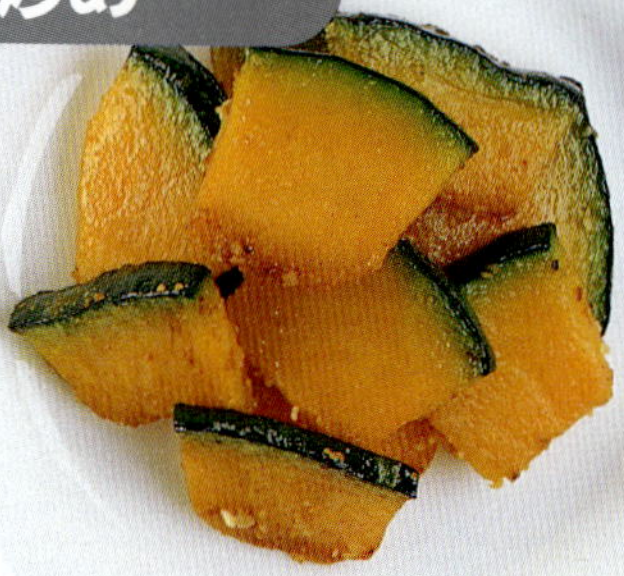

●材料(1人分)

かぼちゃ40g　油小1　Ⓐ(塩、こしょう各少々　粉チーズ小1/2)

●作り方

かぼちゃは5㎜厚さのひと口大に切り、油で炒める。Ⓐをふって、味を調える。粉チーズの濃厚な口当たりがおいしさを引き立たせる。

ほうれん草ののり和え

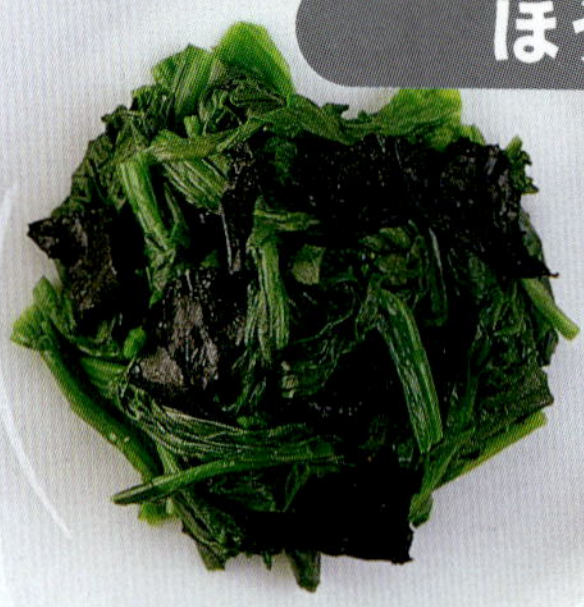

●材料(1人分)

ほうれん草80g　焼きのり少々　しょうゆ小1

●作り方

ほうれん草はゆでて3㎝長さに切り、しょうゆで和え、もみほぐしたのりを加えて和える。のりで巻くことでほうれん草がべたつくのを防げる。

コーンのいり卵

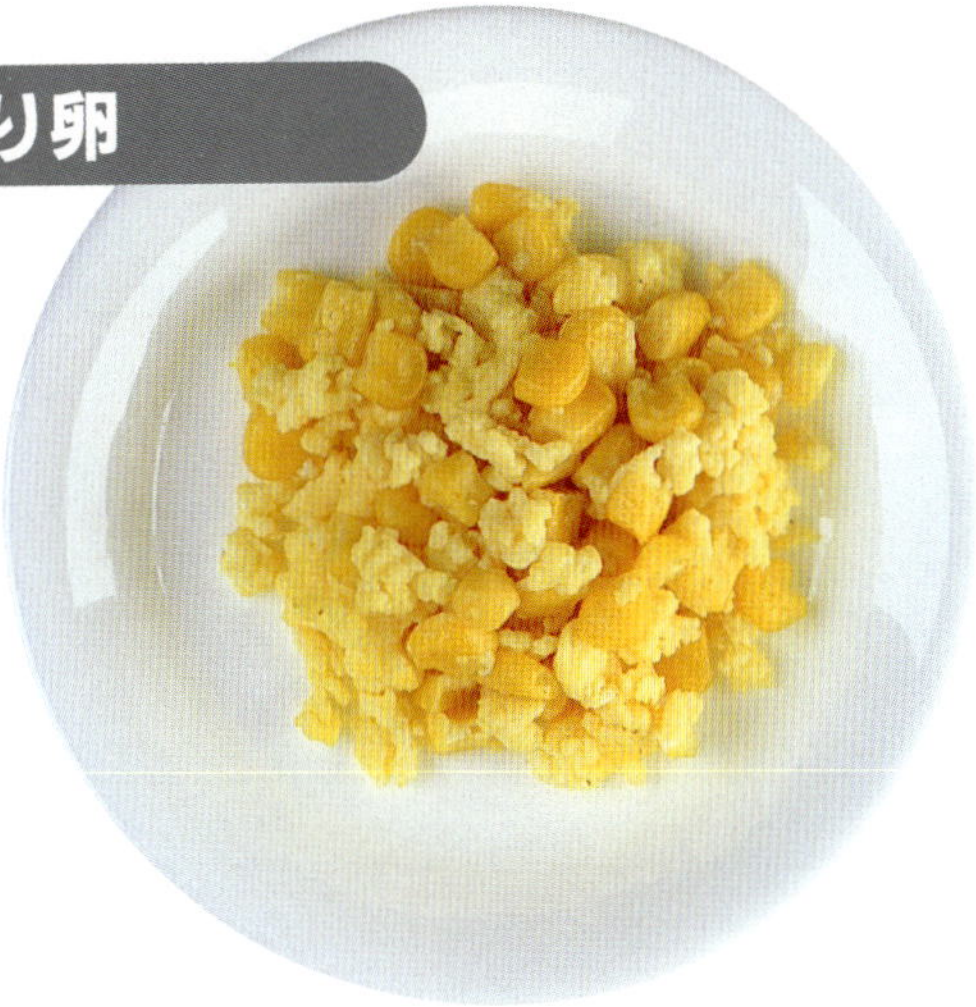

●材料(1人分)
コーン(缶)大2　卵1/2個　油小1/2
塩、こしょう各少々

●作り方
コーンを油で炒め、割りほぐした卵をまわし入れ、塩、こしょうで味をつけ、炒める。

ししとうのじゃこ炒め

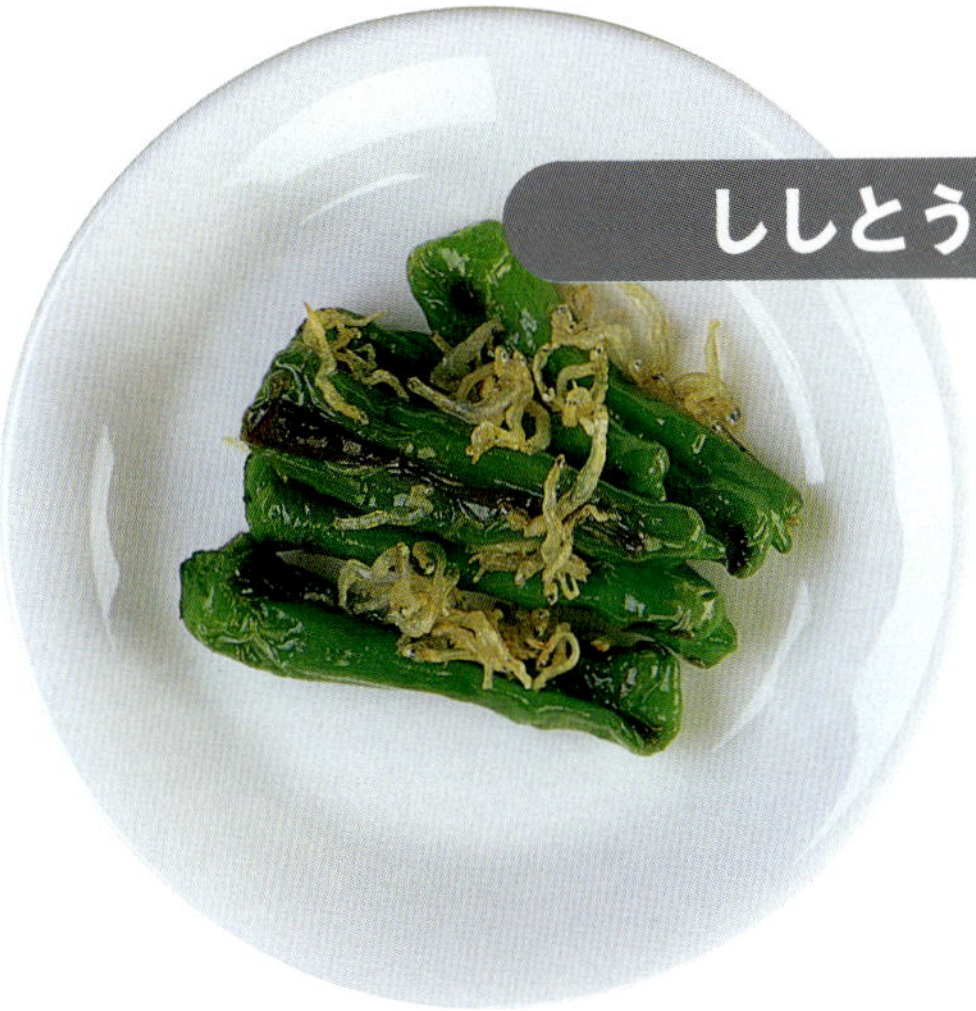

●材料(1人分)
ししとう4本　ちりめんじゃこ大1
しょうゆ、油各小1/2　酒大1

●作り方
ししとうを油で炒め、ちりめんじゃこを加えて炒める。酒、しょうゆを加えて炒め、味を調える。ちりめんじゃこの塩分があるので、薄味が好きならしょうゆはなくてもOK。

にんじんの梅干し煮

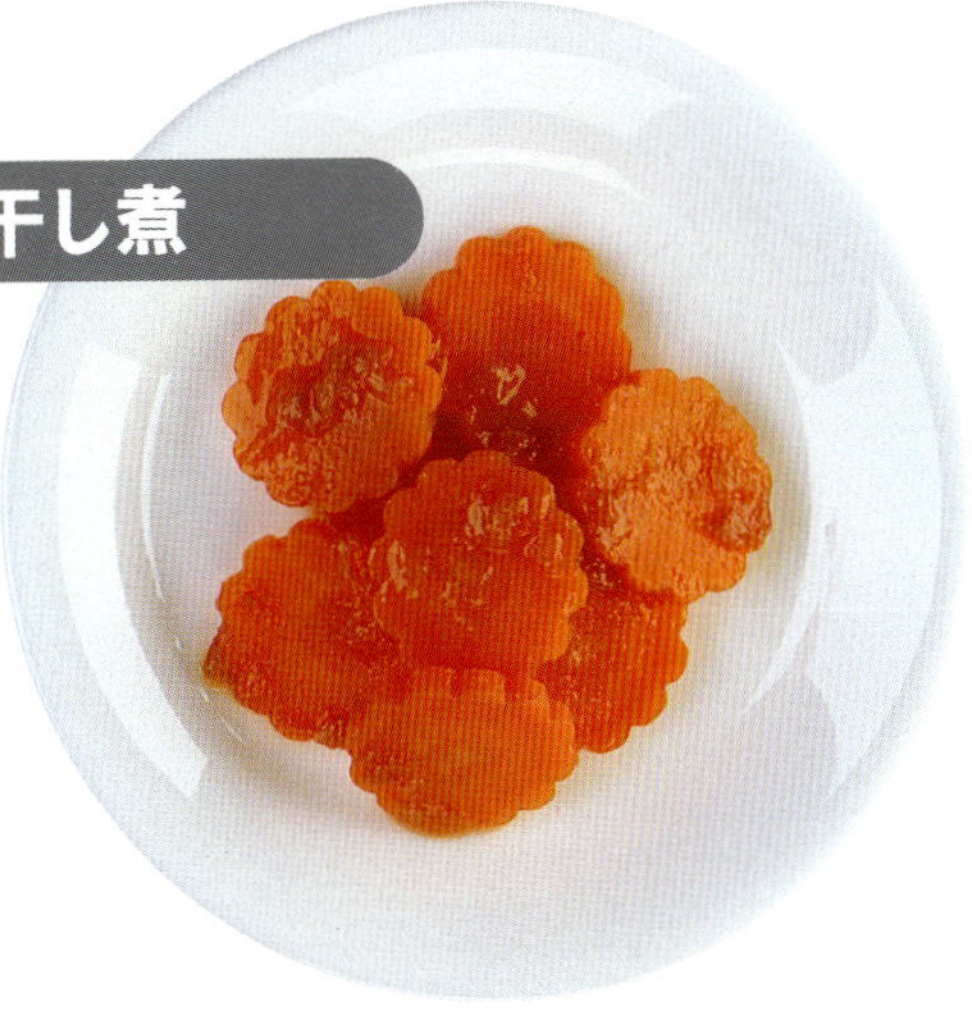

●材料(1人分)
にんじん50g　梅干し1/2個
Ⓐ(しょうゆ小1/2　砂糖少々　酒大1　だし汁大3)

●作り方
にんじんは5㎜の薄切りにし、小さい花形に抜く。Ⓐを煮立てた中に梅干しと一緒に入れて煮含める。梅干しの酸には、疲労回復効果と食欲増進作用がある。

レンジにおまかせ！　冷凍庫で保存もできる

●●●のご飯をおいしく食べるふりかけ集

品数と量が限られるお弁当ですから、ご飯のふりかけでも栄養をとるのが賢い方法。毎日でもあきない、食欲増進の手作りふりかけをご紹介します。

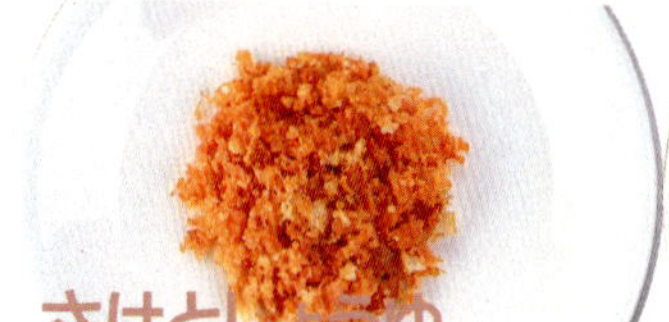

さけとしょうゆせんべいふりかけ

●材料

さけ1切れ　しょうゆせんべい（薄焼き）2枚　昆布茶少々

●作り方

❶さけを焼いて小さくほぐし、皮と骨を除く。

❷しょうゆせんべいは袋に入れて粉々に砕く。

❸①、②と昆布茶を混ぜる。

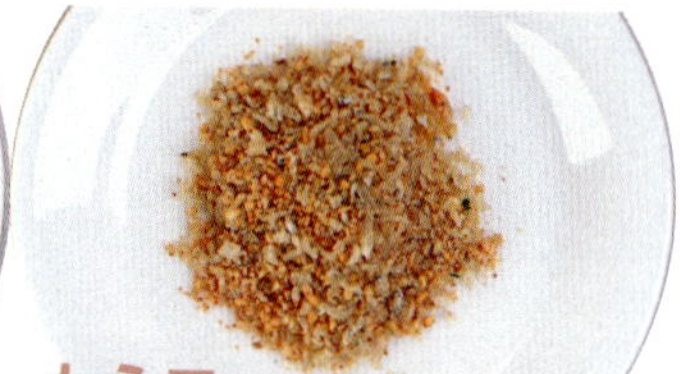

たらこ・ちりめんふりかけ

●材料

たらこ1腹　ちりめんじゃこ40g　白ごま大1

●作り方

❶たらこは袋からしごき出し、ちりめんじゃこ、白ごまは粗く刻む。

❷フッ素樹脂加工のフライパンで弱火で炒め、香りが出たら火を止める。

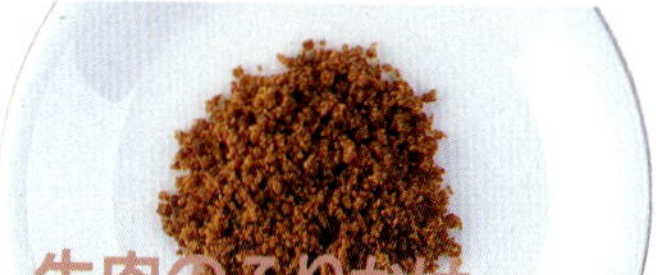

牛肉のふりかけ

●材料

牛赤身ひき肉100g　Ⓐ（酒大1　しょうゆ大1　砂糖大1）

●作り方

❶牛肉は電子レンジにかけて余分な脂を抜くか、さっとゆでこぼす。

❷Ⓐの調味料で汁気がなくなるまで炒め煮にする。

❸すり鉢で細かくすりつぶす。

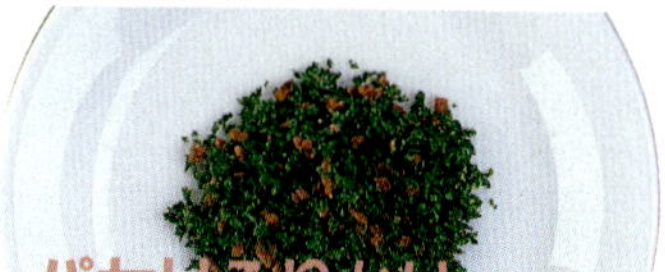

パセリふりかけ

●材料

パセリ1/2束　アンチョビー3枚

●作り方

みじん切りしたパセリはキッチンペーパーで水気を絞る。新しいキッチンペーパーの上に広げ、電子レンジで2分加熱し、冷ます。みじん切りにしレンジで30秒加熱したアンチョビーを混ぜる。

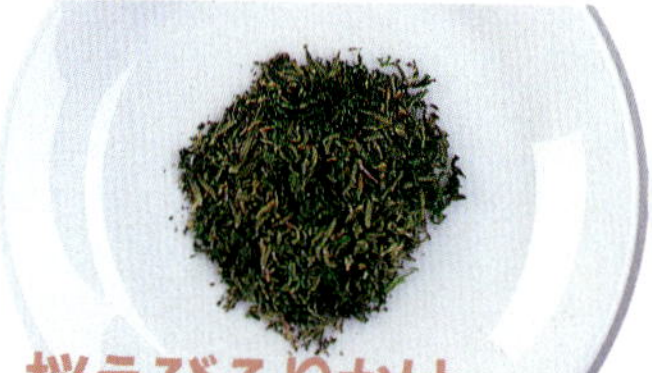

桜えびふりかけ

●材料

桜えび30g　塩少々

●作り方

桜えびはフライパンで軽く炒め、冷めてからすり鉢でよくする。塩で味を調える。

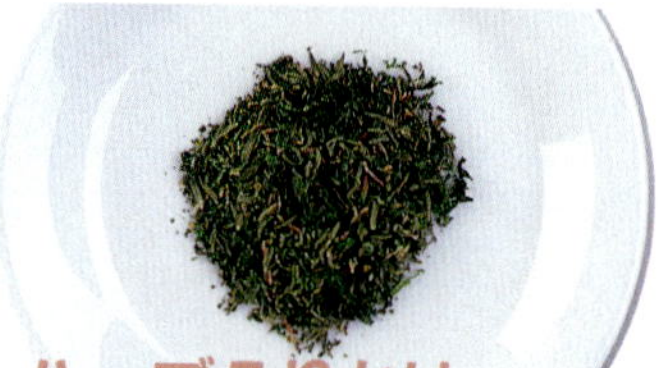

ハーブふりかけ

●材料

青じそ5枚　タイム（ドライ）小1

●作り方

1枚ずつ広げた青じそをキッチンペーパーの上に広げ、電子レンジで1分間ほど加熱。別のペーパーか網で冷まし、もみほぐし、タイムを加える。

食欲増進の手作り調味料

素材をおいしくするための
調味料に、香味野菜を加えれば
食欲増進させ、疲労回復効果も得られます。
さらに栄養バランスも整える
(得)調味料をご紹介します。

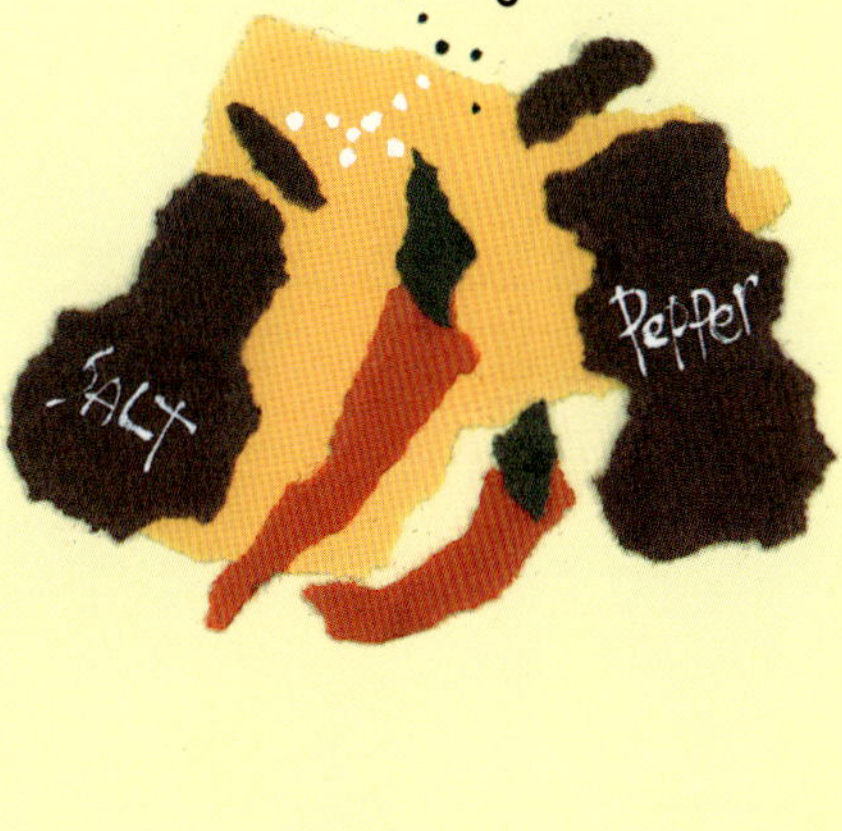

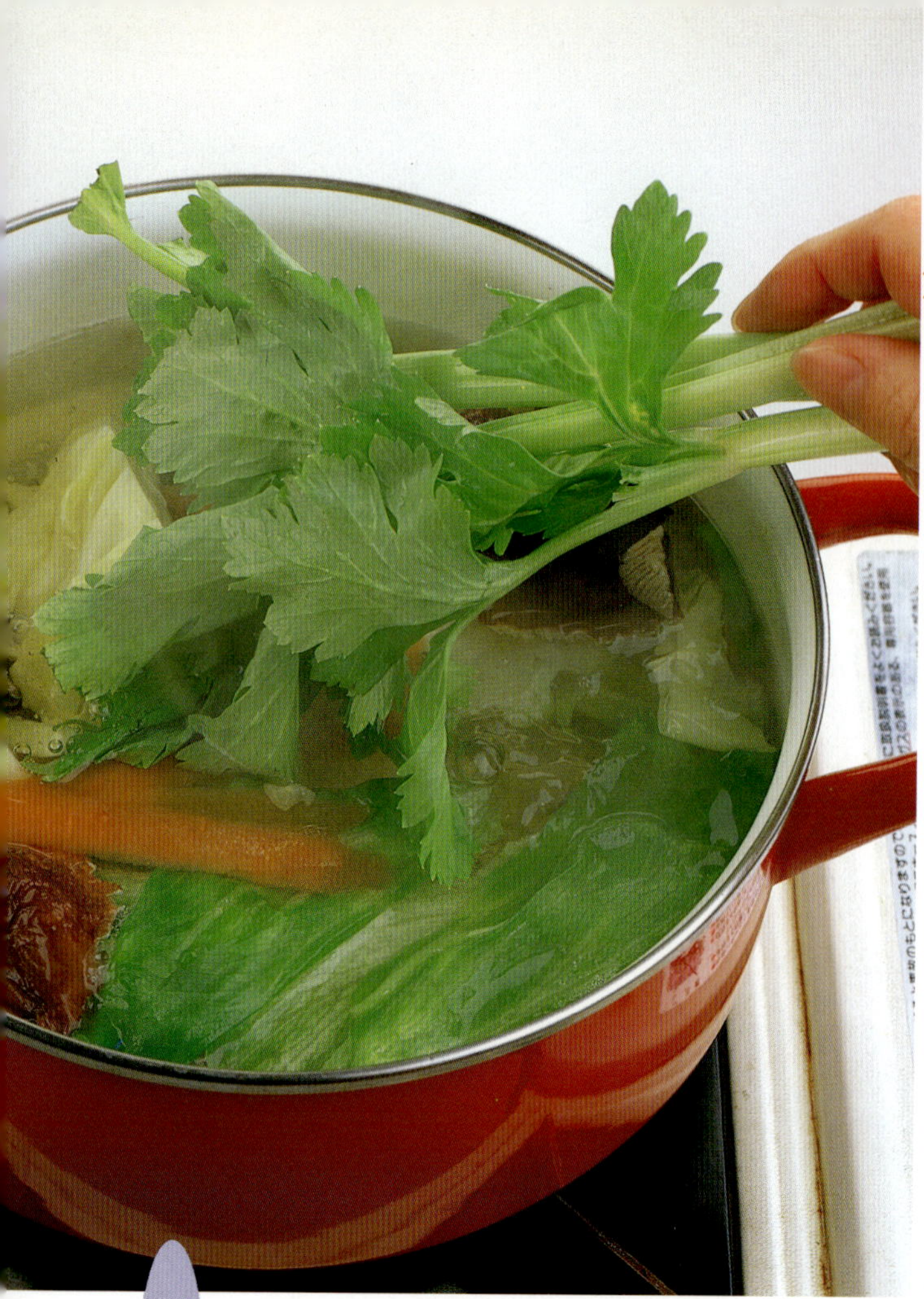

スープで栄養素をとる

残り野菜で カリウム豊富な 野菜スープ

いつもはごみ箱行きの、キャベツの外葉、根菜の葉、野菜の切れ端。これらの残り野菜を使った、うまみやビタミン、カリウムたっぷりの野菜スープです。お茶代わりに飲むと栄養バランスが整います。

野菜スープ

材料

かぶの葉・皮
じゃがいもの皮
にんじんの皮
こまつ菜
キャベツの外葉・芯
白菜の外葉・芯
セロリの葉
たまねぎ
………などの残り野菜

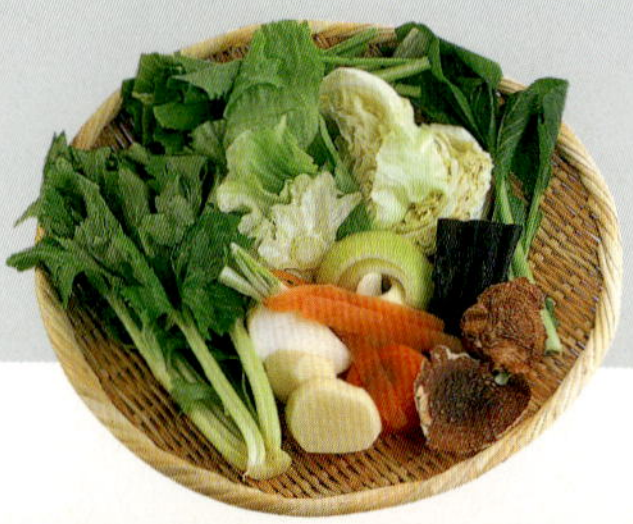

作り方

❶5Cほどの水を沸騰させ、沸点を保ちながら材料を少しずつ入れていく。
❷15～20分煮出して、こす。

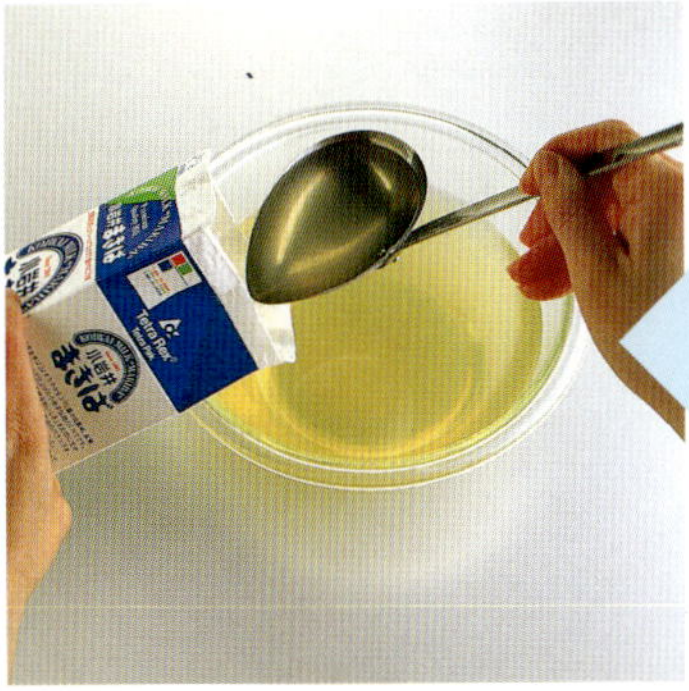

保存法

完全に冷めてから、きれいに洗った牛乳パックなどに流し入れ、口をガムテープなどでふさいで、冷凍しておく。スープ、みそ汁、煮物、雑炊、シチューなどのベースに利用できる。液体のまま冷蔵庫に入れておけば水代わりに飲める。

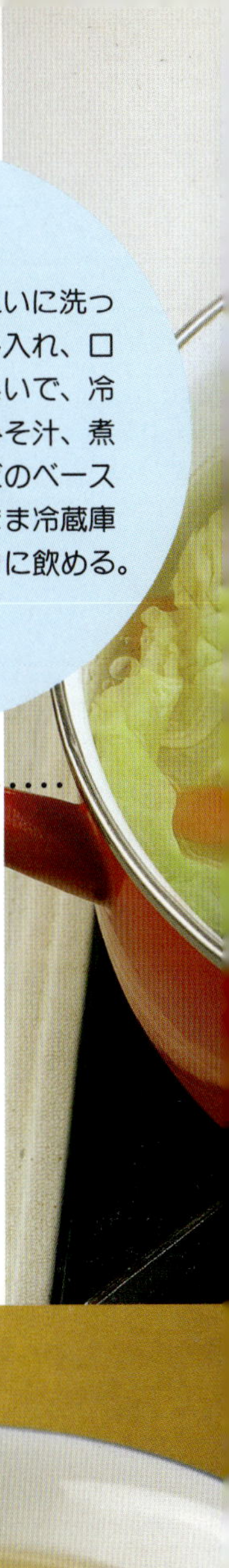

こんな料理に（活用例）使っても……

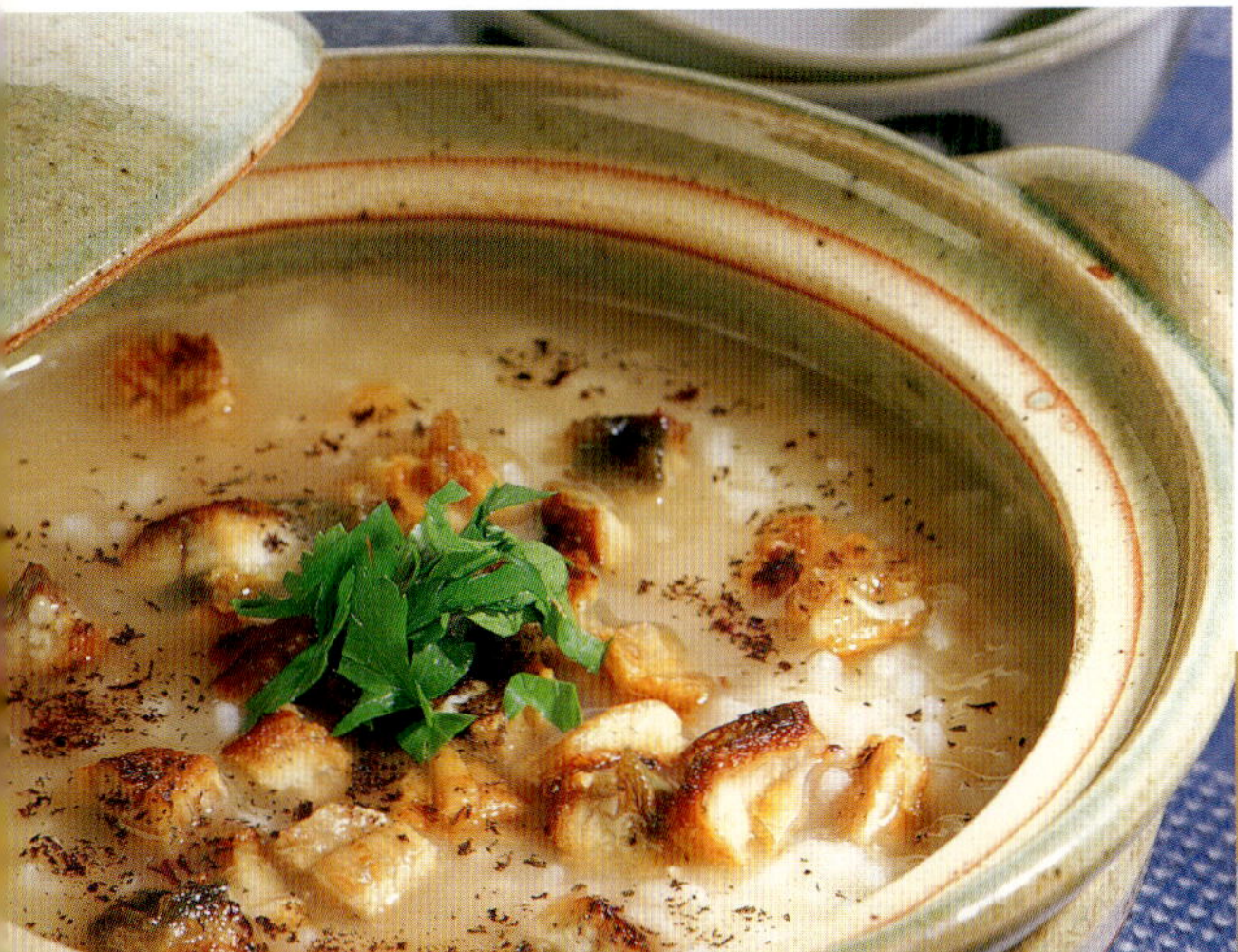

←112ページ

う雑炊

だし汁代わりに。

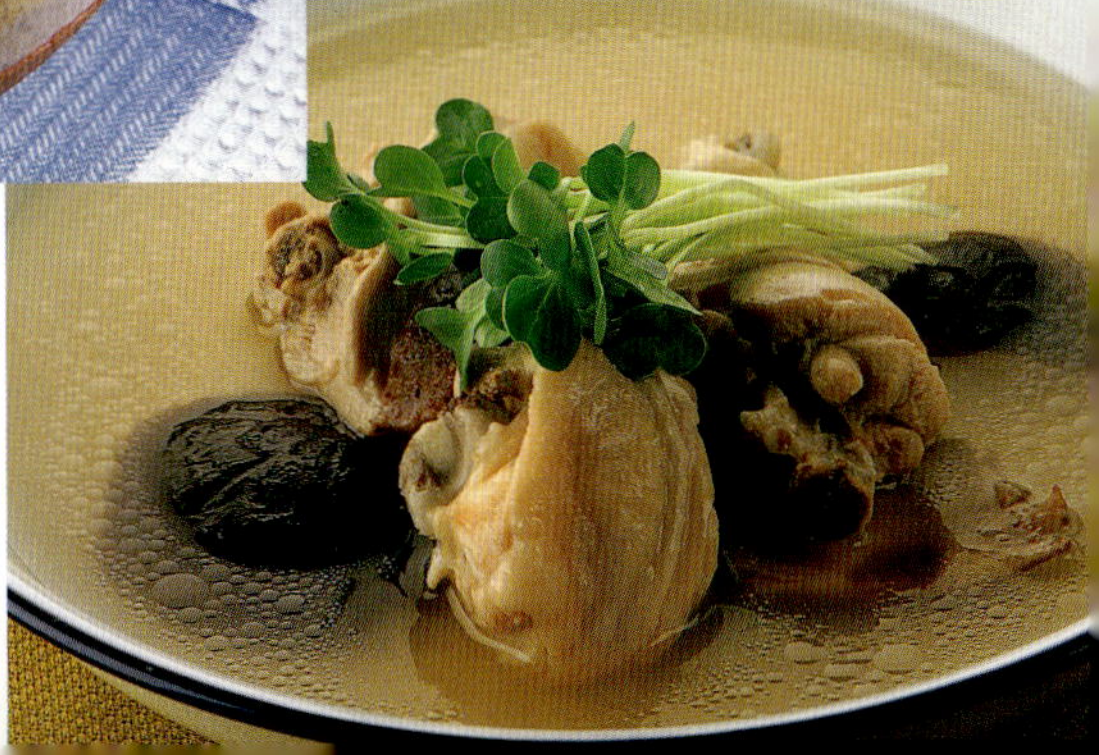

95ページ→

骨つきチキンのスープ

他のスープ類にも利用できます。

旬のおいしさを凝縮した ビタミンたっぷりのトマトソース

時間がなくてスパゲッティーやパンでさっとすませよう、というときも、このトマトソースをかけるだけで、ビタミンが補給できます。材料が安く大量に入手できたときにどうぞ。

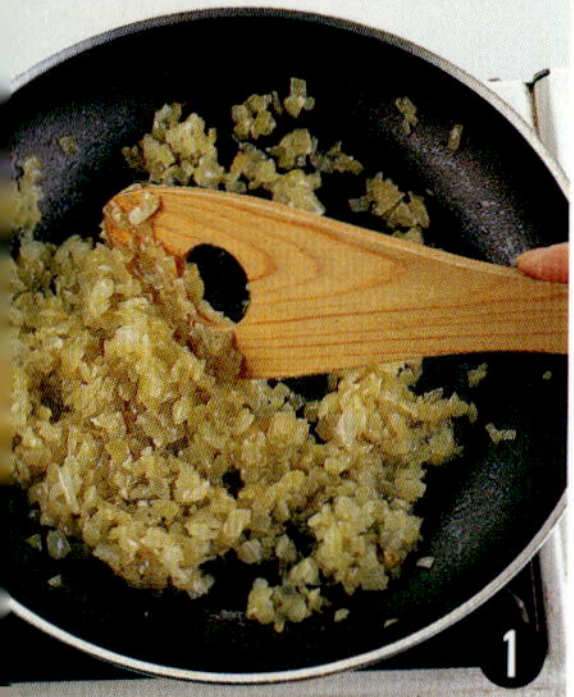

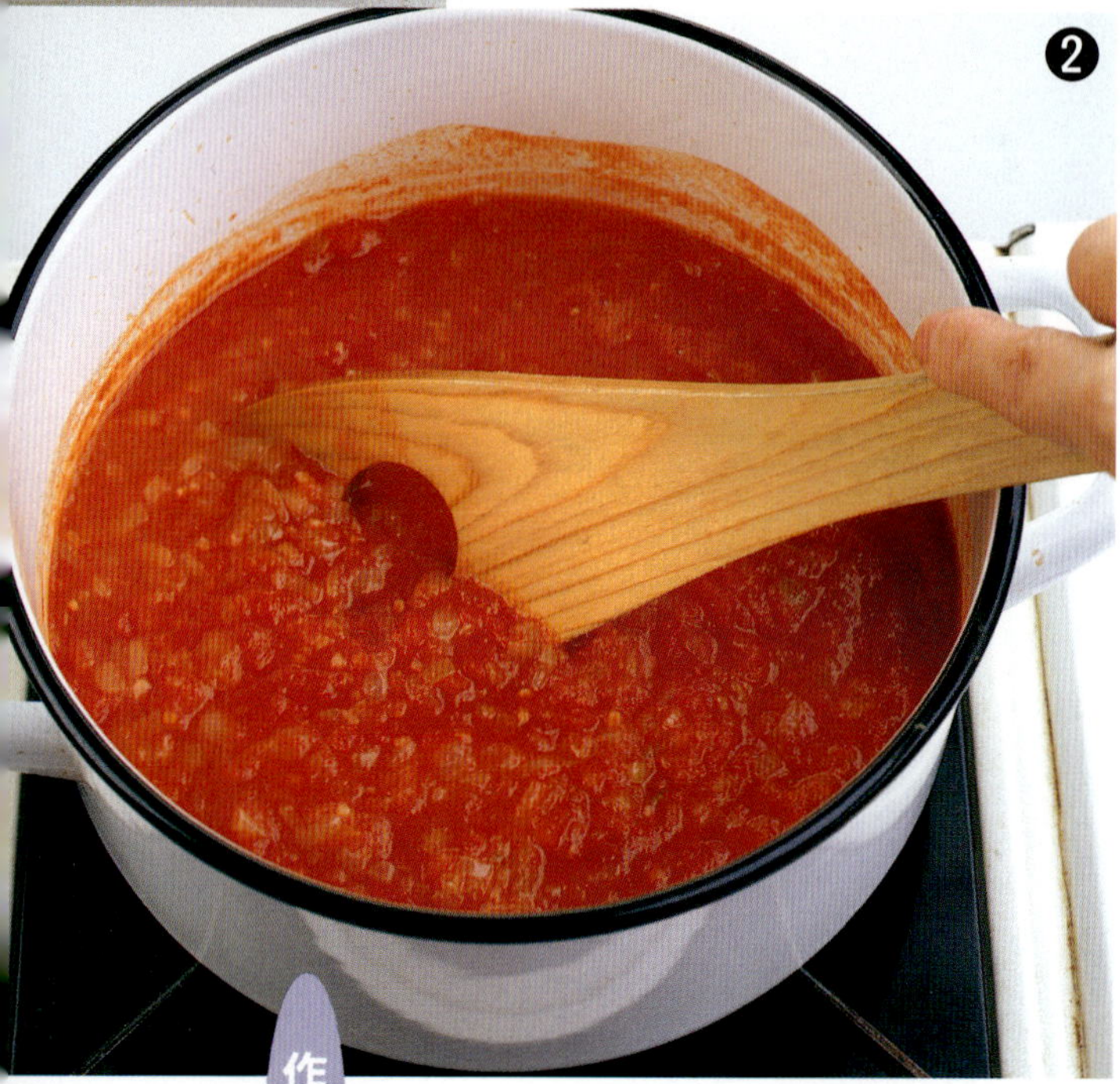

材料

トマト水煮缶(1缶400ｇ)		2缶
たまねぎ(小)		1個
にんにく		1片
ローリエ		1枚
Ⓐ	塩	少々
	こしょう	少々
	チキンスープ	1個
	白ワイン	大2
油		大1

作り方

❶たまねぎとにんにくはみじん切りにして油で炒め、ローリエを入れて炒める。

❷トマトの水煮を細かく切って入れ、Ⓐを加えて味を調え、コトコトと煮込む。

保存法

どろっとした状態まで煮詰まったらできあがり。よく冷ましてから冷凍できるフリーザーパックに、平らになるように詰め、冷凍しておきます。１回分ずつ小分けにしておくと、使うときに便利です。解凍は電子レンジで。

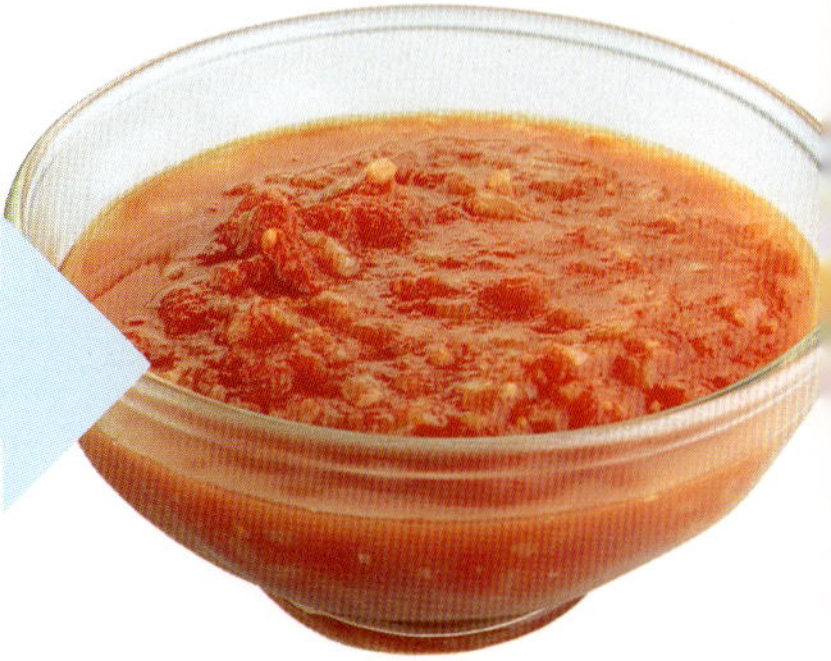

こんな料理に使っても……

〔活用例〕

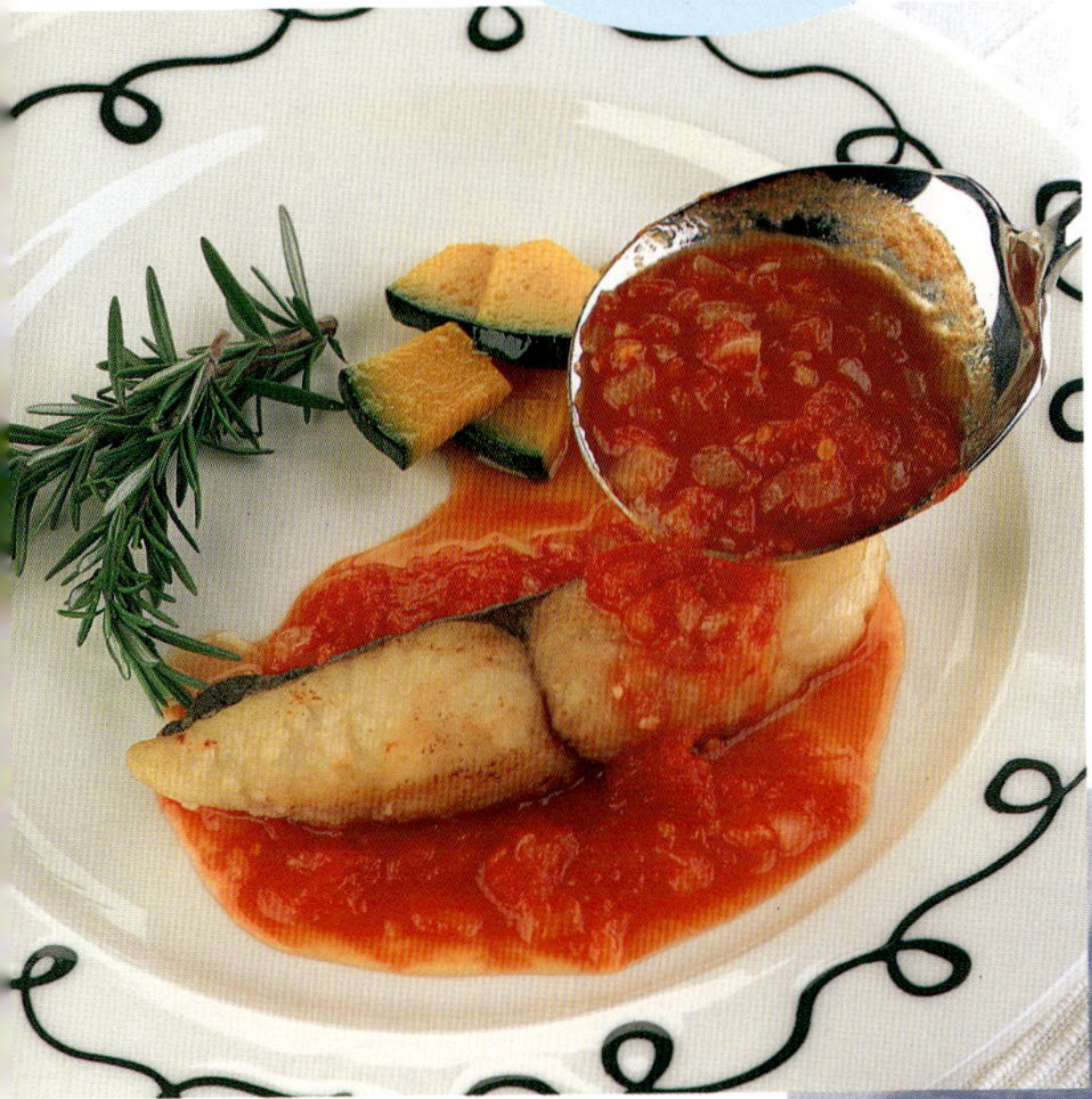

白身魚のトマトソースがけ

あっさりした白身魚と相性抜群！

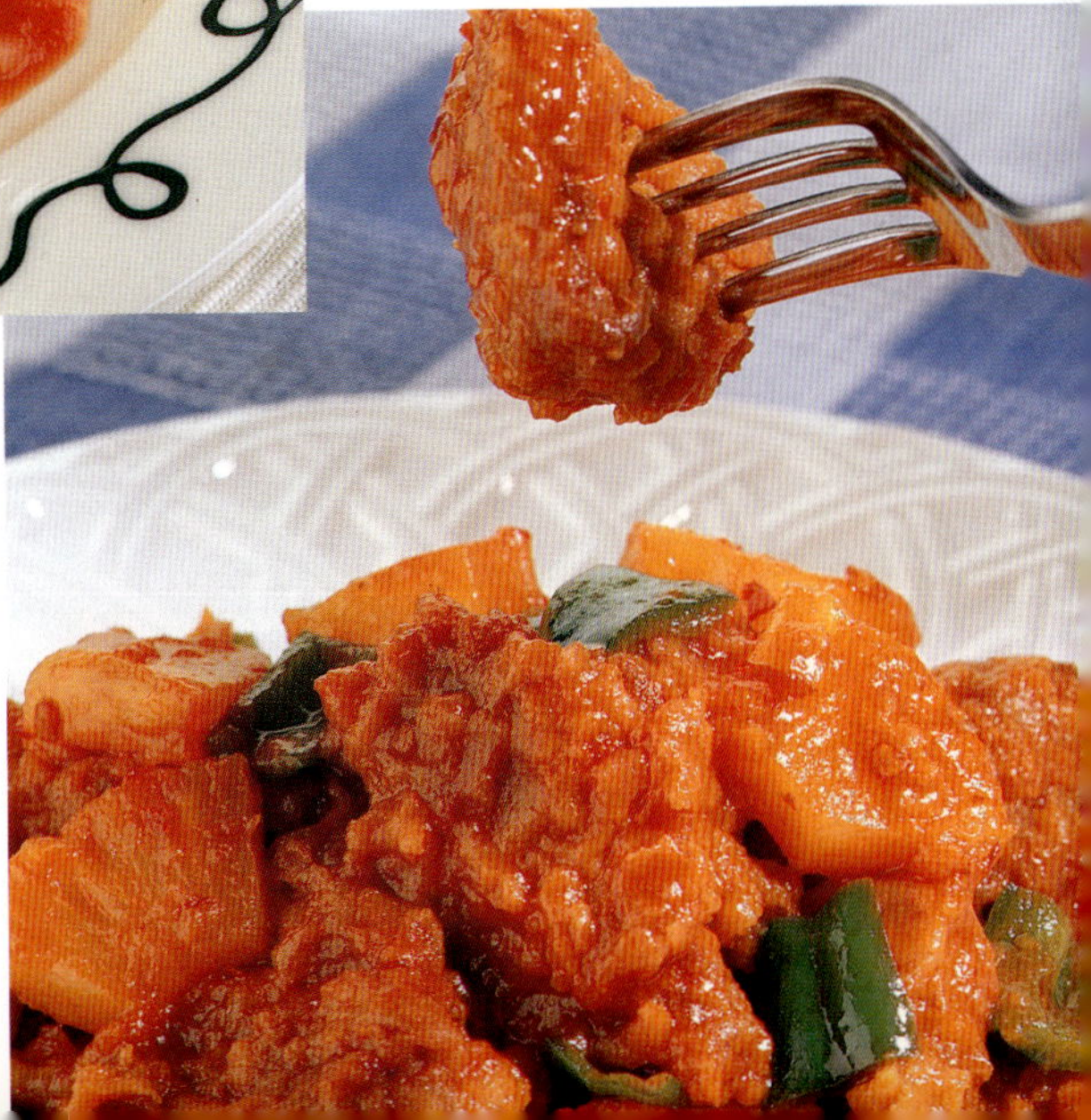

107ページ➔

鶏のから揚げトマト煮

トマトケチャップをトマトソースにチェンジ。

たれで栄養素をとる

香味だれ

うまみのもとが大集合
メニューが5倍に広がる中華風香味だれ

蒸し鶏や鍋物などのたれとして、しょうゆや市販のポン酢ではなく、ぜひこの香味だれを。いつもの材料が、全く違う料理に早変わり。メニューのバリエーションが広がります。

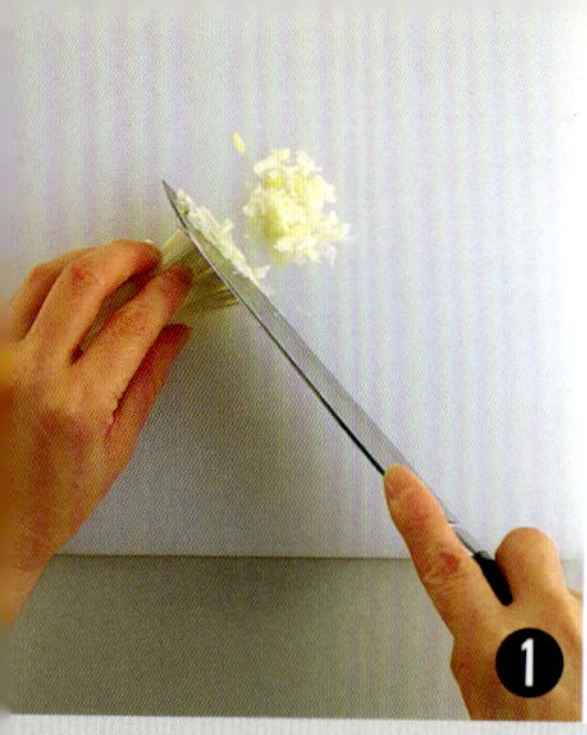

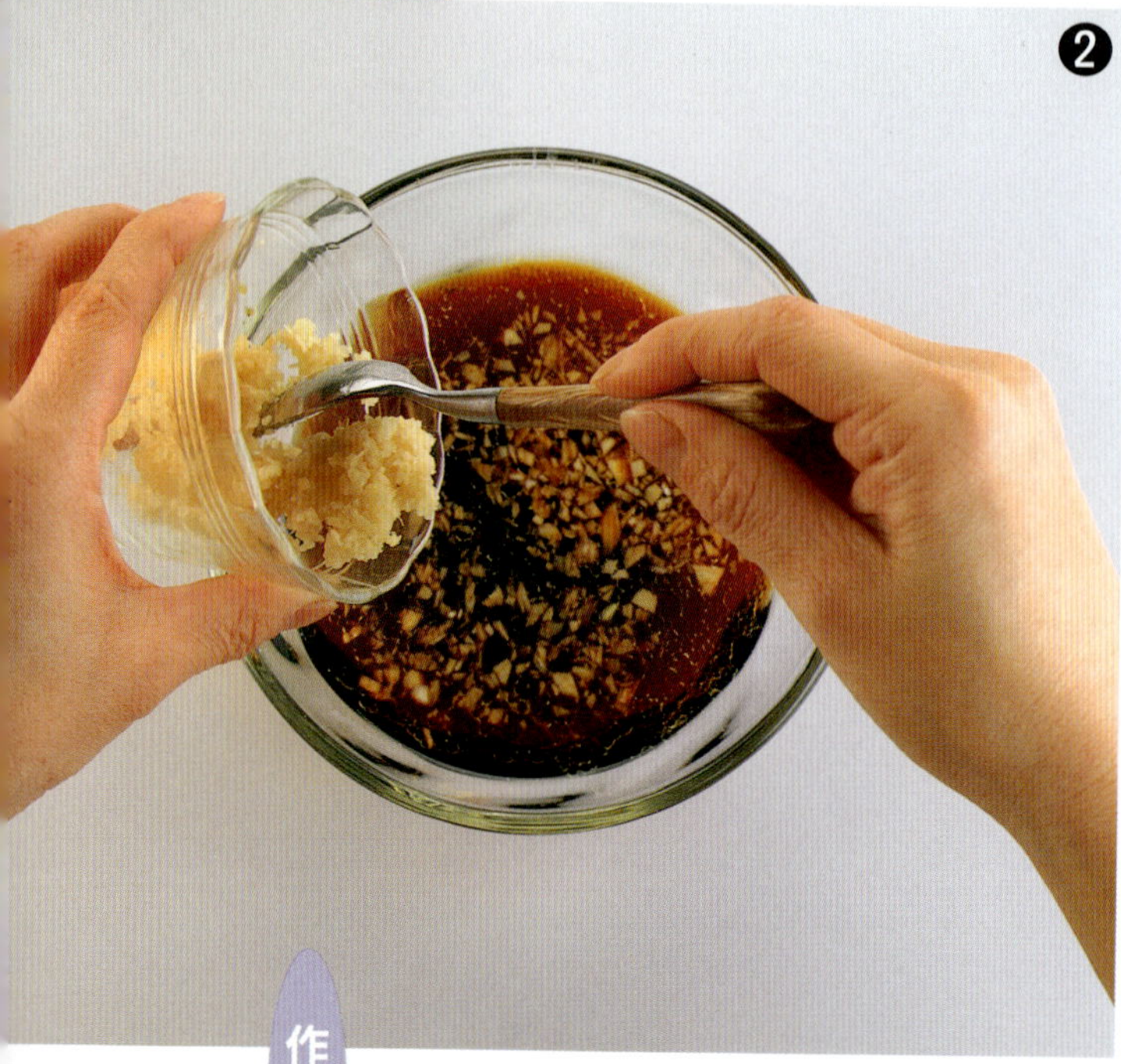

材料

ねぎ	大1
しょうが	大½
にんにく	大½
しょうゆ	½C
みりん	大2
ごま油	大1
だし汁	大1
酒	大1

作り方

ねぎ、しょうが、にんにくをできるだけ細かくみじん切りにする。すりおろしてもよい。残りの調味料とよく混ぜ合わせ、できあがり。

保存法

ねぎ、にんにく、しょうがには殺菌作用がありますので保存度が高まります。密封できる瓶に入れ、冷蔵保存。使うときはよく振ってから。

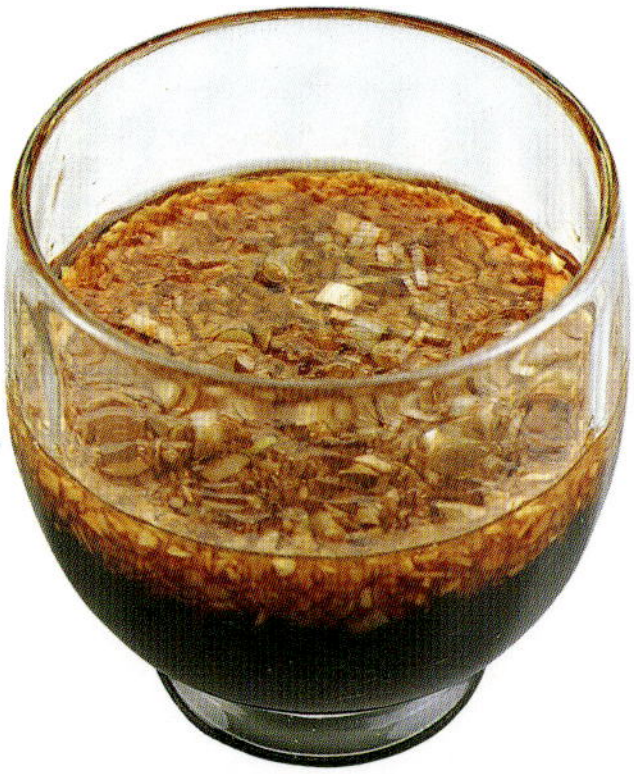

こんな料理に使っても……

（活用例）

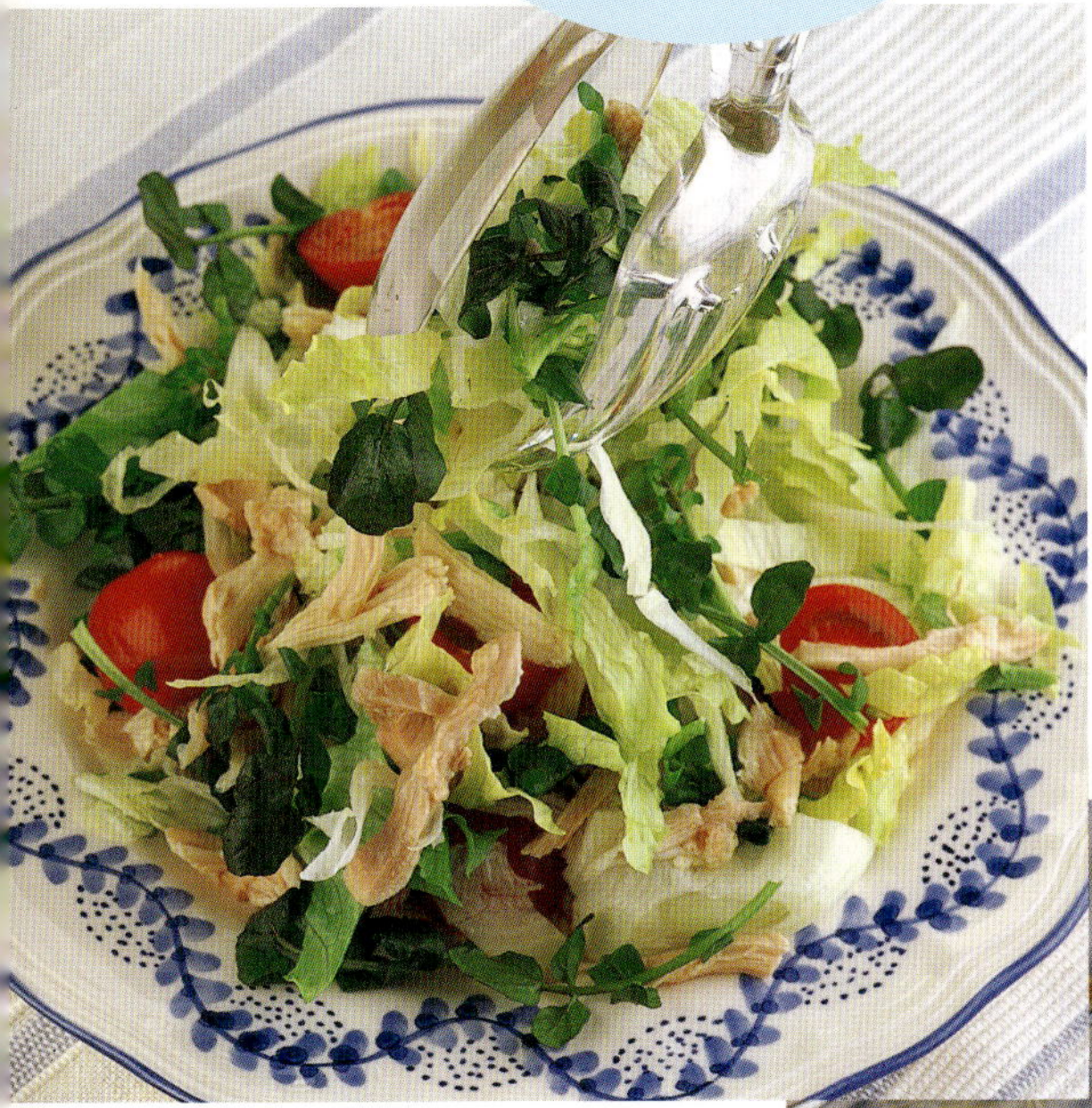

鶏ささみの野菜サラダ

あっさりしたサラダのドレッシングとして。

86ページ→

こまつ菜とあさりの中華風サラダ

Ⓐの和えだれをチェンジして。

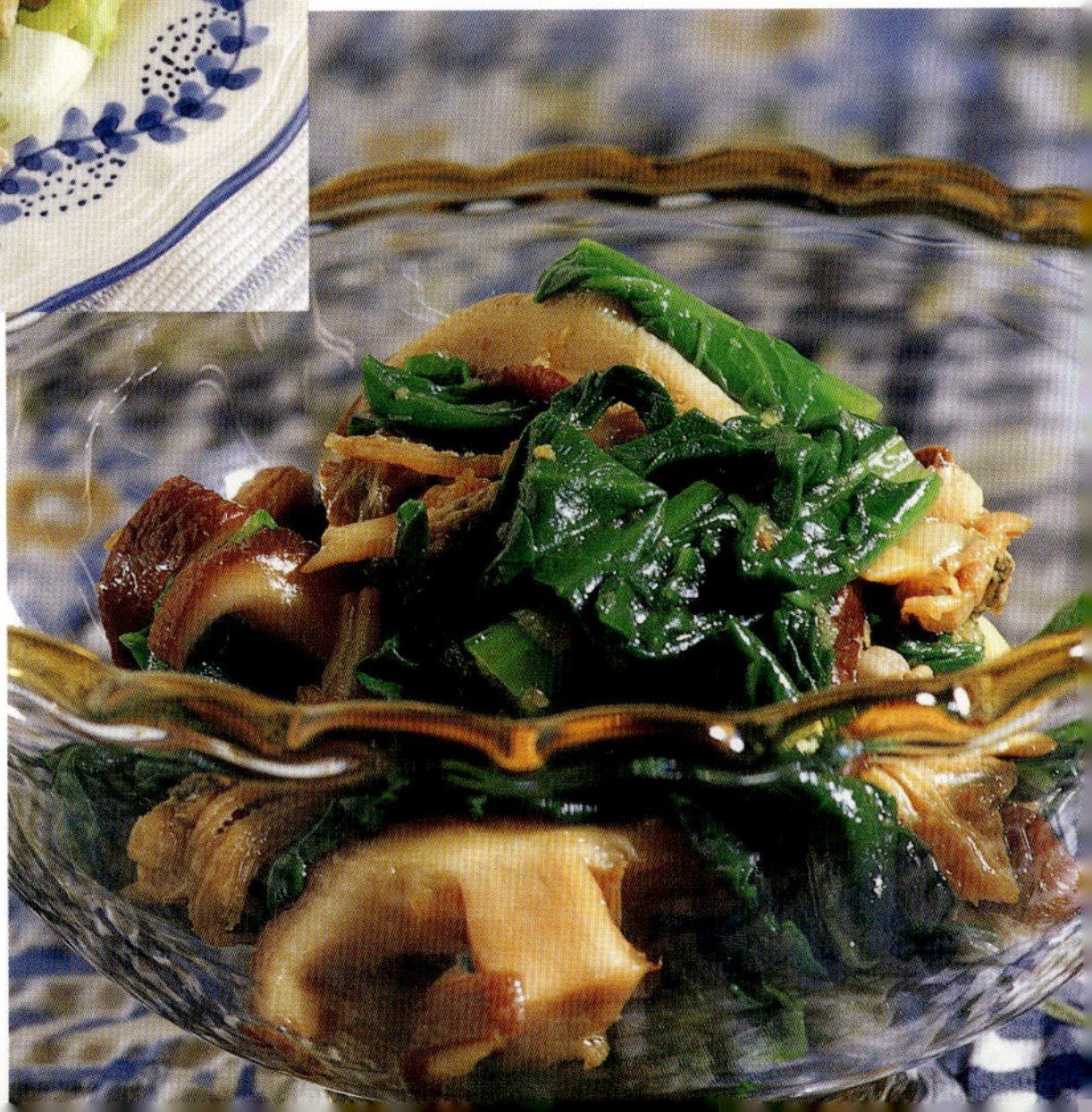

調味料で栄養素をとる

忙しくてもおいしい料理ができる
手作りうまみ調味料

忙しいからといって、だしをとる手間をはぶくと、仕上がりのおいしさに欠けます。この2つは、材料を瓶に入れるだけの手軽さなのに、しっかりおいしくなります。

煮干し酢

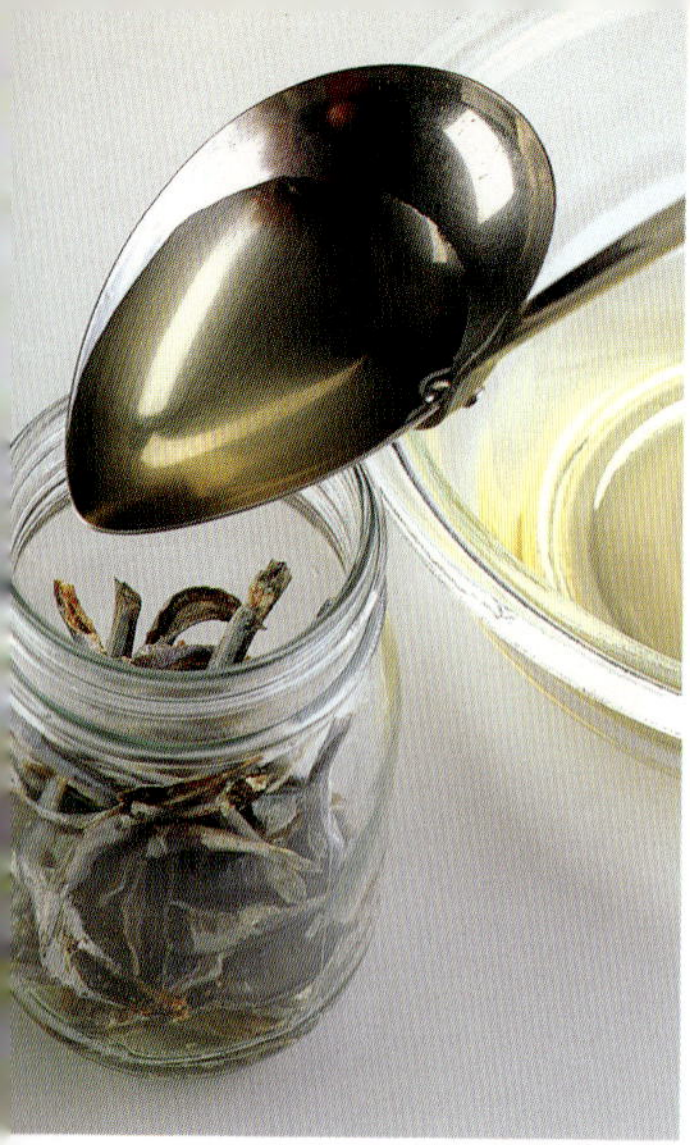

●材料
煮干し適量　酢1C

●作り方
煮干しの頭とわたを取り、フライパンで焦げないようにいる。冷ましてからガラス瓶に入れ、酢を注ぐ。2～3日おいて使用。

煮干しは刻んで酢の物に入れても。

活用例

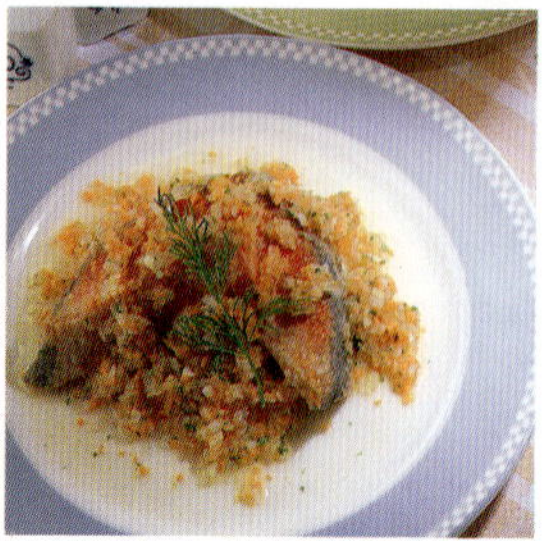

25ページ→
さけと野菜の甘酢漬け

昆布しょうゆ

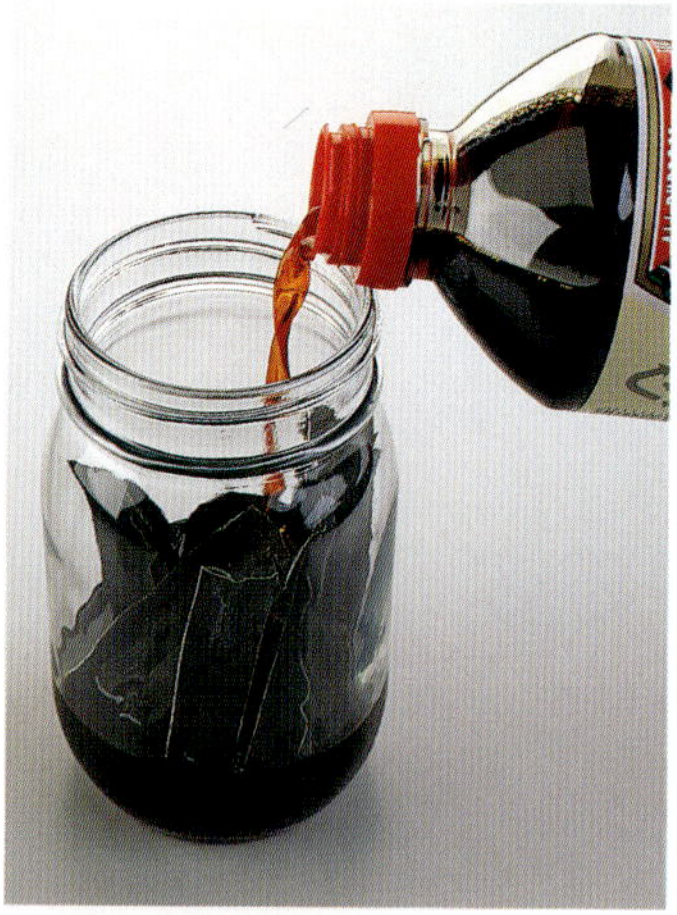

●材料
昆布適量　しょうゆ1C

●作り方
昆布を細長く切ってしょうゆさしに入れ、しょうゆを注ぐ。1時間ほどおけばおいしくなる。

活用例

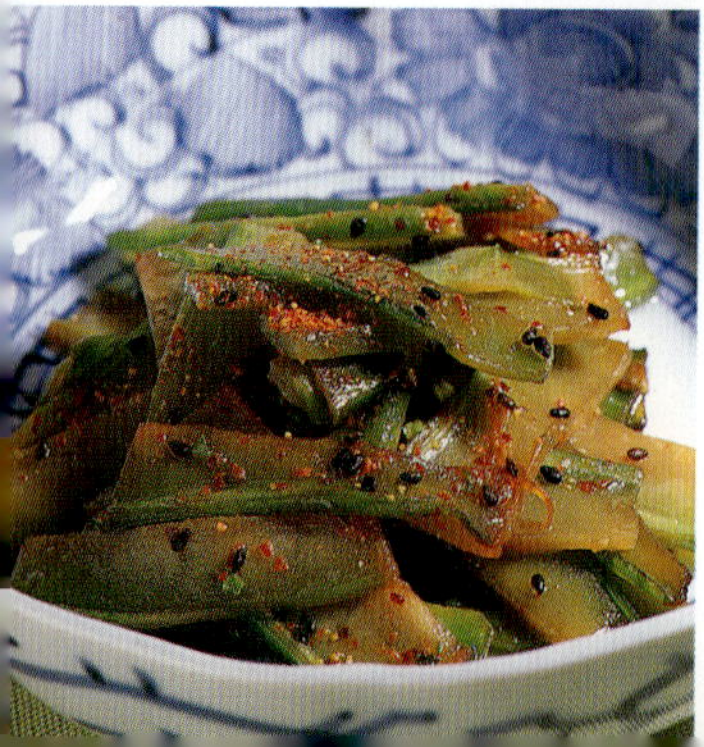

←59ページ
ブロッコリーの茎のきんぴら

病気の知識
Q&A

医師から言われた注意事項。
それがどんな風に肝臓の機能を
回復させるのだろうか？
そんな患者さんの疑問に
答えました。

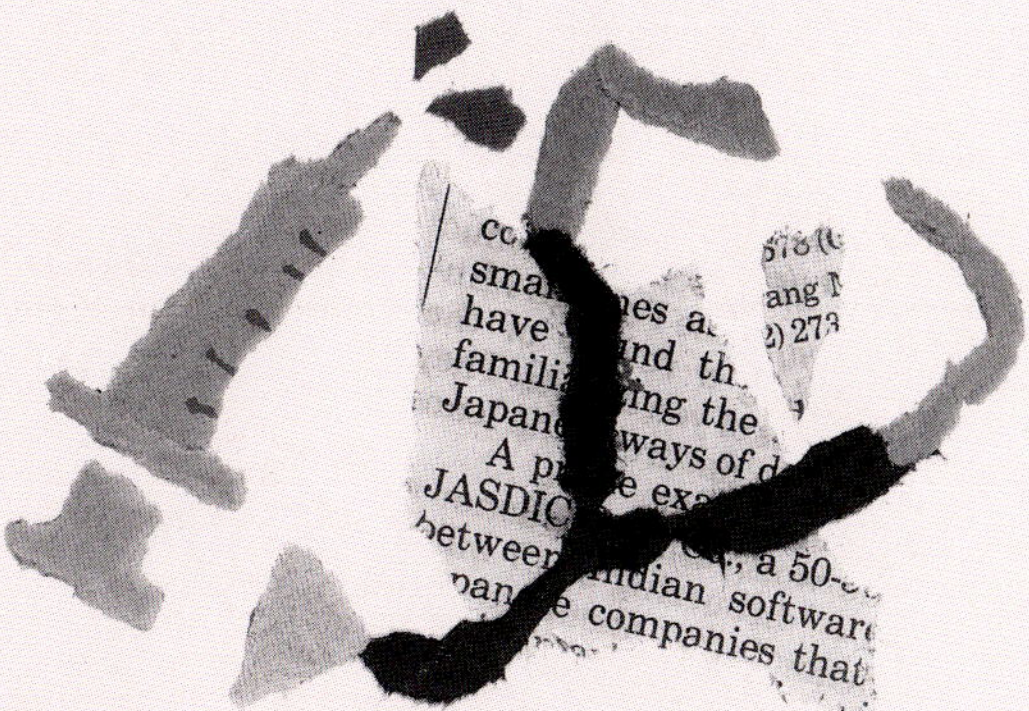

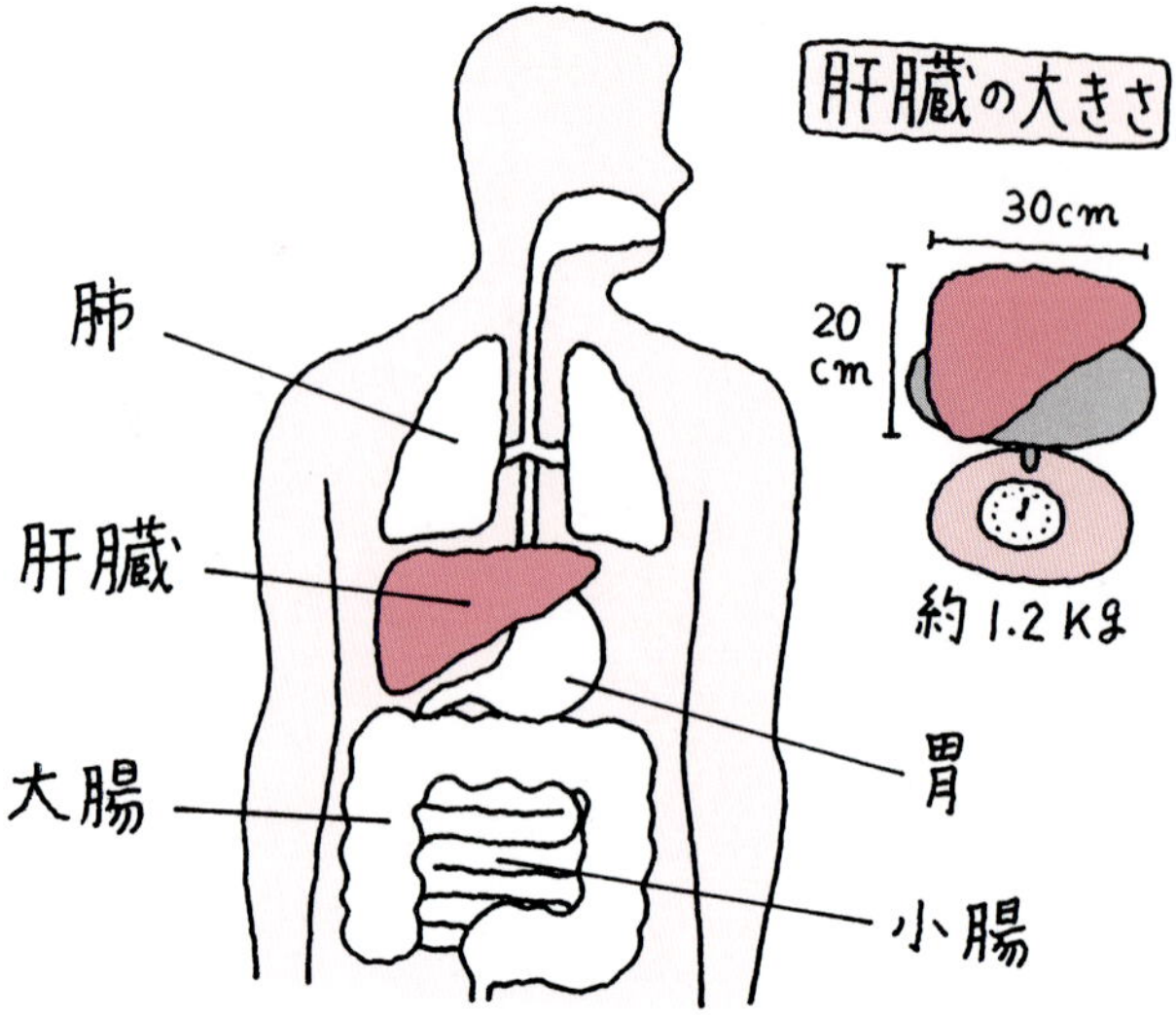

肝臓の働き

1

薬が効き過ぎたり、お酒に弱くなったりするのですが。

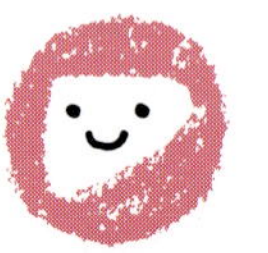

肝臓のもつ、毒素分解機能が低下するため、さまざまな弊害が出る

肝臓は薬やお酒を分解する働きがありますが、肝臓病になると、この働きが弱るため、薬の効き目が強く出たり、二日酔いしやすくなったりするのです。

肝臓は①3大栄養素（脂肪、糖質、タンパク質）の分解、②ビタミンの貯蔵・合成、③胆汁の合成、④血液の貯蔵、⑤尿素の合成、⑥アルコールなどの毒素分解など、実に500種類もの働きを担っています。お酒や薬がかかわるのは⑥の働きですが、実は肝臓にとっては、アルコールだけでなく薬も毒素となるのです。お酒や薬を飲めば飲むほど、肝臓の負担が多くなるのです。

「あれ、でも私は肝臓病といわれたけれど、お酒を飲んでも大丈夫」という方もいるでしょう。その通り、肝臓というのは、7分の6を切り取っても正常に機能するほど予備能力をもっていますし、とかげのしっぽのように強い再生能力をもった臓器です。ですからある程度の無理は聞いてくれるのですが、症状は現れなくてもどんどん壊れていくのも肝臓の特徴です。

肝臓はこんなに働き者!

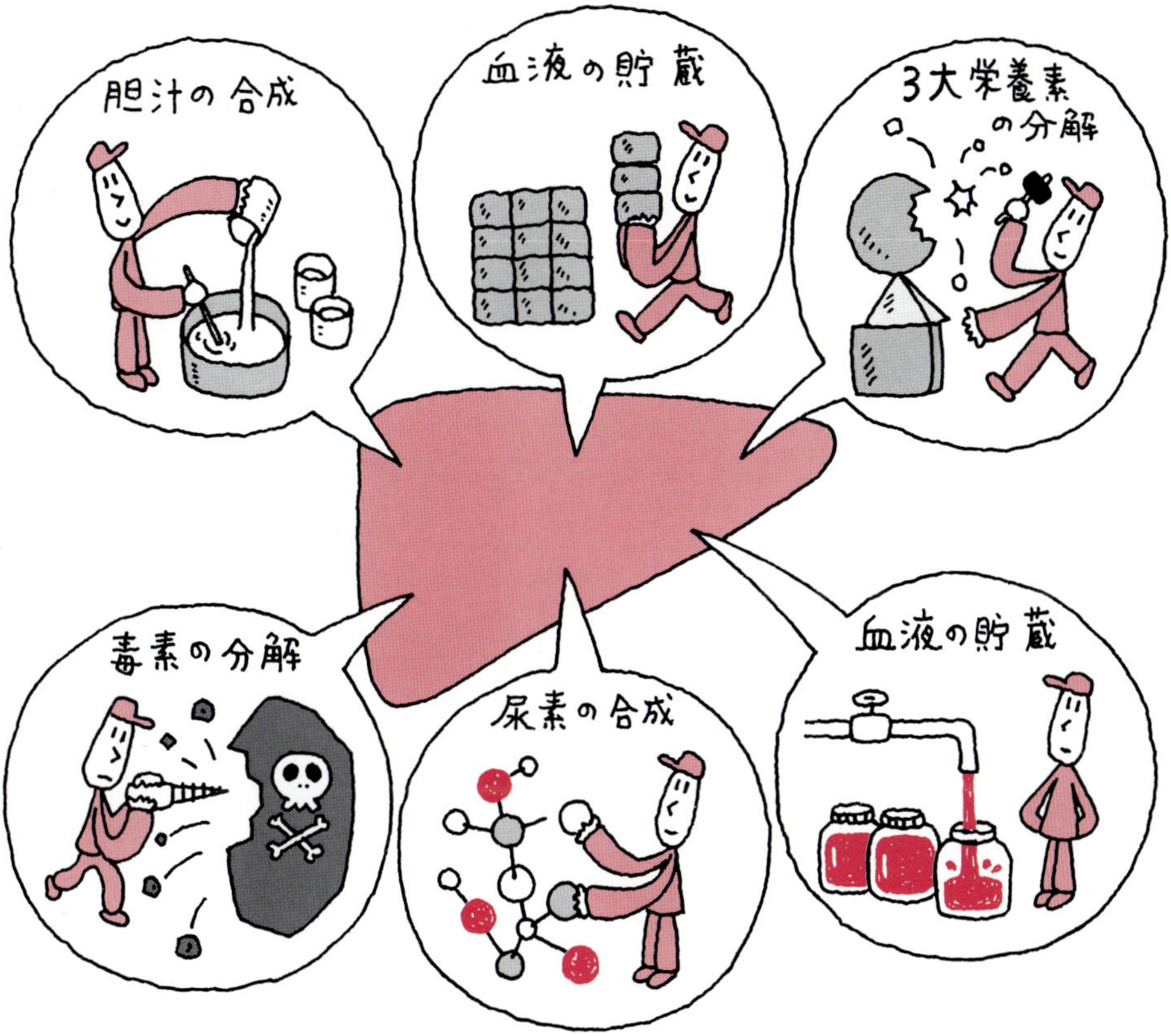

肝臓豆知識

市販薬を飲む場合も主治医と相談を

肝臓のもつ毒素分解機能が低くなっているときに、今までと同じ量のお酒や薬を飲んでいるとどうなるでしょう。アルコールや薬が分解されずそのまま体内に残り続けることになりますね。

このため肝臓病の人が、これまでと同じ量のアルコールでは酔いはさめにくく、二日酔いなどもしやすくなりますし、薬を飲めば強く作用してしまうのです。

お酒の量はもちろんのこと、風邪薬や痛み止めなど市販薬を利用する際は、必ず主治医に相談してからにしましょう。

肝臓の働き

2

肝臓病といわれましたが、自覚症状がないのですが。

自覚症状がなくても治療に専念を

　肝臓というのは非常に予備能力が多い臓器です。肝臓全体を少しずつ破壊していく肝炎でも、よほど大量のウイルスが増加して肝臓が壊れない限り症状は現れませんし、肝硬変まで進行しても初期のうちは症状が出ません。肝臓が沈黙の臓器といわれるのはそのためです。

　肝臓の自覚症状としては、おなかに水がたまったり、突然血を吐いたり（食道静脈瘤）、突然意識がなくなったり（肝性脳症）といった状態になることがあります。しかし、これらは肝硬変の症状で、肝臓病としてはかなり進行している状態です。

「肝臓病です」といわれた人は、たとえ自覚症状がなくても検査によって肝臓の機能が低下していることがわかっているのですから、しっかり治療に専念することが必要です。参考までに肝硬変の症状を紹介しますが、これらの症状が出ないように、養生しましょう。

黄疸

　胆汁と呼ばれる消化液が、肝臓で処理できないために白目や口の粘膜、顔や前胸部の皮膚などに色素が沈着し、黄色くなります。かゆみやだるさをともなうこともあります（ただし、A型、E型肝炎の場合は黄疸が出ても安静にしていれば治癒する場合もあります）。

手掌紅斑（しゅしょうこうはん）

　文字が表すように手のひらが赤くなる症状です。これは、ホルモンの分泌異常で毛細血管の拡張が起こり、手のひらが赤くなります。

くも状血管腫

　胸のあたりに、くもの巣状に血管が浮き出ます。原因は手掌紅斑と同じようにホルモンの働きで、前胸部の毛細血管が拡張するために起こります。

肝臓を取り巻く血液の流れ

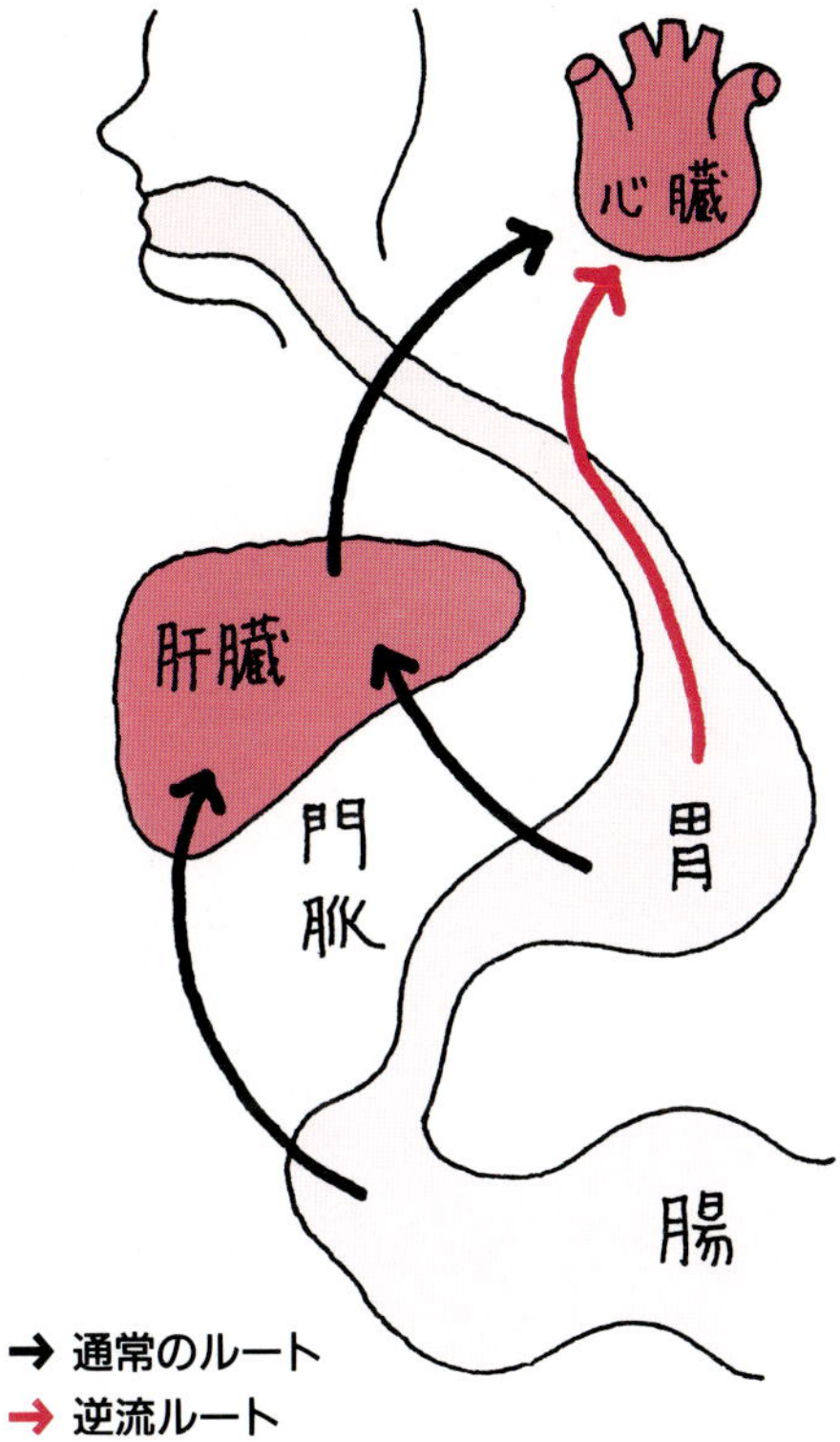

こむら返り

カルシウムの代謝が悪くなりこむら返りが起こりやすくなります。

皮膚の色が黒くなる

黄疸と同じように皮膚に色素が沈着しやすくなります。日光に過敏になって日焼けしやすくなったり、皮膚の色が褐色状になったりします。

血が止まりにくい

脾臓という、血液を壊す臓器が肥大しているため、白血球や血小板を必要以上に壊してしまいます。この2つにはけがをしたときなどに血を止める働きがありますから、血が止まらなくなるのです。

体がかゆくなる

ヒスタミン（かゆみを起こす物質）の働きが活性化されるのでかゆみを感じやすくなります。

腹水がたまる

肝臓で作られるタンパク質が、血液中に不足して、浸透圧のバランスが崩れるために水がたまり、おなかがふくれることがあります。

食道静脈瘤

胃や腸から肝臓に運ばれる血液は、門脈（肝臓と消化器官を結ぶ血管）を通ります。ところが肝硬変になると、肝臓がかたいため血液は門脈ルートで流れにくくなり、逆流して食道静脈を経由し心臓へ送られるようになります。この食道の静脈が膨張するのが食道静脈瘤です。破裂、大量の出血や吐血、下血が見られることもあります。

（男性の）胸が大きくなる

男性は、胸が大きくなるなど、女性化する現象が起こります。

肝臓の働き ?

3

ウイルスが原因で肝臓が悪くなることもあるのですか。

ウイルス性肝炎が急増中

肝臓病というとアルコールが主な原因のように思われていますが、実際には肝臓病でなくなる人の9割は、ウイルスにおかされたことによるものです。

ウイルスは、経口あるいは血液を通じて感染します。肝臓に最も住みつきやすいウイルスを肝炎ウイルスといいます。肝炎ウイルスは肝臓に存在し、細胞の膜を破壊することによって、肝臓病を進行させます。

通常、肝臓が少々破壊される程度では症状は出ませんが、検査では肝臓の機能が低下していることがはっきりとわかります。多数の肝臓の細胞が破壊されると、全身の倦怠感、黄疸が現れます。

A型肝炎は急性のみ。慢性化の心配はなく、2度はかからない

肝炎ウイルスは、現在わかっているものはAからGまで6種類あります（Fは未確認）。D、Eは日本ではほとんど感染の危険はありません。主な3タイプについてお話しします。

A型は、海外旅行や生貝などを食べることでまれに感染します。症状は、高熱、吐き気、腹痛などで、1～2カ月で完治できます。一度感染すると免疫ができ、慢性化したり2度かかる心配はありません。

B型肝炎の母子間感染は慢性化しやすい

B型は最も感染力が強いウイルスです。体液を通して感染し、一昔前は不治の病として恐れられました。急性と慢性がありますが、急性から慢性に移行する

ウイルス性肝炎にご注意

	感染経路	発病しやすいタイプ	発病の時期	潜伏期間	慢性化	病状
A型肝炎	生がきや生魚や生水	小児 海外旅行者 40歳まで	冬～春 （生がきの時期）	15～50日	なし	発熱、倦怠感、食欲不振、黄疸、吐き気、嘔吐、腹痛
B型肝炎	体液（血液、体液、唾液、精液、膣分泌液）	15～40歳	限定なし	50～180日	なし	倦怠感、黄疸、吐き気、嘔吐、食欲不振
C型肝炎	体液（血液、体液、唾液、精液、膣分泌液）	限定なし	限定なし	40～100日	30～70%の人が慢性化	黄疸、倦怠感、食欲不振、吐き気、発熱

ことはありません。急性は3歳以上でかかった場合に起こり、症状はA型よりも重症で1～2カ月の入院が必要となりますが、ほとんどが完治します。

慢性になるのは3歳に満たないうちに母子間で感染した場合がほとんどです。肝細胞を破壊する活動期と、活動しない時期を交互に繰り返し、活動期の症状も「疲れやすいなぁ」ぐらいなので、知らないうちに肝臓がむしばまれ、死に襲われることも少なくありません。ただし、やみくもに恐れる必要はなく、肝臓からウイルスを排除すれば治癒しますので、血液検査で自分がウイルスをもっているかどうかを知ることが大切です。

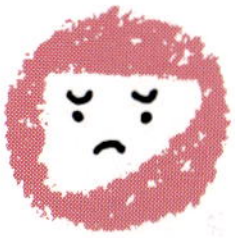

C型肝炎は慢性化しやすく検査しないと気づきにくい

C型肝炎は、発見されて間もないにもかかわらず、最も患者数が多いタイプです。キャリア（ウイルスを保持している人）も含め150万人以上になるといわれます。感染ルートはB型とほとんど同じです。

急性、慢性がありますが、急性の症状が気づきにくいために慢性化しやすいのが特徴です。いったん慢性化すると、症状が出ないものの、確実に肝臓の細胞を破壊していきます。肝硬変になるまで10年以上かかるにもかかわらず、肝臓ガンの7～8割はC型肝炎が原因といわれていますから、いかに気づきにくいかがわかると思います。

B型と同様、肝臓からウイルスを排除しさえすれば、肝臓の機能が戻りますので、「自分は大丈夫」と過信せずに検査を受けるようにしましょう。

肝臓の働き

4

肝硬変になると、手遅れなのでしょうか。

肝硬変とは破壊された細胞がかたく変化している状態

肝硬変とは、肝臓病が進み肝臓の細胞が破壊された状態です。例えば、手などでも傷を負った場合、壊れた細胞が柔らかさを失ってかたく変化することがありますね。こうした状態が、肝臓でも起こっていると考えてください。細胞が炎症を起こすと同時にかたく変化し腺維化しています。このかたい状態が肝硬変なのです。

末期の肝硬変も現在は治療可能

こうした状態は、肝臓病としては最も進行した状態なので、一昔前までは肝硬変になるともう手遅れで死を待つしかないと思われてきました。しかしB、C型肝炎の場合、原因のウイルスを取り除けば徐々に改善することがわかっています。

肝硬変は、進行度合によって代償期と非代償期に分けられます。代償期は肝臓がまだ機能する時期で、非代償期は機能が低下して132ページで紹介しているような症状が起こってきます。

代償期の場合は、それ以上病状を悪化させないために、ある程度の制限はありますが、治療を受けつつ今まで通り生活することができます。

非代償期の場合は、基本的には入院での治療が必要です。肝臓の機能が低下しているとはいえ、腹水がなくなり肝臓の機能が復活すれば退院することもできます。

代償期の自宅療養は安静と食事療法が治療のポイント

代償期の肝硬変では、ふだん

検査をしっかり受け、早めの発見を!

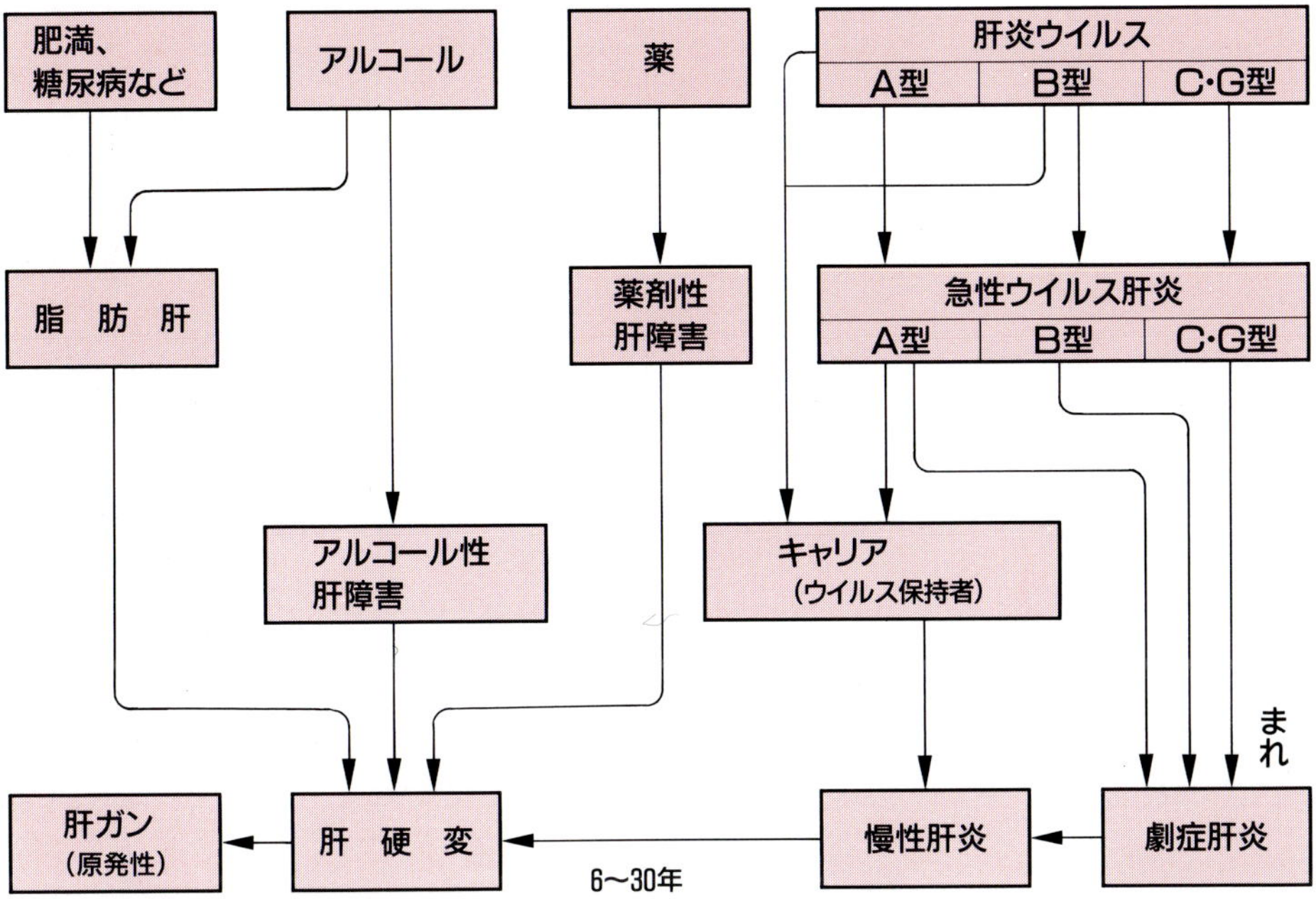

非常に速いスピードで肝臓の破壊が進むタイプ。治療法も確立されておらず治癒率が低い。

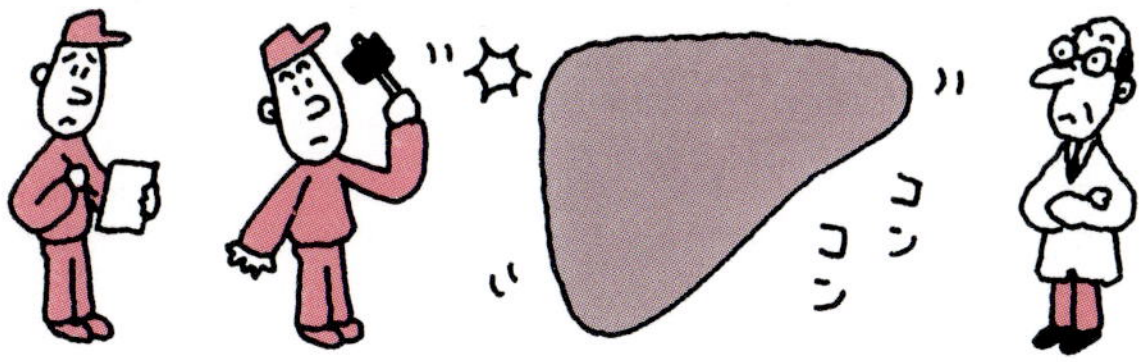

と同じとはいえ、とにかく安静にすることです。疲れを感じたら横になって休むようにすると、立っているときよりも肝臓に血液が行きやすくなるために、肝臓に栄養分が供給されるようになります。食後は1時間ほど休みます。

食事の基本は「高タンパク、高ビタミン、高カロリー」が原則ですが、あまりタンパク質をとり過ぎると、肝機能が低下しているためにアミノ酸が処理仕切れず、意識がなくなる肝性脳症になる場合もありますので注意して下さい。

5 よく使われるGOT、GPTとは、何ですか。

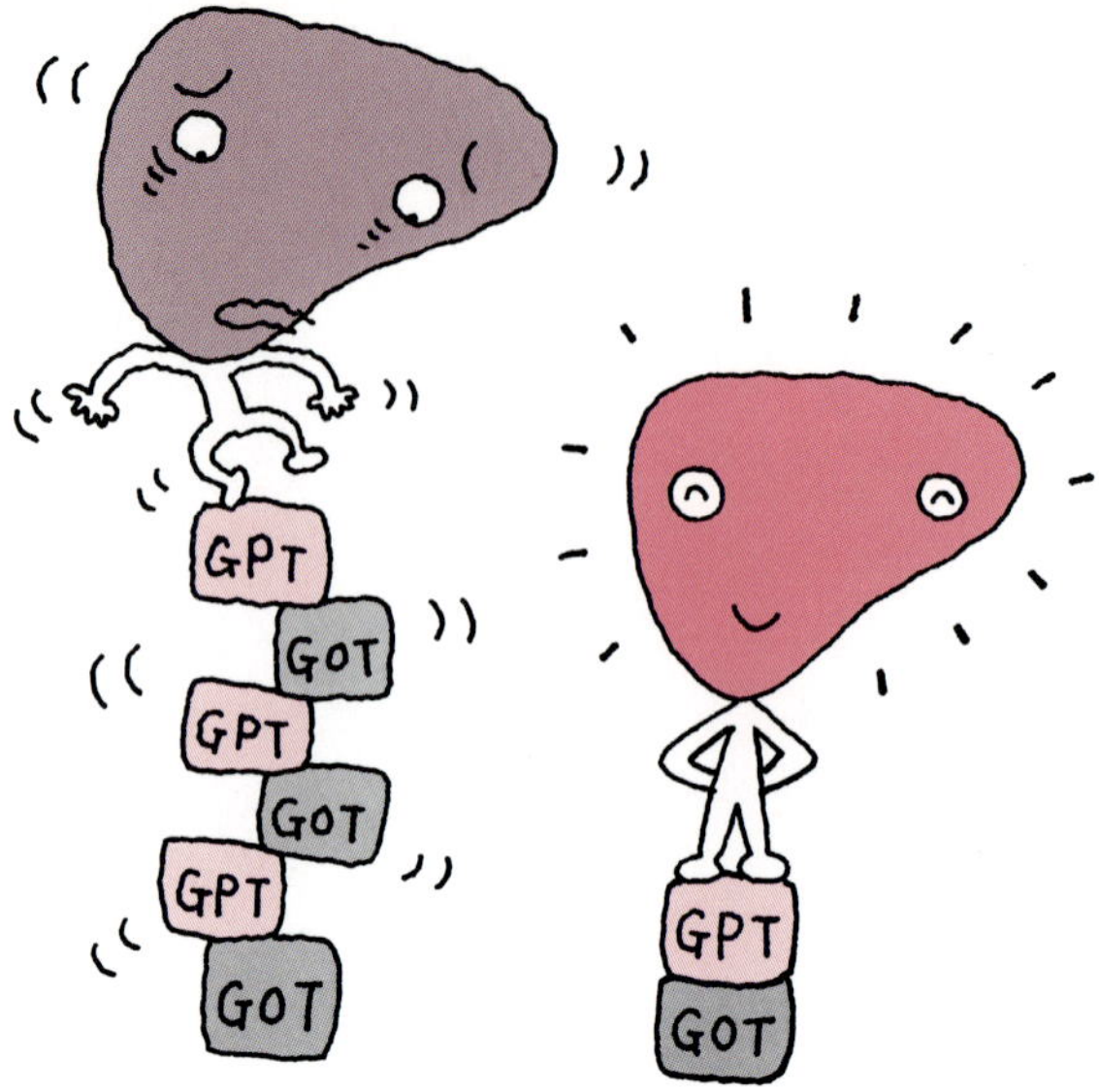

検査値からできる限りの情報量を読み取ってしっかり治療に役立てよう

GOT（グルタミン酸オキサロ酢酸トランスアミナーゼ）、GPT（グルタミン酸ピルビン酸トランスアミナーゼ）は肝細胞の中に含まれる酵素です。肝臓の検査値で目にすることが多いと思います。GOTの基準値（健康な状態ということ）は11～38IU、GPTは6～50IU程度ですが、肝炎で肝臓の細胞に損傷が起こると血液中に大量に流れ出てきます。この数値が高ければ高いほど肝臓の損傷が激しいということで、急性肝炎などでは2000IUになることもあります。逆に回復するにつれて、基準値に近づきますので、肝臓病の進行の具合を判断するのに使われます。

ちなみに、GOTは肝臓以外にも多く含まれているために、筋肉を酷使したり、筋肉が炎症を起こしたりする場合も高くなります。

もちろん、肝臓の検査は、このGOTとGPTだけではありませんが、数多い肝機能検査の中で肝臓の状態がよくわかる検査だといえます。

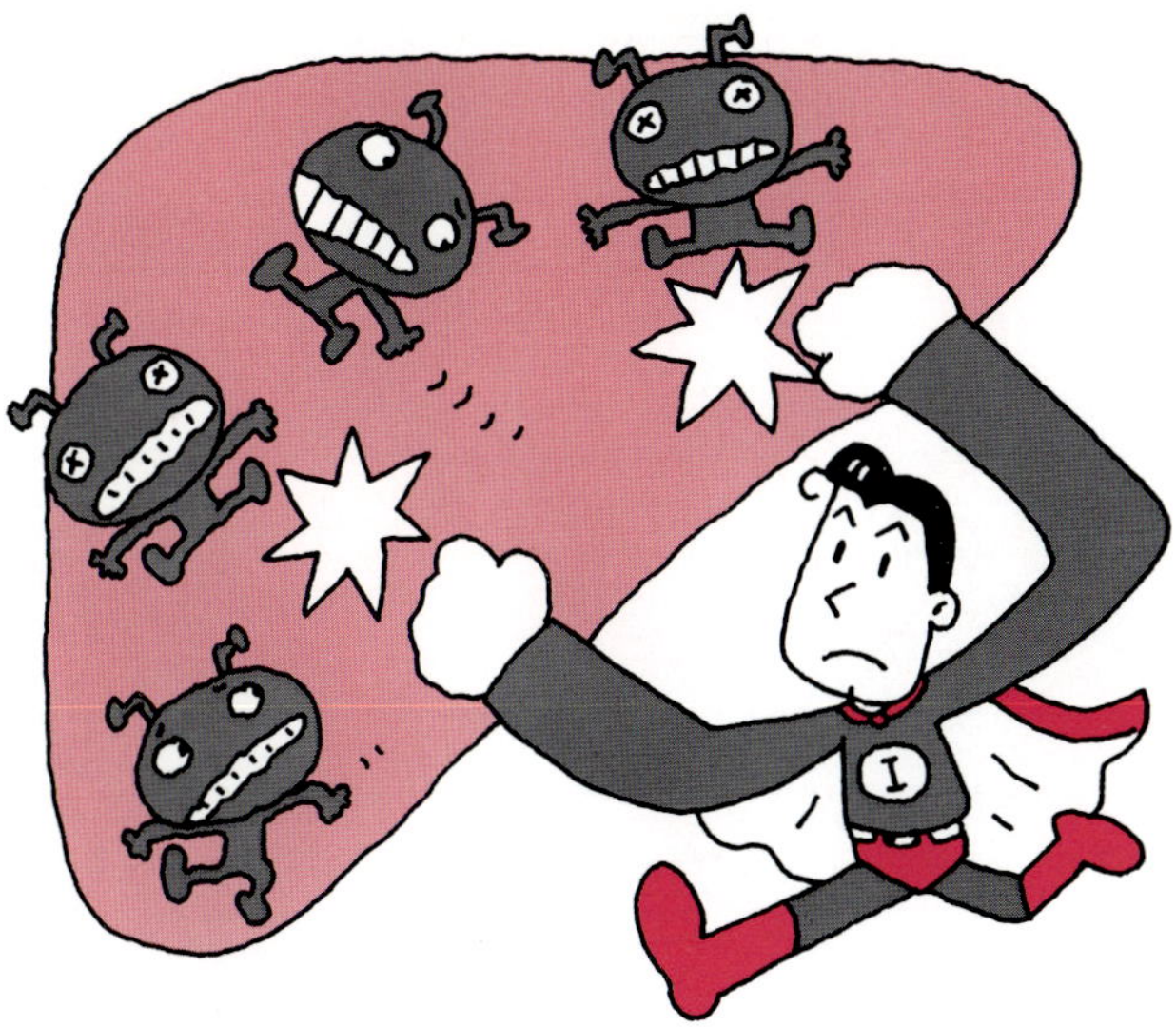

肝臓の働き

6 薬の治療は必要なのですか。

基本的には薬の治療はなし

肝臓病の場合は、基本的に薬は使いません。というのも薬自体が肝臓にとっては毒素と認識されてしまうためです。現に肝臓病のほかに持病があった人で、薬をやめると肝臓の機能が回復した場合があります。

B、C型肝炎で注目されているインターフェロン

ただし、B、C型肝炎に限っては、インターフェロンという薬品を使った治療法が注目されています。インターフェロンとは、もともと体の中にある免疫機構の一種で、ウイルスに感染した細胞が作り出す物質です。B、C型肝炎ウイルスの増殖を抑え、肝臓のウイルスを直接攻撃し死滅させることで肝炎を軽減させる働きがあります。

ただし、これはウイルスの量や、ウイルスの遺伝子のタイプ（B、C型の中にさらに何種類かタイプがある）や病状の進行具合などによって効果にばらつきがあり、しかも副作用が強いので、研究が進められているところです。

7 肝炎のウイルスは、うつりやすいのですか。

こんなことでは感染しません

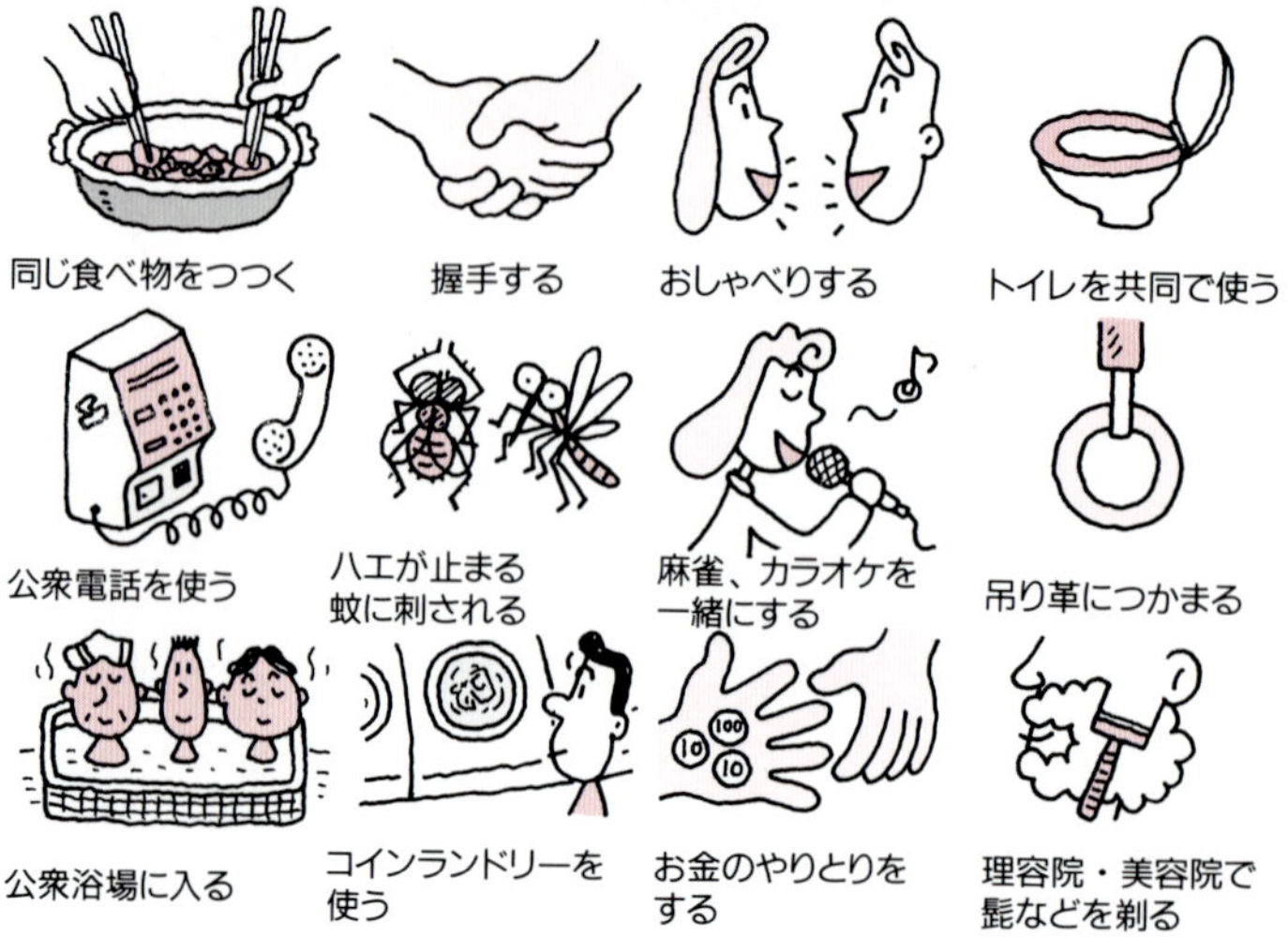

同じ食べ物をつつく
握手する
おしゃべりする
トイレを共同で使う
公衆電話を使う
ハエが止まる
蚊に刺される
麻雀、カラオケを一緒にする
吊り革につかまる
公衆浴場に入る
コインランドリーを使う
お金のやりとりをする
理容院・美容院で髭などを剃る

しっかりとした知識で対処すれば感染の可能性は低い

「肝炎はうつるので怖い」と思っている方もいるかもしれませんが、肝炎ウイルスは風邪、インフルエンザウイルスのように空気感染することはありませんし、キスや握手でうつることもありません。

血液などの体液を媒介にして感染しますが、家族がウイルス保持者でも、しっかりとした知識で対処をすればうつる心配はありません。

肝炎ウイルス保持者や患者が気をつけたいこと

①出血時は自分で手当を。他人にしてもらう場合は、血液が直接皮膚につかないよう、指サックやビニール手袋を使ってもらいましょう。

②輸血などの供血をしない。

③かみそりや歯ブラシ、タオルは家族と共用しない。

④排便・排尿後は石鹸で手を充分に洗うこと（生理の処置後も同じ）。

⑤血液のついたものは、密封した上処分するか、焼却を。

ウイルス保持者が気をつけたい6カ条

①出血時は自分で手当を。

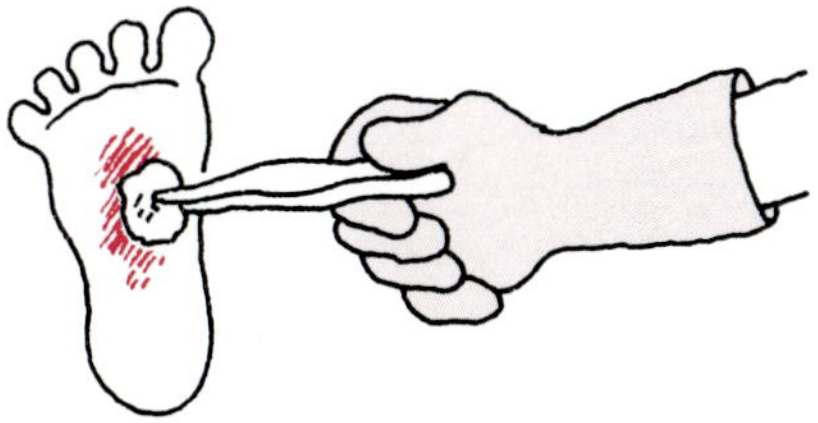

②輸血などの供血は×。

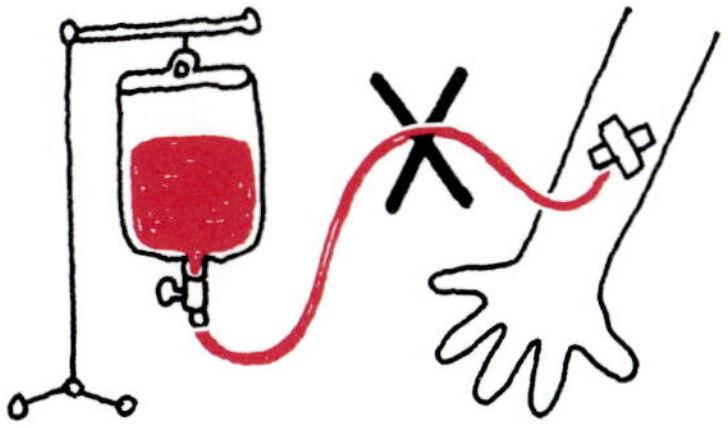

③かみそり、歯ブラシ、タオルは
自分専用を。

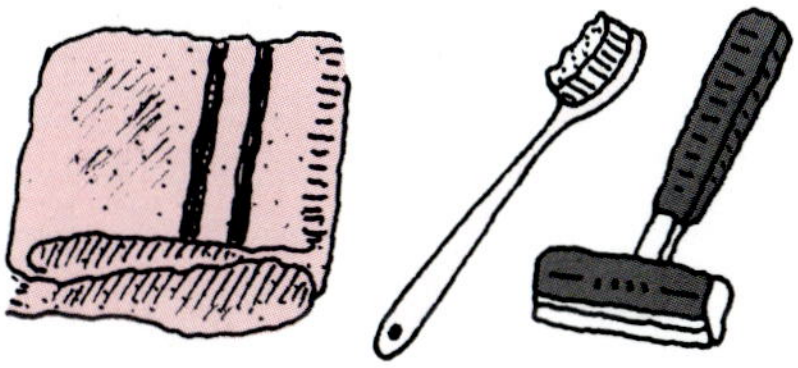

④トイレの後はしっかり手洗い。

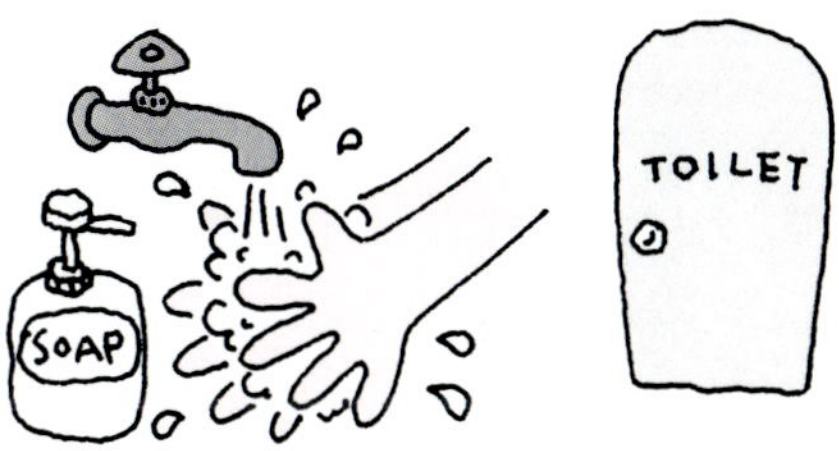

⑤血液のついたものは密封処分。

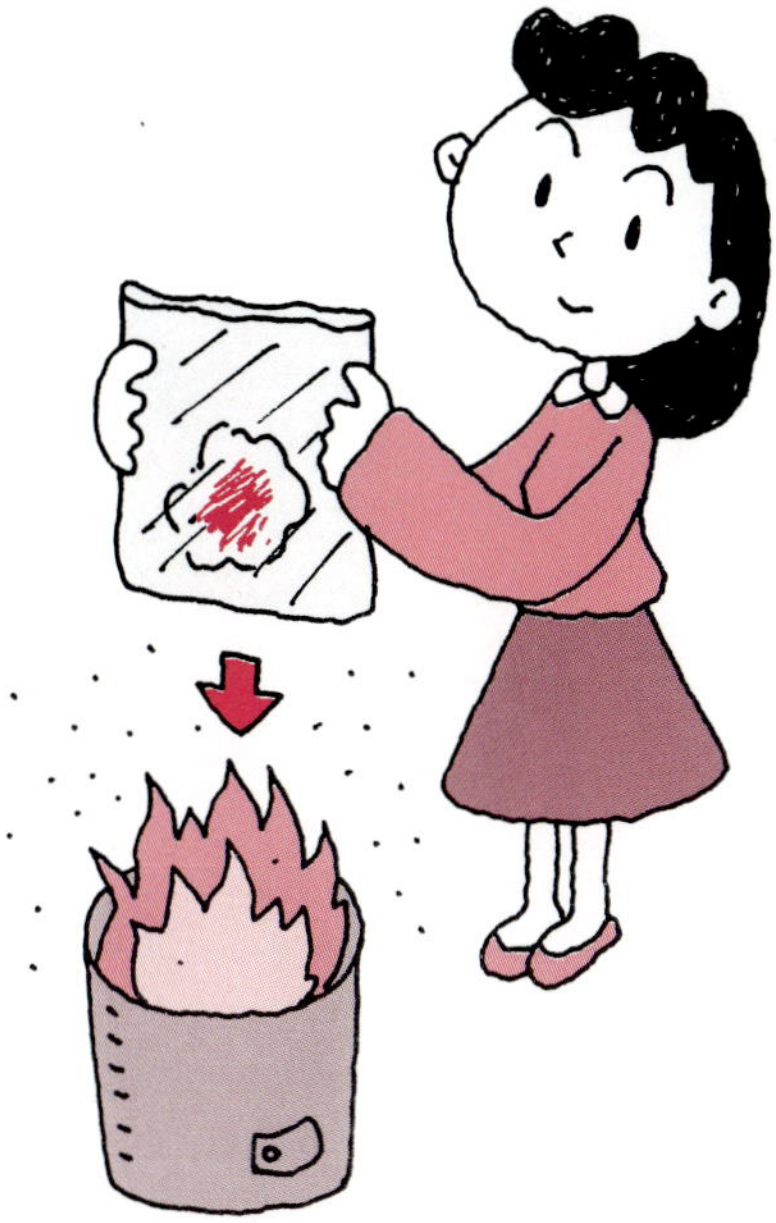

⑥口移しは×。

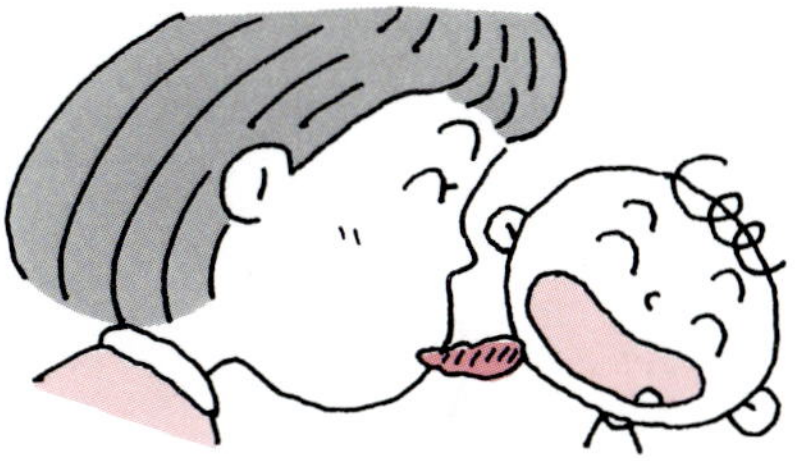

それを再び使う場合は、水でよく洗い、煮沸消毒するか塩素系消毒液で洗浄しましょう。

⑥乳幼児に口移しで食べ物を与えないこと。

8

食事の後、休むようにいわれたのはなぜですか。

食後30分間は脳も体も動かさない

肝臓には、門脈という血管があり、胃や腸から栄養たっぷりの血液が流れています。食後は肝臓で血液中の栄養分が分解されるために門脈の血液量が増えます。

食後の時間は、肝臓が最も働かなければならないのに、綿密な仕事をしたり、運動をしたりすると、血液がそちらへ行ってしまい、相対的に肝臓に供給される血液が減ります。食後に安静にするのは肝臓に血液を充分に供給し、消化をスムーズにするためです。

肝炎の症状が出ていなければ特に休む必要はありませんが、できるだけ動かないようにしたほうがよいといわれます。「食後以外もできるだけ安静に」といわれる場合もあるかもしれませんが、通常はこうした食後以外は肝臓の働く時間はそれほど多くはないといわれます。ですから、食後だけは特に注意する必要があるのです。

消化のよいものを食べたほうが肝臓の負担は軽減

20ページからの良質タンパク質を使ったメニュー集では、魚や植物性タンパク源を中心に脂肪分が少なく、消化のよい素材を使っています。なぜなら、胃で食物が分解吸収されるのに要する時間は、牛乳を飲むと15分、魚類は30分、肉類では45分といわれています。

つまり肉類は消化されるのに時間がかかるので、肝臓の負担は大きいというわけです。食休みに1時間ほどとれるなら、肉類を食べてもかまいませんが、そうでなければ魚や豆腐を中心としたメニューを選びましょう。

気をつけたい生活習慣

食後の休憩の他、できるだけ心身に負担のかからない生活をするようにしましょう。睡眠は充分にとり、ギャンブルなどは極力避けて。

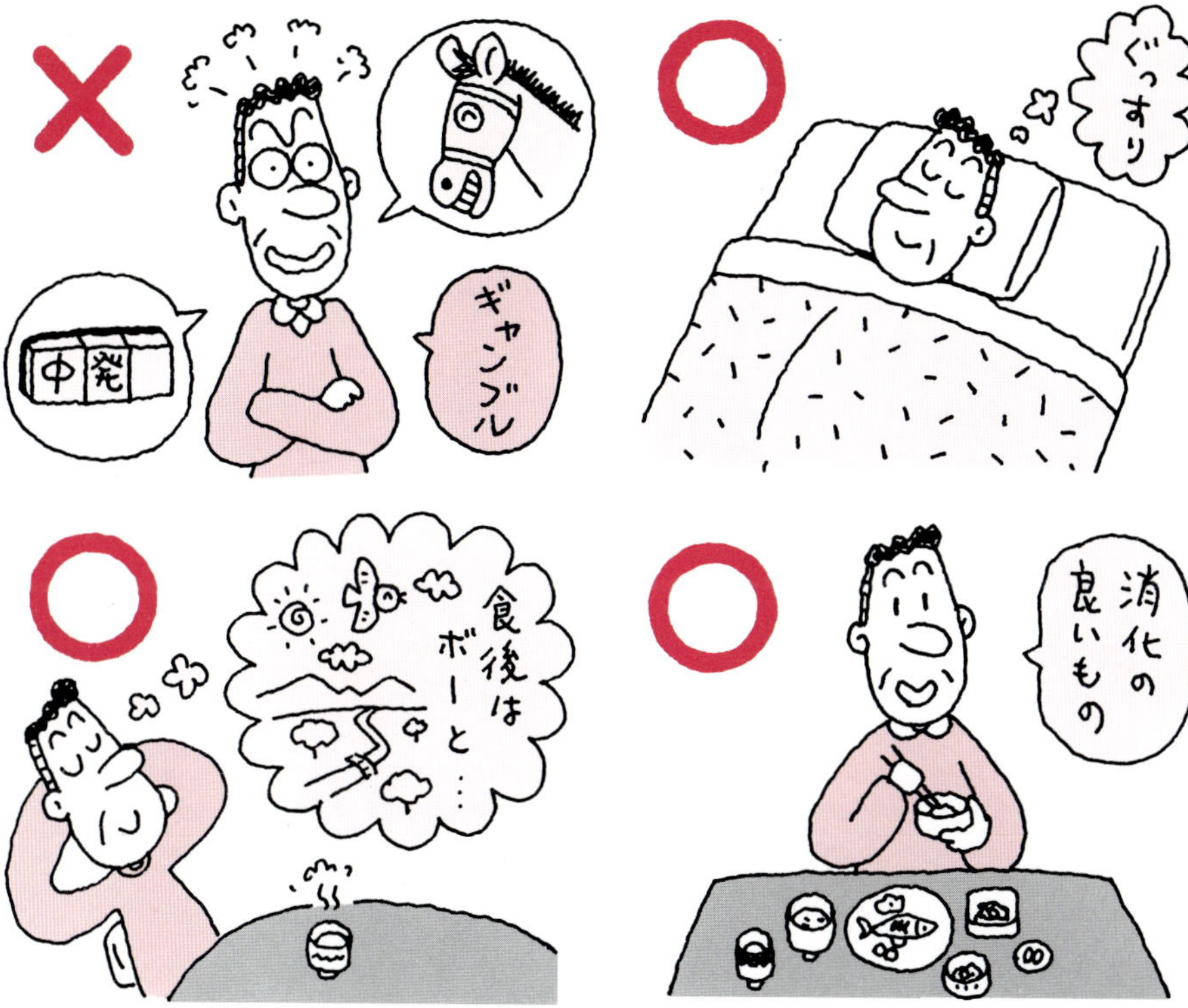

肝臓豆知識

忙しくても朝食は必ず。食休みも忘れずに

食休みできないから、朝食を食べないで出かけようというのはいけません。朝食をとらないと、エネルギー源となる糖質が供給されない状態なので、肝臓のグリコーゲンがブドウ糖に分解され、エネルギーとして使われることになります。これは、機能が低下した肝臓にとってはかなりの負担になります。

また、朝、食欲がわかない場合は、前日の夕食の見直しを。就寝3時間前には食事を終わらせていますか。睡眠は充分とれていますか。

寝る直前に食べると、内臓が働いたままの状態なので、疲れが翌日に残るので、翌朝食欲が出ないのは当然です。

9 食欲がなくて食べられません。どんな工夫をしたらよいですか。

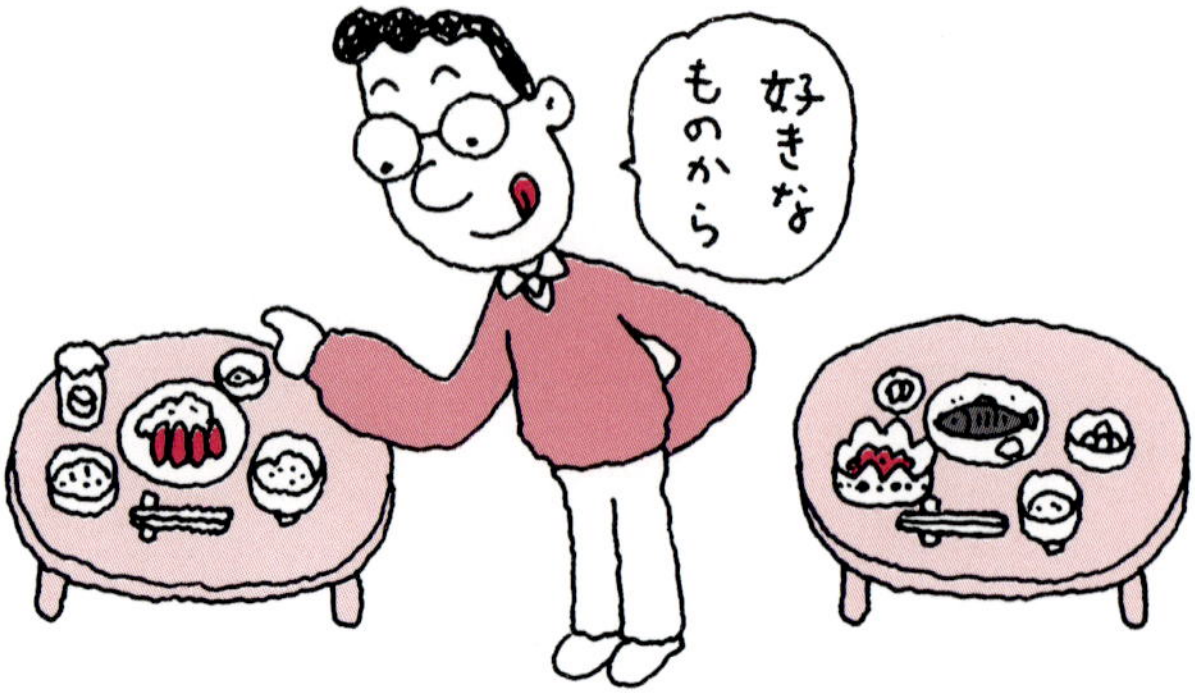

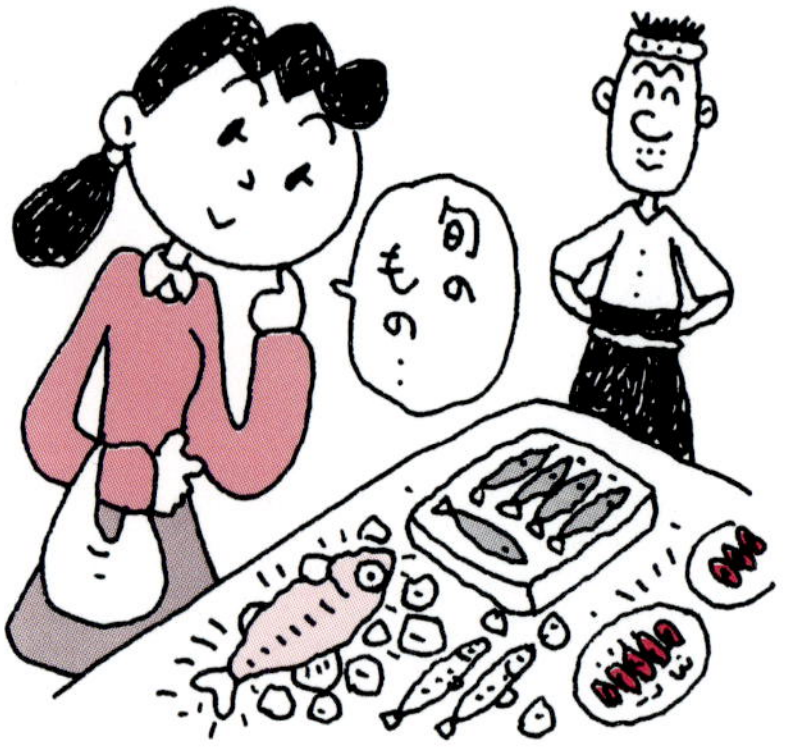

好きなものを食べるように工夫を

たっぷり栄養をとらなければいけないとはわかっていても、食欲が減退してしまっている場合はつらいところです。食べたくないからといって食べないでいると、病気もよくなりません。この本では、食欲が出るような工夫を取り入れていますが、以下のポイントも取り入れて、みんなでおいしく食べる工夫をしてみましょう。

①好きなものを取り入れる。

体によいとはいっても、あまり好きでないものを無理やり食べるのは食欲がわきませんし、長続きしません。

②旬の素材を取り入れる。

旬の素材は安く新鮮な状態で手に入りますね。新鮮なものは

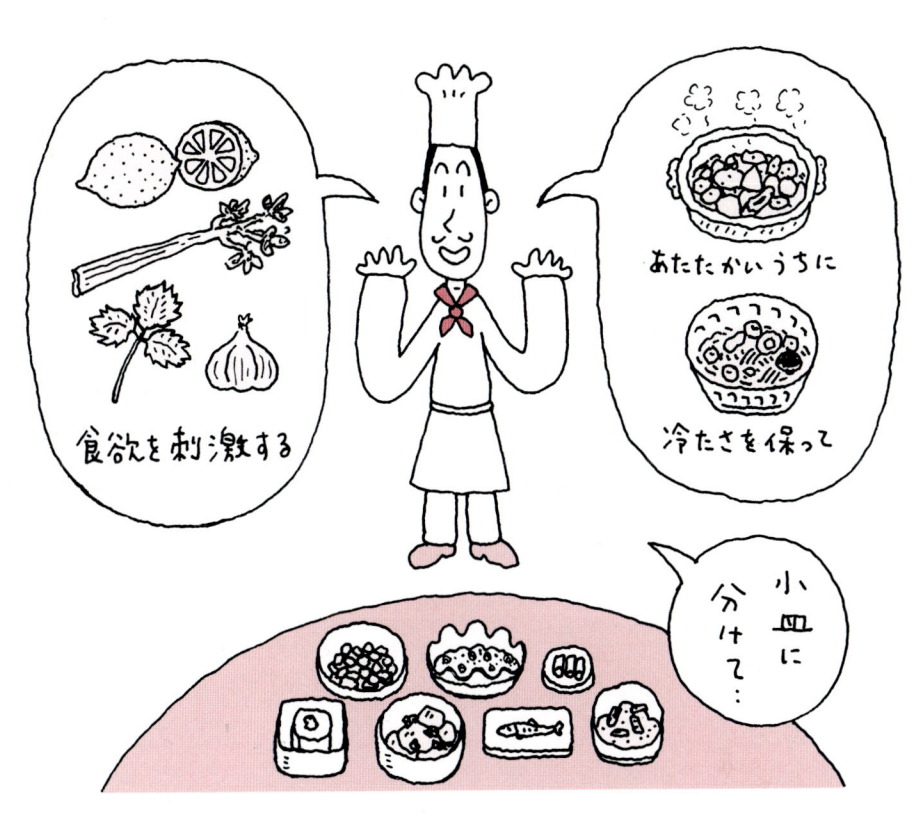

なにより、おいしそうに見え、食欲をそそりますし、市販の調味料に含まれる余分な添加物も取らずに済むので、肝臓の負担を少なくできます。

③料理はできたてを。

あたたかい料理はあたたかいうちに、冷たい料理は冷たさを保って出すのが、一番おいしく味わうコツです。

④風味の強い素材を活用する。

レモンやハーブ、香味野菜などで食欲を刺激しましょう。これらは口当たりもさっぱりしています。

⑤少量ずつ小皿に分ける。

大皿に山盛りにするのはやめましょう。食欲がないときに、大量の料理を出されるのはよけいげんなりしてしまいます。手間はかかりますが、1品の分量を少なめにし、品数をできるだけ多くするようにしましょう。

10 外食するときは、どんなことに注意したらよいですか。

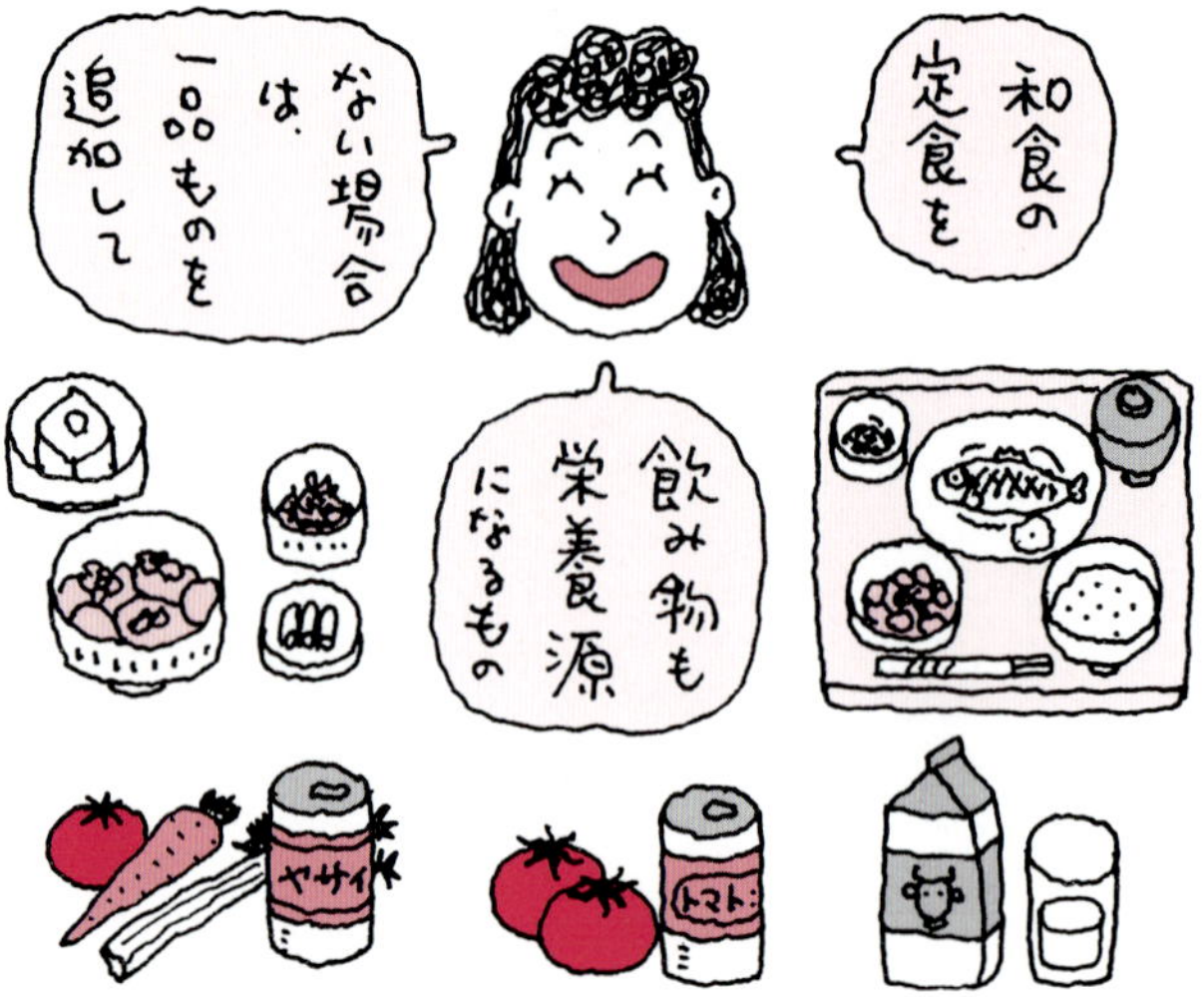
和食の定食を
ない場合は一品ものを追加して
飲み物も栄養源になるもの
ヤサイ
トマト

サイドオーダーでバランスを

機能が低下した肝臓ですから、添加物を含む加工品や脂肪分の多い外食は避け、お弁当にするのが理想です。とはいえ、仕事をもっている方は、どうしても外食せざるをえない状況になることもあるでしょう。そのために、肝臓に負担をかけないように、脂肪や添加物の摂取を抑え、良質のタンパク質とたっぷりのビタミンをとれる外食の選び方を覚えておきましょう。

①1品メニューより定食を。
和洋中の中でも、和食は脂肪分が少ないですし、主食と主菜、副菜のバランスがとれるので、おすすめです。ただし、丼物は避けて。

②サイドオーダーでバランスを。
定食がない場合は、1品物を追加注文してバランスをとります。ごま和えや酢の物などなら、食欲もそそられるでしょう。

③飲み物も立派な栄養補給源。
食後の飲み物も、コーヒーなどでなく、栄養源になるものを。タンパク質がとれなかった日は、牛乳を、野菜不足の日はトマトジュースや野菜ジュースなどで補うようにしましょう。

おすすめ外食メニュー

和食 の店では

牛丼、カツ丼などより刺し身、豆腐料理、魚料理、肉じゃがなどの定食を。タンパク質は良質のものがとれるので、プラス１品野菜料理か、野菜ジュースで栄養満点。

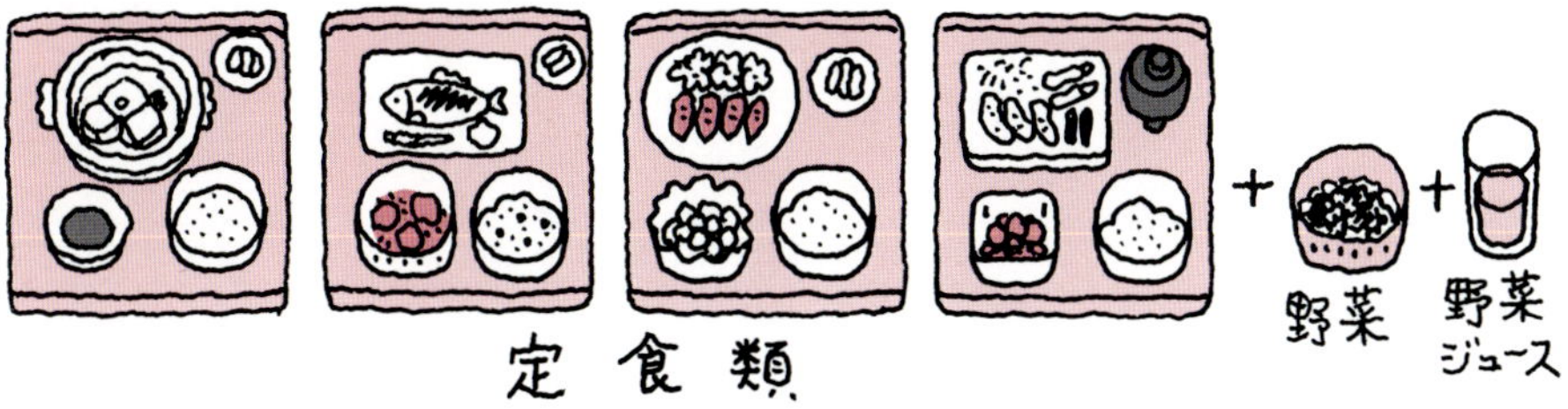

中華 の店では

レバニラ定食があれば理想。ビタミンと良質タンパク質が一度にとれます。野菜をたっぷりとる五目やきそばや五目チャーハン、五目ラーメン、野菜炒めもおすすめ。タンパク質補充のために牛乳を。

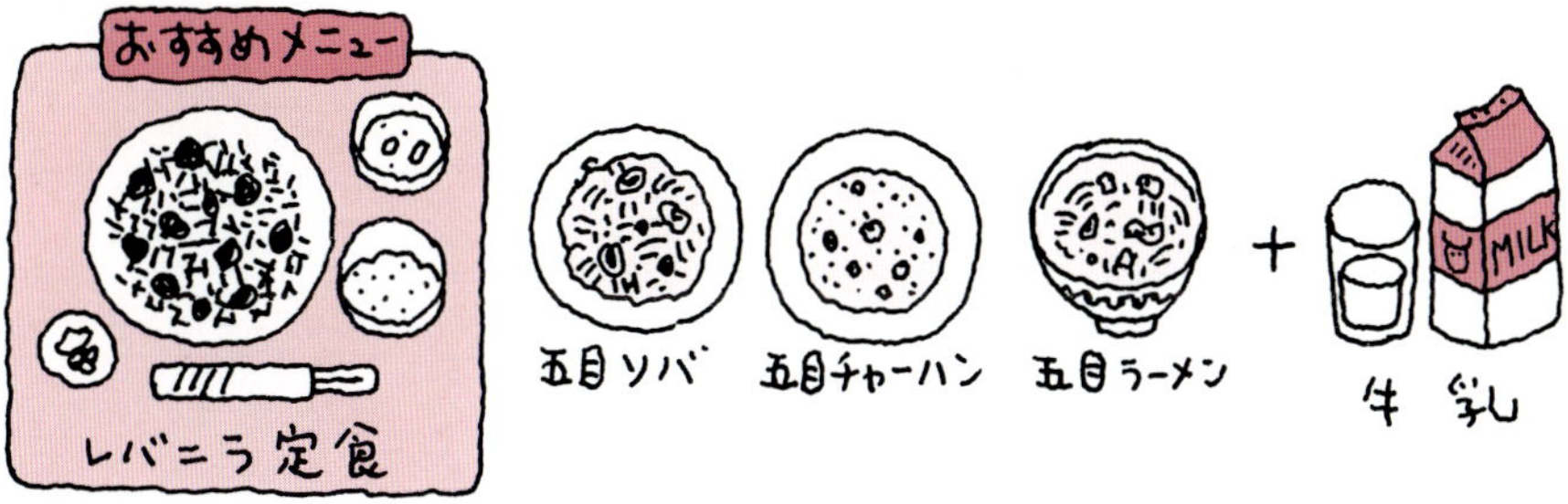

そば屋 などでは

断然おすすめは鍋焼きうどん。ただし汁は残して。その他はおかめ、月見、卵とじ、肉南蛮などがよいでしょう。もちろんこれらは糖質とタンパク質中心なので、野菜料理、野菜ジュースで調節を。

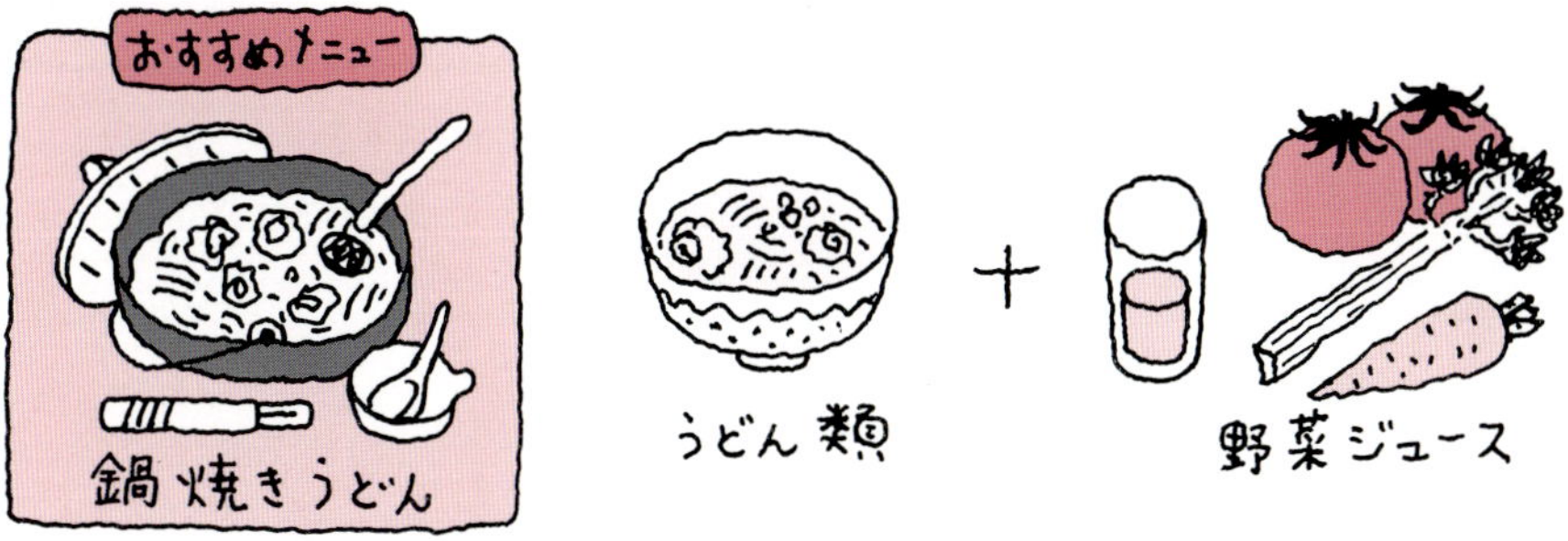

11 お酒は絶対に飲んではいけませんか。

ウイルス性の人は要注意。必ず主治医の指導のもとに

アルコールは、少量の場合、血液循環もよくなり肝臓の働きもよくなることも知られていますが、量が多すぎると肝臓の細胞を破壊し、肝障害を起こすことが知られています。

お酒を大量に飲んでも肝硬変、肝臓ガンにならなかった人もいれば、お酒を少量飲んだだけでも肝硬変、肝臓ガンになった人もいます。人によって差異はありますが、普通は肝炎のウイルスをもっている人がアルコールを飲むと肝硬変、肝臓ガンになりやすく、ウイルスをもっていない人なら、多量でなければアルコールを飲んでも、肝臓にはほとんど影響のないことが知られています。ですから、肝炎ウイルスがない場合は、肝障害が起こらなければアルコールに関しては制限する必要はないと思います。ただし、アルコール性肝障害や、脂肪肝の場合は制限が必要です。自己判断でなく、あくまでも医師の厳密な指導を受けてからにしましょう。

つまみと一緒に飲むのが肝臓の負担を和らげるコツ

少量ならお酒を飲んでもよいとの許可が医師から出た場合でも、大量に飲まないこと、毎日飲まないこと、ビタミンを不足させないことの基本3原則を守りましょう。加えて次のことを守って飲むようにしましょう。

①週1~2回を限度に。

機能が低下した肝臓ですから、アルコールを分解するには、負担がかなり大きいものです。

②1回の量は日本酒換算で2合が限度。日本酒なら2合、ビー

アルコールは濃度の低いものをゆっくりと飲もう!

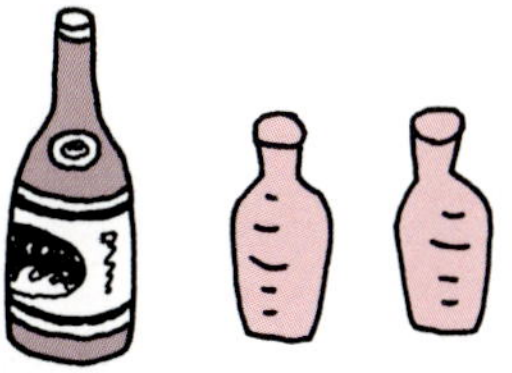

日本酒　2合

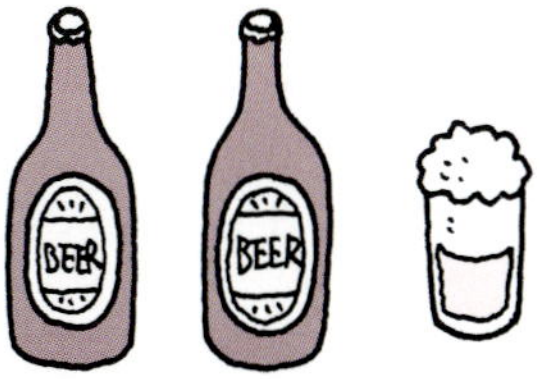

ビール　大瓶2本＋グラス１杯

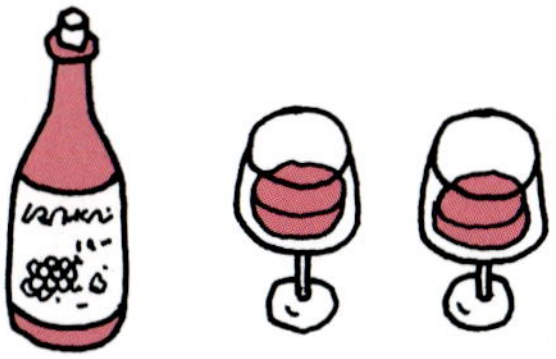

ワイン　グラス2杯程度

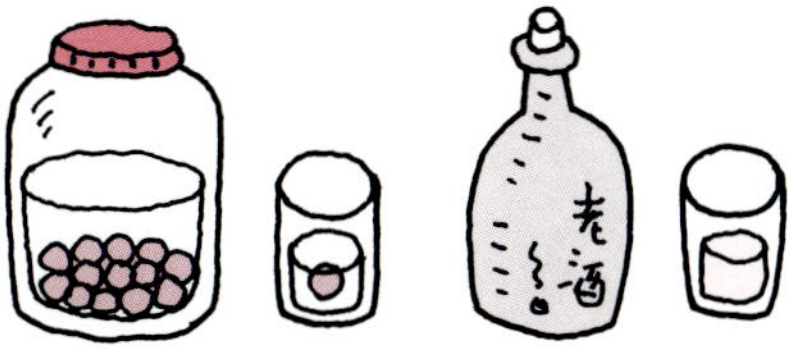

梅酒、老酒　コップ１杯

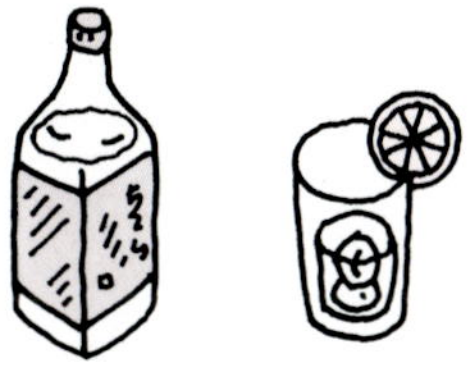

焼酎　コップ½杯

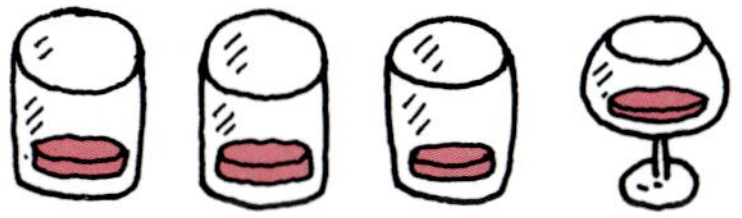

ブランデー、ウイスキー、ジン、ウオッカ
テキーラ、ラム　4杯(シングル)

アルコール濃度の高いものは、量が少なくて肝臓に負担になりやすいので、薄めて少しずつ飲むようにしましょう。

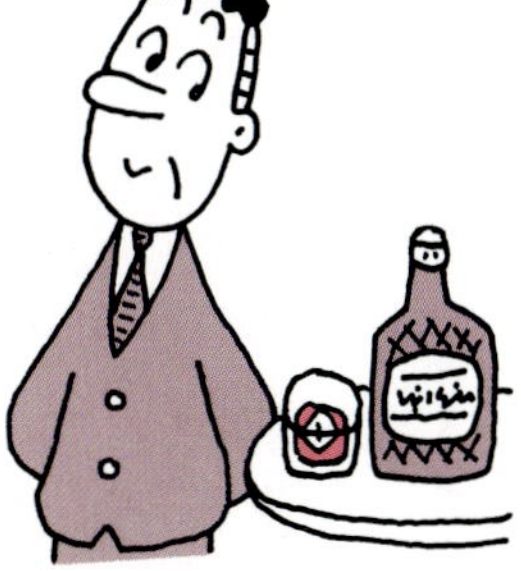

ルなら大瓶２本です。

③つまみを必ず食べてから飲む。

お酒が好きな方は、つまみもとらずに飲む人が多いようですが、これは肝臓にかなり負担がかかります。なぜなら、胃に何もない状態なので5分後にはアルコールが肝臓へ届いてしまうのです。しかもアルコール濃度はそのまま。逆にチーズや乳製品を食べると吸収されるまでに15分、魚類と一緒なら30分、肉類なら1時間とかなり遅らせることができますし、濃度も12分の1に薄めることができます。

12

どのくらいの病状なら運動しても大丈夫ですか。

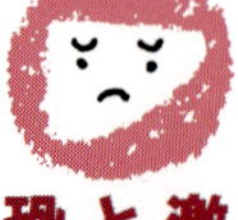

激しい運動をすると血管が破裂する恐れがある

肝臓病の人は、安静第一で、基本的には激しい運動は禁じられていますが、その理由は、次のような点にあります。

通常、肝臓を通過する血液は、心臓から胃や腸にいき、その後門脈を通って肝臓へ入り、肝静脈から心臓に戻ります。ところが肝硬変まで進展すると、門脈から肝臓に血液を供給することができないために、胃から食道静脈を通って心臓に戻る逆流ルートができます。

このような状態で運動をすると、血液の循環がよくなり心臓から多量の血液が全身に流れるようになります。肝臓に行く血液も多くなりますが、先程述べたように逆流している状態ですから、食道静脈の能力を超えて破裂を起こす危険性があります。

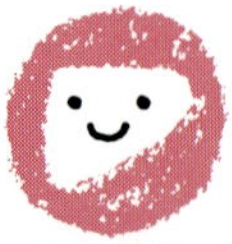

GOT、GPTが100～200IUなら足腰が弱らない程度の軽い運動を

激しい運動は厳禁とはいっても全く運動をしないと、筋肉が弱ってしまい筋肉が衰えるためにアンモニアなどの毒素を処理することができなくなります。退院直後の人やGOT、GPTが100から200IUの間の人は、家の中の階段の上り下りや軽い散歩を欠かさないようにしましょう。

慢性肝炎の場合はGOT、GPTが100以下であれば全く普通にしてよいと思います。

症状によって運動を選ぼう

GOT、GPTが100から200の間は軽い散歩程度に。

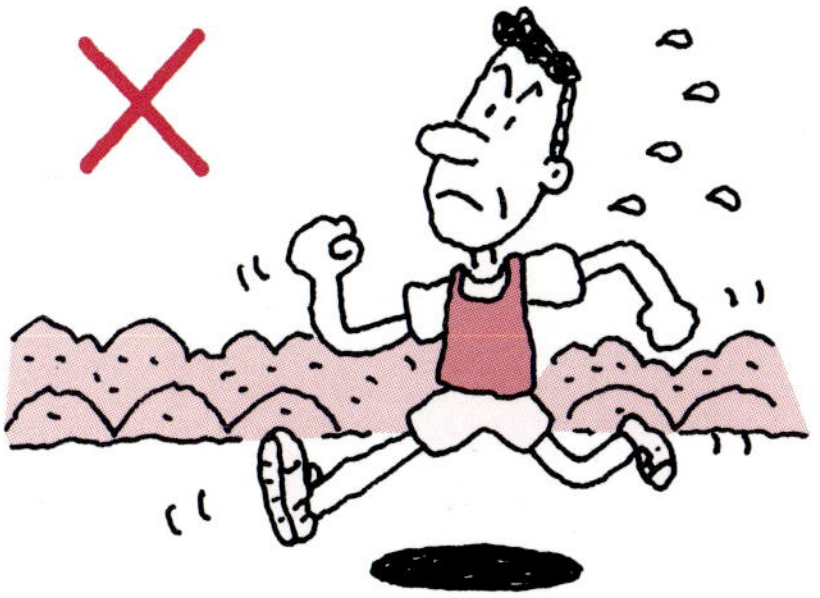

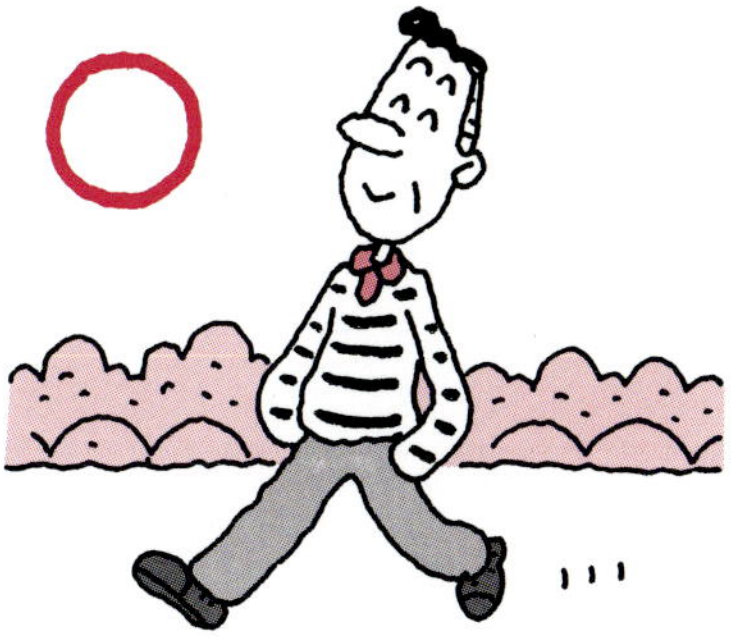

GOT、GPTが100以下なら、平らなところのサイクリングや犬の散歩、ボーリング（1ゲームぐらい）、ゴルフなど。

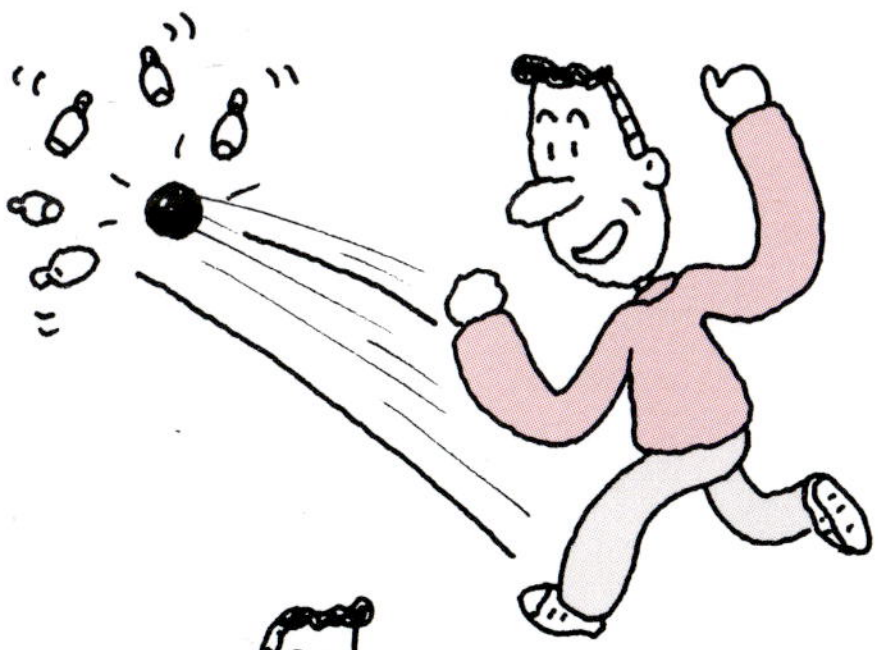

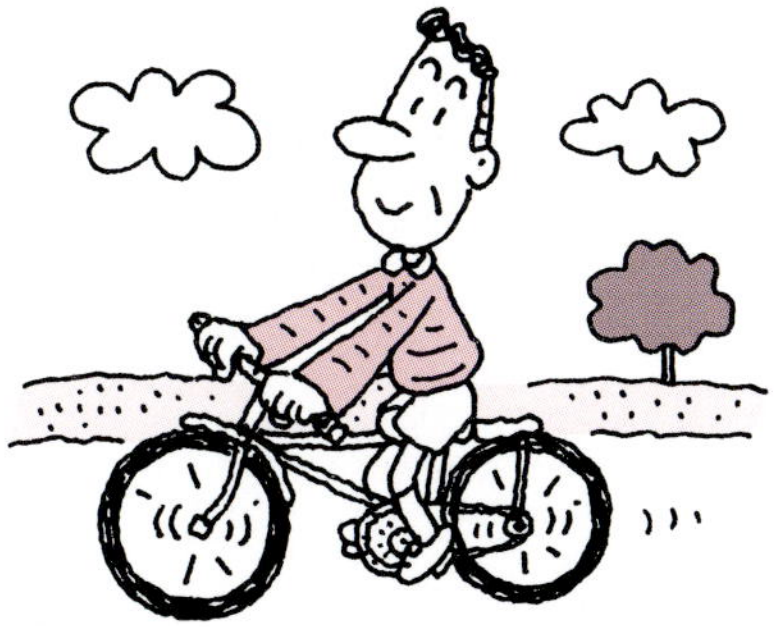

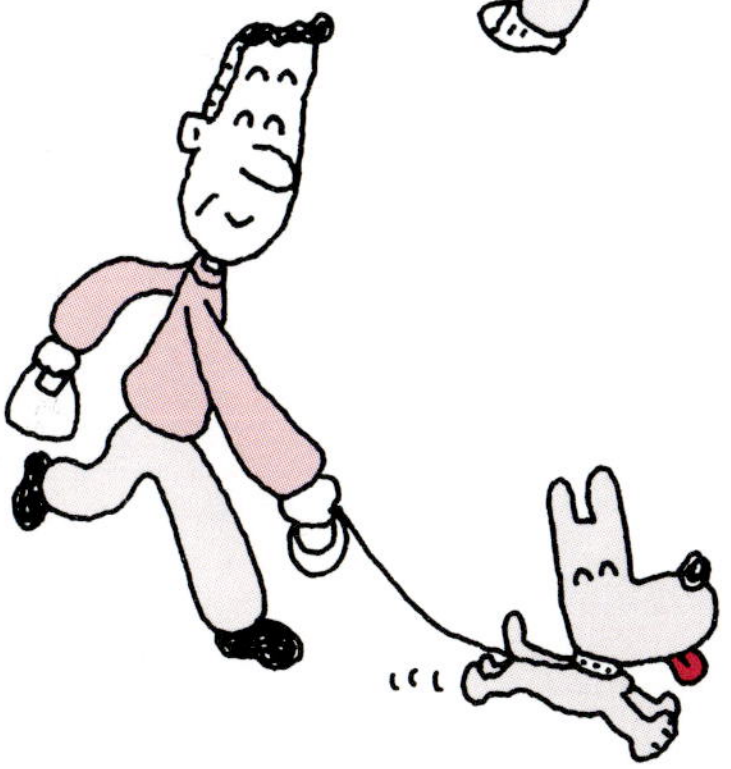

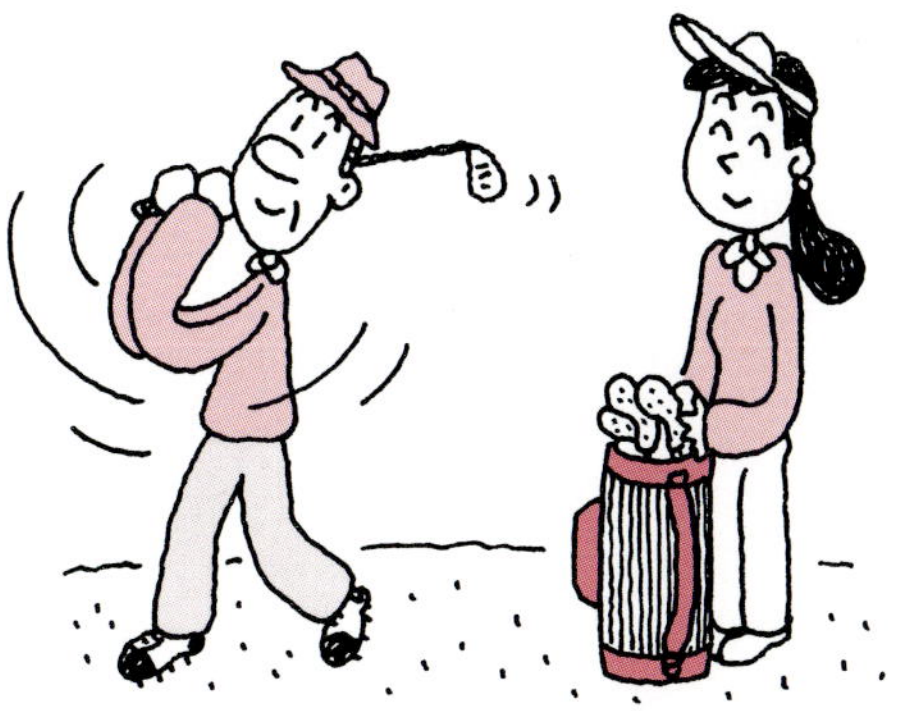

肝臓の働き

13

お風呂はカラスの行水がよいといわれたのですが、本当ですか。

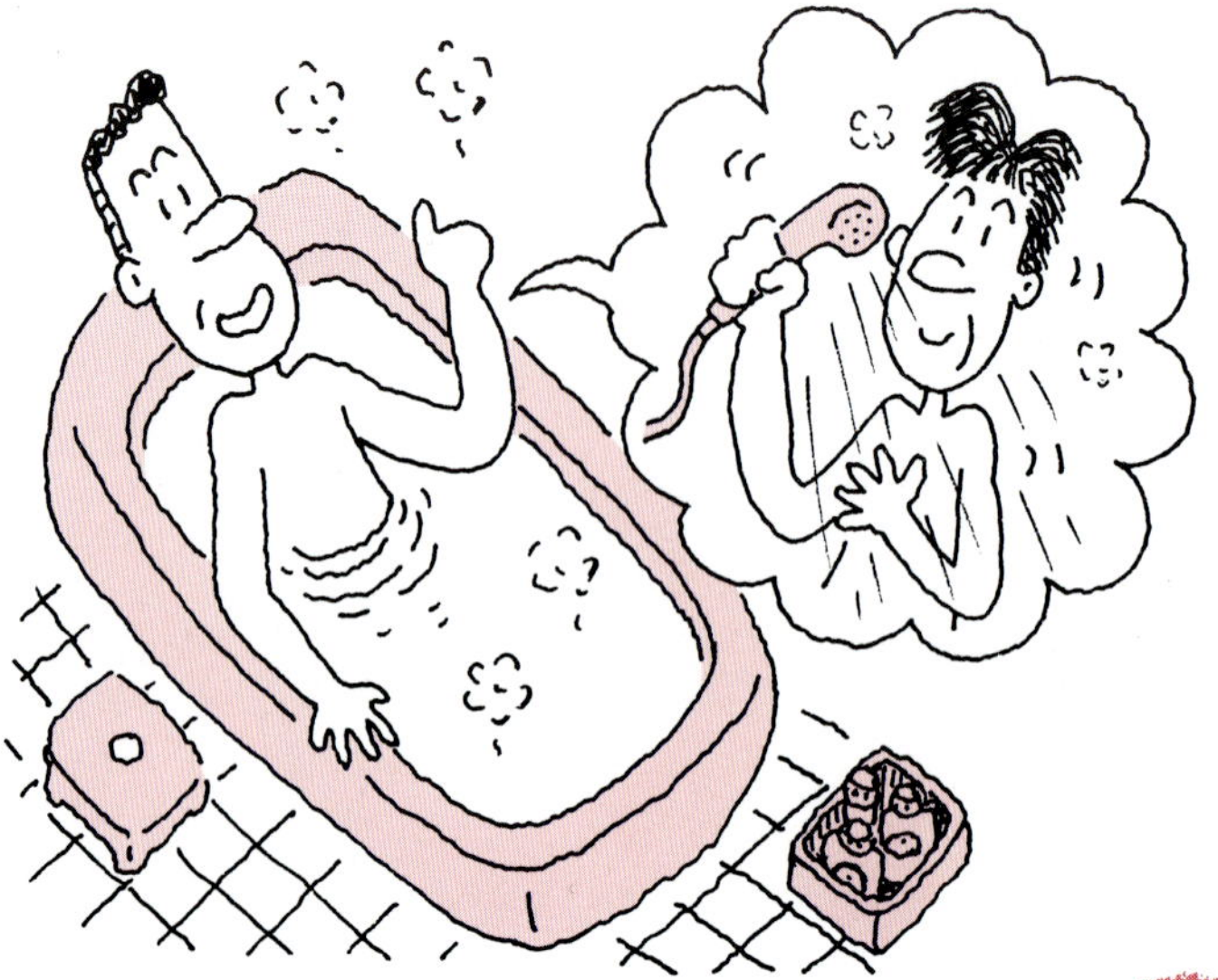

ぬるめのお湯で短時間が基本

本当です。ふだんわたしたちは、42度ぐらいのお湯に肩までつかってのんびりしてしまいますが、こうした入浴法では、かなりのエネルギーが消費されるので、疲れを助長させる恐れがあります。

一番いいのは、ぬるめのお湯にさっとつかるか、シャワーで汗を流す程度の入り方です。ただし、お湯の量は、肩までではなくみぞおちぐらいまでにすることと、体をごしごし念入りに洗うのも意外に疲れますから、さっと汗を流す程度にとどめるよう注意しましょう。

食後30分はお風呂厳禁

それから、食後30分はお風呂に入ってはいけません。ただでさえ胃や腸に集まっている血液が、お風呂に入ると、湯によって血管が広がるために、通常より多くの血液が動員されます。消化活動のために血液を大量に必要とする肝臓にとっては、食後の入浴は、かなりの負担です。

肝臓の働き

14

風邪をひくと、肝臓病も悪化するのですか。

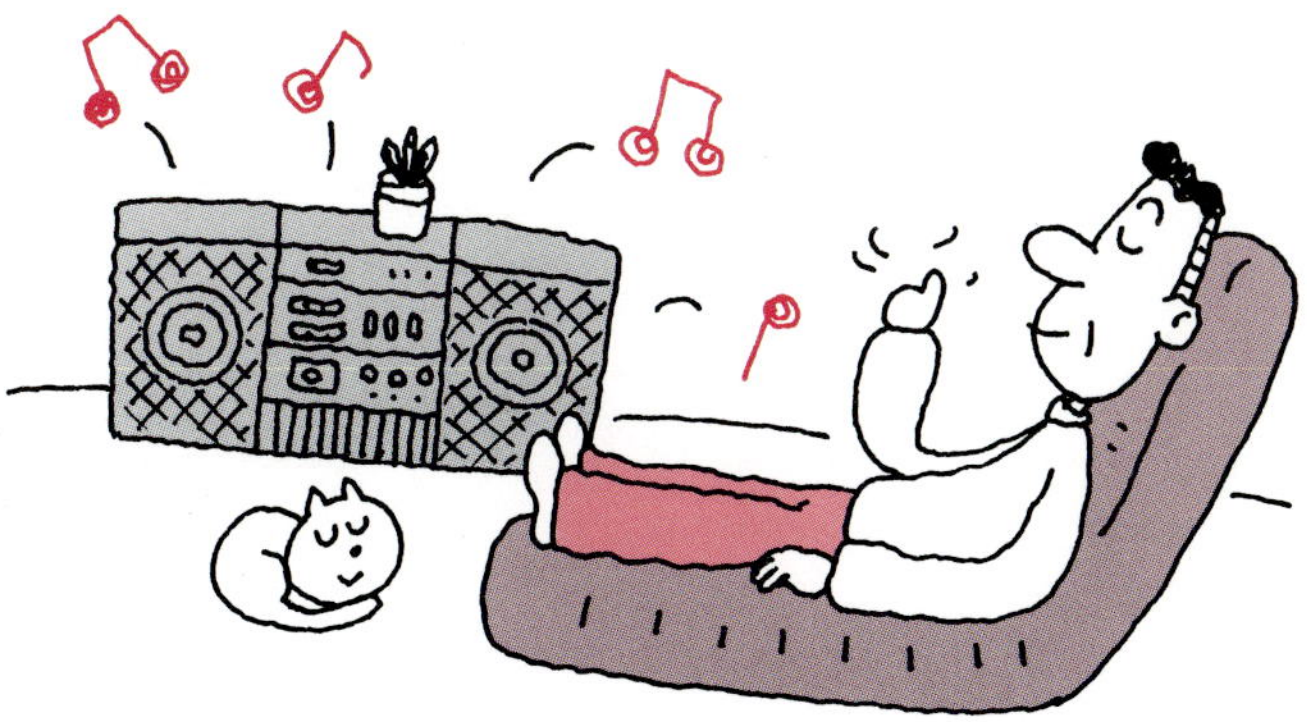

風邪をひかない生活を

確かに風邪をひいているときに血液検査をすると、GOTの値が高くなっています。これは肝臓の機能が低下しているわけではなく、風邪の諸症状である筋肉痛によるものです。GOTは筋肉中にも存在しますので、筋肉が風邪ウイルスによって損傷を受けたために、GOTの値が高まります。

風邪が直接肝臓をいためつけるわけではありませんが、風邪をひくと抵抗力と体力が低下します。肝臓病の人は、極力風邪をひかないようにしたほうがよいでしょう。

風邪をひかないためには、まず風邪をひいている人に近づかないこと。人込みに行くのは避けたいですし、入院中は風邪をひいている人の見舞いは遠慮してもらったほうがよいでしょう。

2つめは、精神的なストレスをためないこと。ストレスは免疫力を低下させますから風邪などを呼び込みやすくなります。

3つめは、生活のリズムを規則正しく整えること。休みの日にだらだら寝てばかりでは、リズムが崩れ、かえって体調を崩してしまいます。

15

たばこやコーヒー、香辛料は控えたほうがよいのですか。

肝臓への血液量を減らすたばこは控える

たばこは、アルコール同様、肝臓にとっては毒素になります。まずはニコチンやタール。これらは血管を収縮させるので、肝臓に供給する血液を少なくする面で悪さをします。

もうひとつ、たばこはアセドアルデヒドという物質を作り出します。これは二日酔いのときにも作り出される物質ですが、肝臓を傷めてしまう作用があります。

肝臓のビタミンを壊すコーヒーは1日2杯程度に

覚醒作用などのメリットもあるコーヒーですが、肝臓病の場合は、カフェインが肝臓に蓄えられているビタミンを壊してしまうので、避けたいものの1つです。どうしても飲む場合は、1日2杯にとどめましょう。

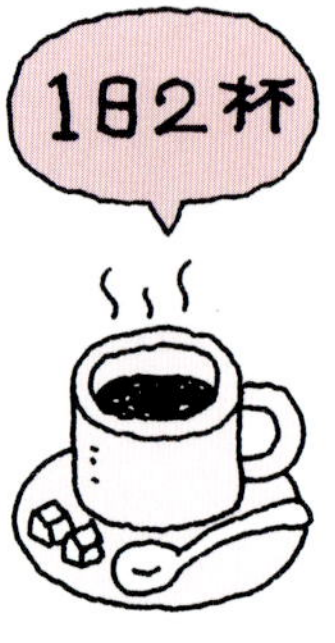

辛いものは通常の量ならOK

香辛料などの刺激物も気になるところですが、普通に食べるぐらいに使われる量でしたら大丈夫です。もちろんカレーも食べて差し支えありません。

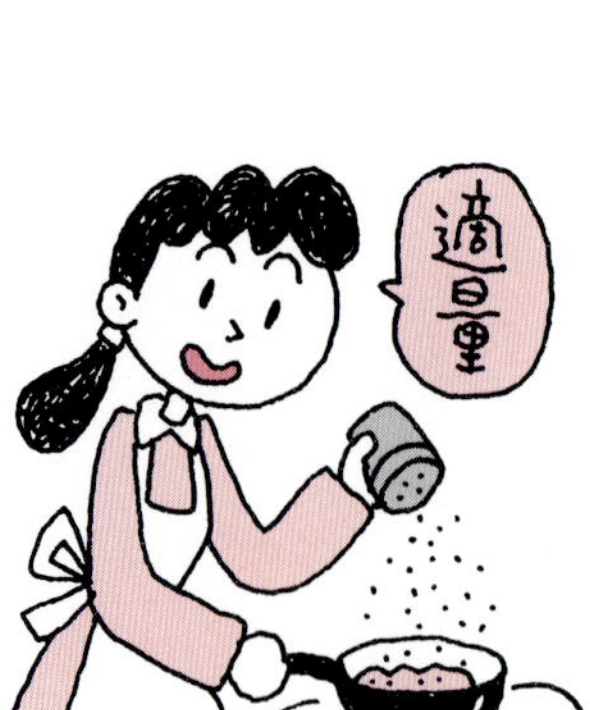

肝臓の働き

16

ストレスと肝臓病の関係は？

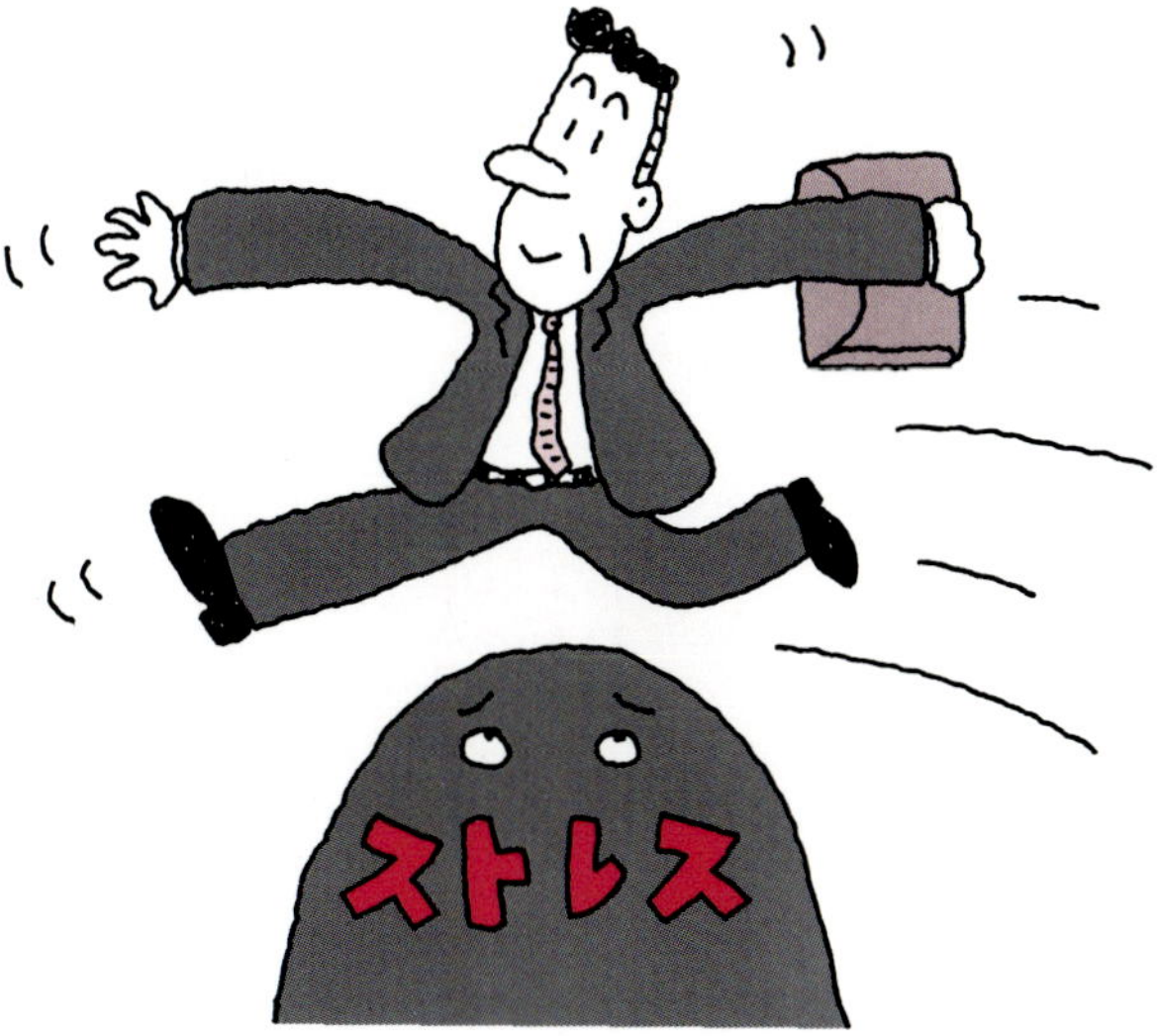

ストレスは肝臓に負担をかける

肝臓病は安静第一と繰り返し述べてきました。「安静」にすることは、ストレスを受けにくくするということなのです。

なぜストレスがいけないのでしょうか。ストレスを強く感じると、興奮状態を引き起こすホルモンが分泌されます。このホルモンは血管を収縮させますから、血圧を上げ肝臓にも負担をかけます。

安静にしてできるだけストレスを和らげましょう。

心配事がある場合、自分の中でためずに信頼できる人に話したり、日記に書いたりしてストレスを和らげ、肝臓への負担を軽くしましょう。

子供が肝炎にかかりました。注意することは？

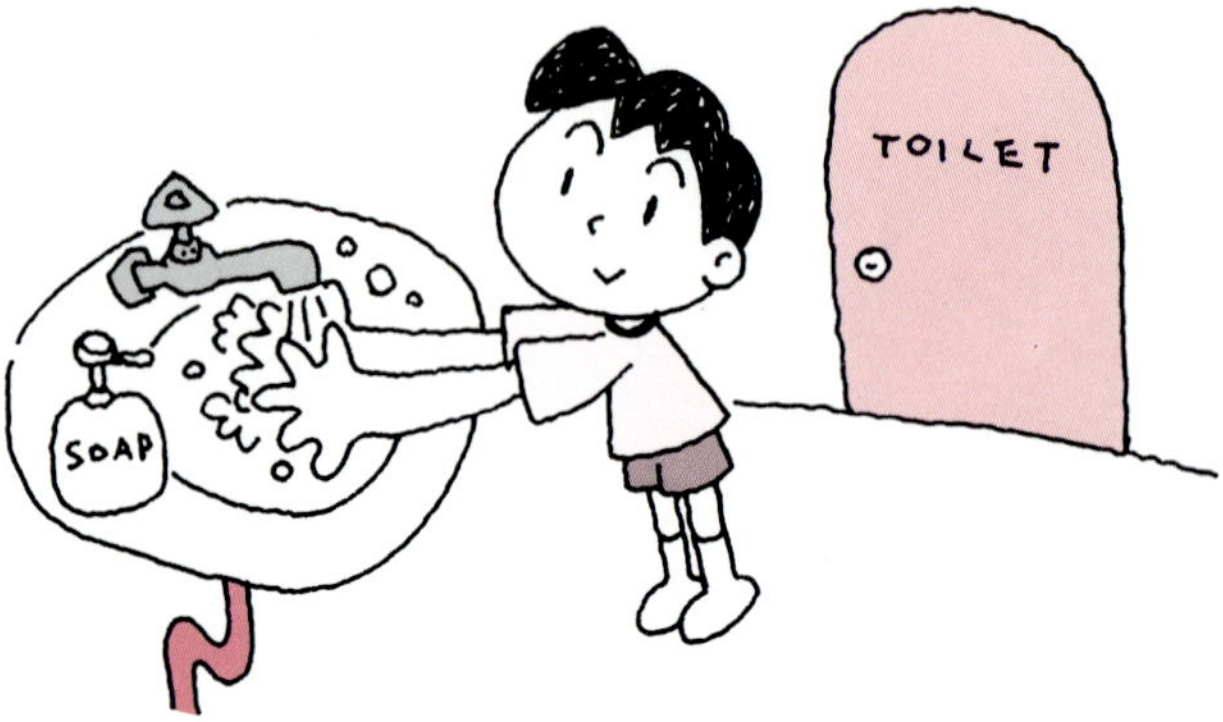

6カ月間かけて通常の生活に戻しましょう

子供も大人と同じようにウイルス性肝炎にかかることがあります。症状はほぼ大人のときと同じようなものですが、程度の軽いのが特徴です。

急性肝炎の場合は、症状がおさまったあとも、GOT、GPTが正常値になるまでは通学は禁止です。慢性の場合、GPTが200IU以上の場合は、登校後も、体育の授業は見学し、給食後30～60分は安静が必要です。

医師の指導を受けながら、6カ月間ぐらいかけて通常の生活に戻していきましょう。

ハンカチの貸し借りはさせず、出血時は自分で手当を

子供自身の健康管理だけでなく、ほかの人にうつさないような配慮も忘れずに行います。特に排便後は石鹸できちんと手を洗い、ハンカチの貸し借りはさせないこと。けがをしたときなどは、自分で手当ができるように。

まだ自己管理ができない子供ですが、病気の知識をきちんと伝え、担任の先生の協力を得ながら、たくさんの子供の中で浮いたりしないように、精神的なフォローもしましょう。

肝臓の働き

18

赤ちゃんに黄疸が出ました。肝臓病ですか。

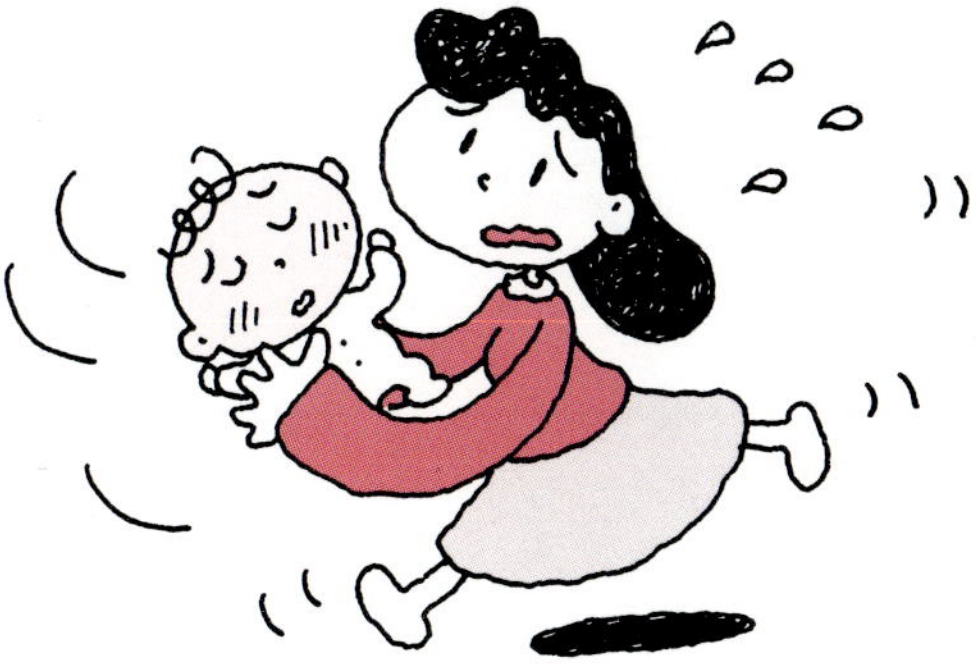

ほとんどは、心配のない新生児黄疸と母乳性黄疸

恐らく、肝臓病ではないでしょう。生まれて間もない赤ちゃんの白目や皮膚が黄色くなるのは、新生児黄疸か、母乳性黄疸と呼ばれるものです。ほとんどの新生児に出るものなので、心配はありません。新生児黄疸は遅くとも10日ぐらいで消えますが、母乳性黄疸は新生児黄疸に比べて時期が長く、2カ月近くも続くことがあります。

新生児黄疸は、胆汁の中に含まれる「ビリルビン」という黄褐色の色素の代謝がうまくいかないために、血液中にあふれ白目や皮膚が黄色くなってしまうのです。

母乳性黄疸は、母乳の中に含まれるビリルビンの正常な代謝を妨げる物質のために起こるものです。

あまりに長く続いて心配な場合や便の色が黄色がかっているときは、主治医の診断を受けましょう。

肝臓の働き

19

ビタミン不足を錠剤などで補充してもかまいませんか。

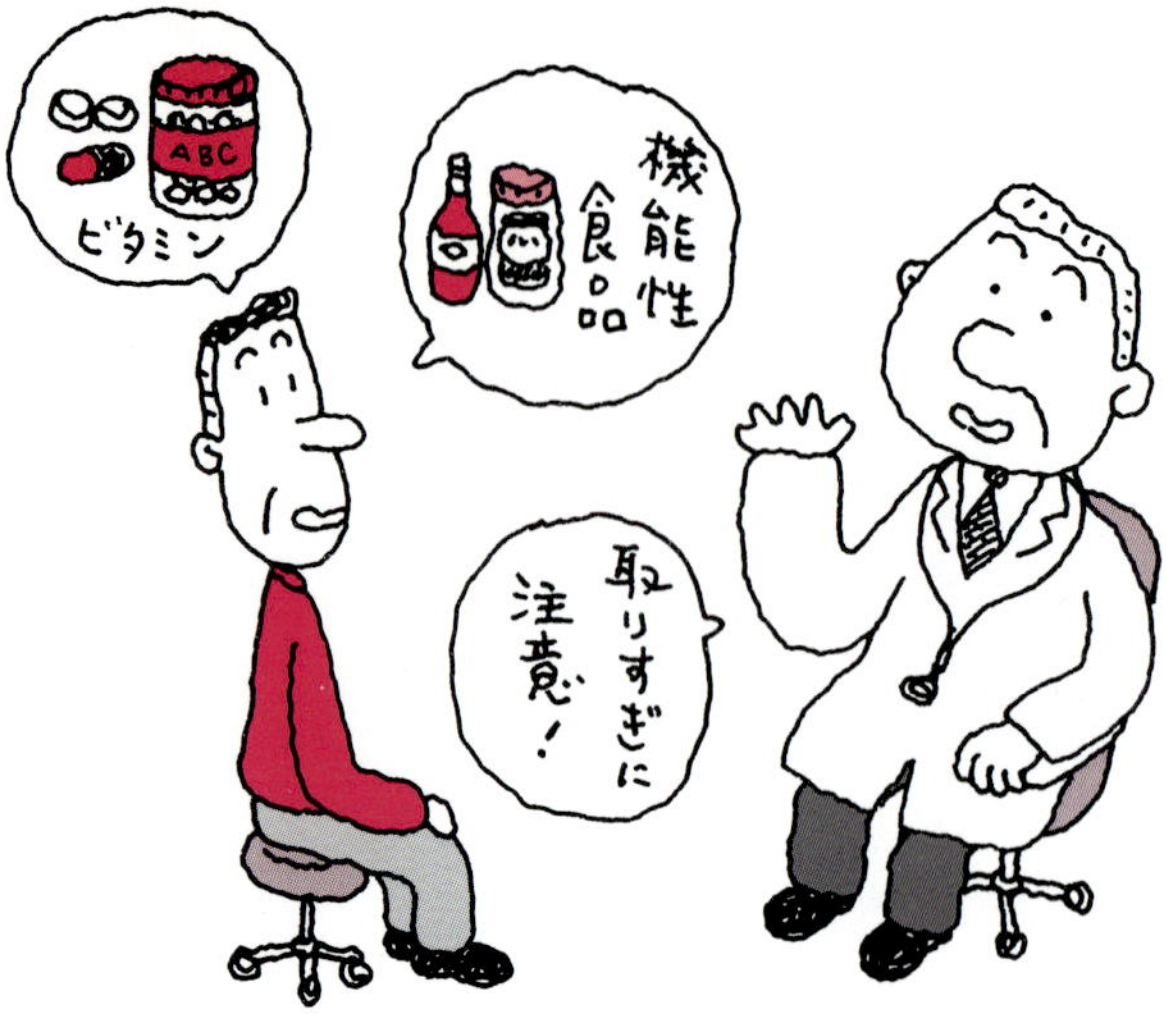

食事を基本にして補充するならOK

忙しい人は、外食が多くなかなか理想の栄養素をとることは難しいでしょう。不足しているよりは足りているほうがよいので、補足的にならビタミン剤を利用するのもかまわないでしょう。ただし、ビタミンAとDに関しては、脂溶性なので肝臓に蓄積されます。肝臓の負担にならないように、１日所要量を限度にとり過ぎに気をつけましょう。ビタミンAなら２０００IU、Dは100IUです。

機能性食品を過剰に信頼しないよう

ビタミン剤と一緒に、薬局などで機能性食品を見かけることがあります。中には「肝臓病にいい」と、うたい文句をかかげているものもあるでしょうが、これらを過信してはいけません。あくまでも栄養補助食品ですから、基本は主治医の食事指導に従うようにしましょう。

20

退院後、通勤で注意することはありますか。

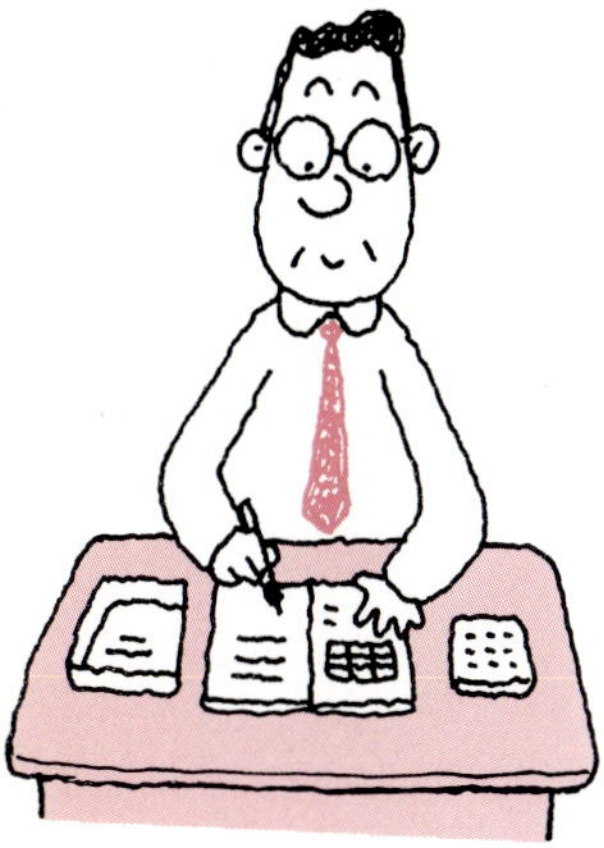

デスクワーク中心

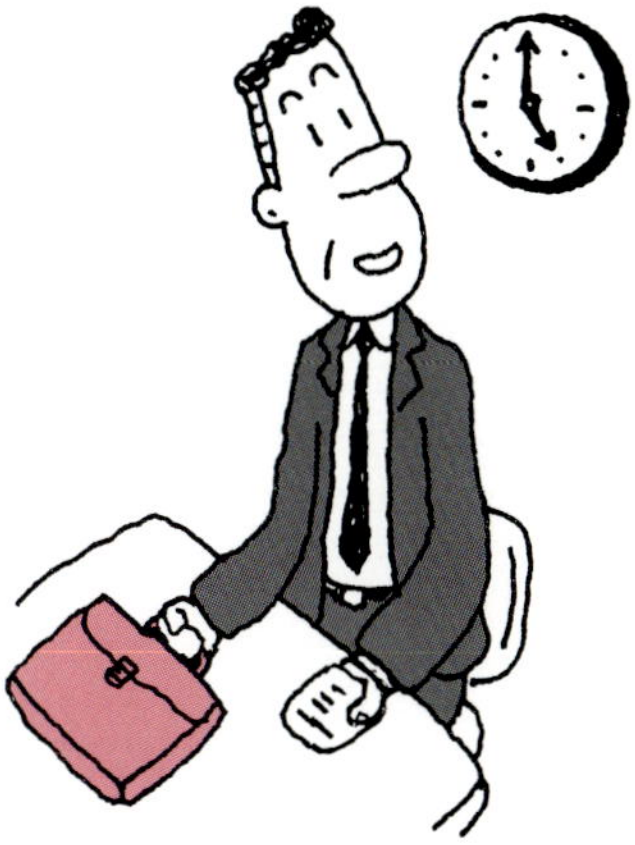

残業はなし

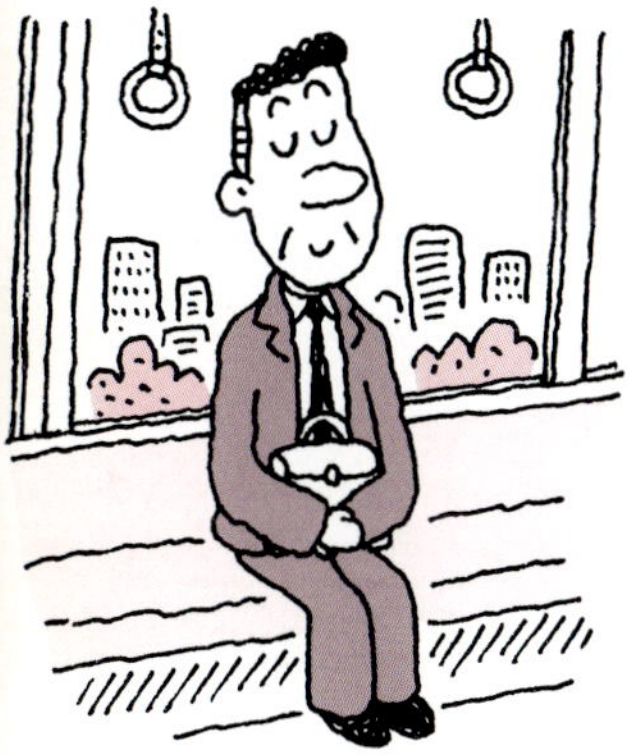

ラッシュを避ける

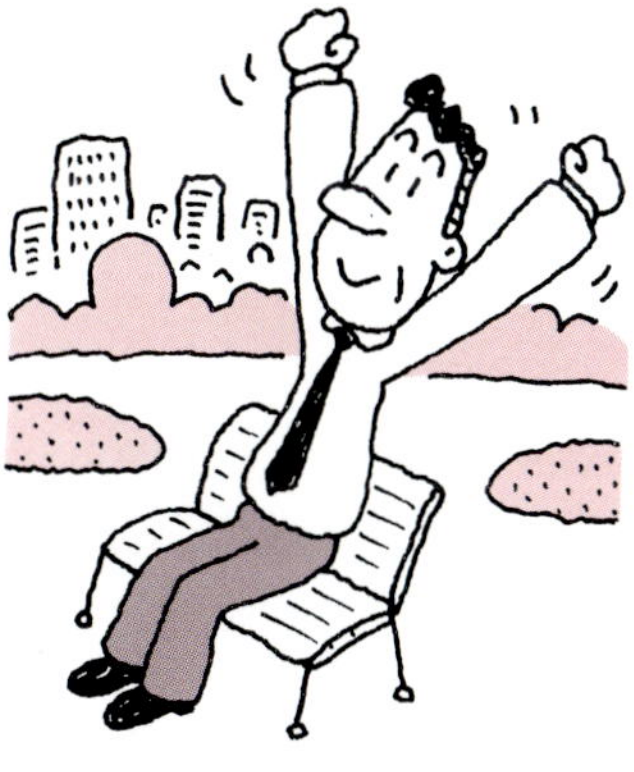

お昼休みはゆったりと

病状が安定するまでは基本はデスクワーク

退院後、病状が安定するまでの2カ月間程度は仕事より体を優先させましょう。荷物の搬入や外回りの営業などをしていた人は、一時的に事務に変えてもらうか、自宅療養にしたほうが好ましいと思います。残業も、できれば避けたいものです。

通勤の電車のラッシュも、病状が不安定な肝臓病の人にとっては厳禁。会社の了解を得て、座って行けるような時間帯の通勤に変えましょう。

肝臓病の人の食事

監修　熊《くま》田《だ》博《ひろ》光《みつ》
　　　池《いけ》上《がみ》保《やす》子《こ》

発行者　深見悦司

印刷所　株式会社 東京印書館

発行所

成美堂出版

PRINTED IN JAPAN

ISBN4-415-01836-X

落丁・乱丁などの不良本はお取り替えします

●定価はカバーに表示してあります